基礎から応用までよくわかる！

化粧品
ハンドブック

第2版

監修　高橋 守

はじめに

　本書は、2014年5月に発行された「基礎から応用までよくわかる！化粧品ハンドブック」の改訂版である。前版はお陰様で好評につき完売したとのこと。その間に、法規制ではGVP省令の強化、薬用化粧品の申請区分の変更、薬用化粧品の新規効能・効果の制定及び宣伝・広告規制の改正、日本化粧品工業連合会（粧工連）の自主基準であるが微生物規制の改正等、行政上重要事項があった。本書もそれに伴い、それらの項目につき追加・訂正を行った。

　本書は、初版と同様に、化粧品を製造販売するうえで、化粧品の技術部門関連の人のみならず、化粧品に従事する多くの人に知ってもらいたい最小限のことをまとめたものである。

　第1章は「化粧品とは」と題し、歴史的な成り立ち、定義、種類及び売上等の概略を示し、次いで第2章「化粧品の法規制」では、化粧品を製造販売するための基本的事項、化粧品販売において必須の成分表示名称の取得、一定な品質の商品を製造するために一定の原料規格を作成する方法、及び粧工連が業界全体の健全な繁栄のために作成した自主基準通知の一部を示した。第3章「表示と広告」では、化粧品販売にあたり薬機法（医薬品、医療機器等の品質、有効性及び安全性の確保等に関する法律）、公正取引委員会及び医薬品等適正広告基準で厳しく規制されている表示・広告について、尊守すべき基本的事項を解説した。第4章は「皮膚と皮膚トラブル」であるが、化粧品は皮膚に直接塗布するものであるから、皮膚を理解することは化粧品に携わる者の必要項目となっている。今回、この分野に造詣の深い坂本哲夫氏に初心者でもわかりやすいように解説していただいた。第5章「化粧品原料」では化粧品全般によく用いられる原料群の特徴とその原料を用いた化粧品を記し、第6章「微生物試験と原料試験からの品質保証」では化粧品の品質保証のうち、特に微生物と原料に限定し、その重要性と留意点を記した。第7章「日本の禁止成分と危害事例」では、本来作用が緩和な化粧品において、あってはならないことであるが、長い歴史の中でいくつかの危害事例が散見

されており、それらを紹介した。また、諸外国では禁止成分になっていなくても、我が国では禁止成分になっているものがある。これらについて記載した。第8章「原料メーカーが提案する新規原料と製剤化」では、我が国を代表する原料取扱い業者である岩瀬コスファ株式会社、株式会社成和化成及び日光ケミカルズ株式会社の処方担当者に、各会社が力を入れている新規原料の特性及びその原料を配合した製剤化を示していただいたので、処方化の一助となるであろう。

　本書は、化粧品の行政関連及び技術関連情報をすべて示したものではなく、あくまでも基本的事項のみを示したものである。ただし、専門部署にかかわらず化粧品産業に携わる人たちすべてに理解していただきたい事項を記載したものである。新入社員でも理解できるように編集したものであり、化粧品関係の仕事に従事する方、化粧品学を習っておられる学生さんの一助になれば幸いである。

　最後に、本書の編集・発行に際し尽力していただいた株式会社薬事日報社の河邉秀一出版局長及び柿下智子氏に厚く御礼申し上げる。

2018 年吉日

編集代表　高橋　守

執筆者一覧（敬称略）

【第1章〜第3章、第5章〜第7章】高橋　守（高橋化粧品技術相談所）
【第4章】坂本　哲夫（サカコスメコンサルオフィス）
【第8章】●岩瀬コスファ株式会社　営業本部　研究開発部
　　　　　　（門　隆之、金子　智洋、里中　研哉、田中　一平、野田　晴嵩、林　絵美子、日丸　富紗子、馬奈木　裕美）
　　　　　●株式会社成和化成　営業部　広報・企画課

（上利 佳輝、松井 康子）
●ニッコールグループ株式会社コスモステクニカルセンター 応用開発部
（金子 直紀）

化粧品ハンドブック 目次

第1章　化粧品とは 10

1. 化粧とは 10
2. 化粧品の定義 11
3. 化粧品の種類 12
4. 化粧品の売り上げ 15

第2章　化粧品の法規制 18

1. 化粧品とは・医薬部外品とは 18
   - 1-1. 定義からの化粧品と医薬部外品の相違 19
2. 化粧品と医薬部外品の変遷 19
3. 化粧品と薬用化粧品の効能効果 24
4. 化粧品・医薬部外品の製造販売業・製造業 24
   - 4-1. 製造販売業とは 24
   - 4-2. 製造販売業の取得 25
   - 4-3. GQP 及び GVP について 28
   - 4-4. 製造業の取得 32
   - 4-5. 総括製造販売責任者、責任技術者等の兼務 33
5. 化粧品基準と全成分表示 35
   - 5-1. 化粧品基準と各国の相違 40
   - 5-2. 化粧品の全成分表示 44
6. 化粧品原料規格と医薬部外品原料規格 49
   - 6-1. 原料規格の必要性と作成方法 49
7. 日本化粧品工業連合会の自主基準 52

第3章　表示と広告 60

1. 表示 60
2. 広告 68

4　目　次

2-1. 法第 66 条　虚偽又は誇大な広告等の禁止 68

2-2. 医薬品等適正広告基準　（平成 29 年 9 月 29 日　薬生発第 0929 第 4 号） 69

3. 「化粧品等の適正広告ガイドライン」 69

3-1. 名称 69

3-2. 製造方法等の表現の範囲 70

3-3. 医薬部外品の効能効果の表現の範囲 70

3-4. 化粧品の効能効果の表現の範囲 70

3-5. 成分及び分量又は本質ならびに原材料等の表現の範囲 72

3-6. 各論 72

3-7. その他 78

4. おわりに 79

第 4 章　皮膚と皮膚トラブル 81

1. はじめに 81

2. 皮膚と肌 81

3. 皮膚の構造と機能 84

3-1. 皮膚の役割 84

3-2. 表皮の構造 85

3-3. 角化 92

3-4. ケラチン 93

3-5. 細胞間脂質 94

3-6. 角質細胞の脱離 95

3-7. メラノサイトとメラニン合成 95

3-8. ランゲルハンス細胞 97

4. 真皮 98

5. 皮下組織 102

化粧品ハンドブック 目次

6. 皮膚付属器		102
7. 主な皮膚トラブルと有効成分		104
	7-1. しみ	104
	7-2. しわ	105
	7-3. たるみ	107
	7-4. くすみ	109
	7-5. くま	110
	7-6. きめの乱れ	111
	7-7. 肌荒れ	112

第5章　化粧品原料　114

1. 炭化水素		114
	1-1. 揮発性炭化水素	115
	1-2. 液体炭化水素	115
	1-3. 固形炭化水素	115
2. 油脂・ロウ・エステル類		115
3. 脂肪酸		117
4. アルコール		117
	4-1. 低級アルコール	117
	4-2. 高級アルコール	118
5. 多価アルコール		118
6. 界面活性剤		119
	6-1. 界面活性剤の使用目的と応用	119
	6-2. 界面活性剤の種類と用途	120
7. 高分子化合物		123
8. シリコーン化合物		124
	8-1. メチルポリシロキサン	124

8-2. メチルフェニルシリコーン 125

8-3. 環状ジメチルシリコーン 125

8-4. メチルハイドロジェンポリシロキサン 125

8-5. 変性シリコーン 125

9. 植物由来成分 126

10. その他の化粧品原料 126

10-1. 薬用化粧品中の有効成分 126

10-2. ポジティブ成分 134

第6章　微生物試験と原料試験からの品質保証 136

1. 化粧品と微生物 136

1-1. 化粧品微生物の変遷 136

1-2. 検出微生物 138

1-3. 水の管理 140

1-4. サンプリングと生菌数測定 141

1-5. 微生物汚染に対する製品の考え方 143

2. 化粧品原料と品質保証 144

2-1. 日本の化粧品原料の変遷 144

2-2. 化粧品とGMP 145

2-3. 原料会社の試験表 146

2-4. 規格に合致した原料 148

2-5. 品質保証期限 152

第7章　日本の禁止成分と危害事例 155

1. 鉛及びその化合物 155

2. 水銀及びその化合物 157

3. ビチオノール 158

化粧品ハンドブック 目次

4. 赤色219号及び黄色204号中の不純物スダンⅠ
   （1-フェニルアゾ-2-ナフトール） 158

5. スクラブ剤 158

6. グルコン酸クロルヘキシジン 160

7. ポリオキシエチレンオレイルエーテル 160

8. 加水分解コムギ末 160

9. メタノール 161

10. ホルムアルデヒド（ホルマリン） 162

11. ロドデノール 163

第8章　原料メーカーが提案する新規原料と製剤化 165

8-Ⅰ　岩瀬コスファ株式会社が提案する新規原料と製剤化 165

8-Ⅰ-1. 植物由来原料1, 3-プロパンジオールの高機能を生かす化粧品の開発
.... 166

8-Ⅰ-2. 水溶性多機能保湿剤グリセリルグルコシドの製剤化への提案 175

8-Ⅰ-3. 紫外線散乱剤・微粒子酸化チタンを用いたサンスクリーン剤の提案 181

8-Ⅰ-4. 新規紫外線吸収剤「トリスビフェニルトリアジン」を用いた
　　　　サンスクリーン製剤の提案 188

8-Ⅰ-5. スフィンゴ糖脂質のナノエマルション製剤 199

8-Ⅰ-6. 次世代型高分子乳化剤（アクリレーツ/アクリル酸アルキル（C10-30））
　　　　クロスポリマーを用いた製剤化の提案 205

8-Ⅰ-7. 新規多機能性防腐助剤ヒドロキシアセトフェノンの製剤化への提案 212

8-Ⅰ-8. 角層浸透性と保湿性に優れた加水分解ヒアルロン酸の特性と処方提案
.... 222

8-Ⅱ　株式会社成和化成が提案する新規原料と製剤化 233

8-Ⅱ-1. 新規ビタミンC誘導体を用いた製剤化への提案 233

8-Ⅱ-2. 新規ケラチン誘導体を用いた製剤化への提案 245

8-Ⅲ　日光ケミカルズ株式会社が提案する新規原料と製剤化 258

8-Ⅲ-1. 油溶性ビタミンC誘導体：テトラヘキシルデカン酸アスコルビルを
用いた製剤化への提案 258

8-Ⅲ-2. 高純度モノアルキルリン酸：リン酸セチルが形成するαゲル構造を
用いた製剤化への提案 269

8-Ⅲ-3. セラキルアルコールが形成する逆ヘキサゴナル構造を用いた
製剤化への提案 279

8-Ⅲ-4. 皮膚のバリア機能を増強する機能性リン脂質を用いた製剤化への提案
.... 283

8-Ⅲ-5. 亜鉛錯体：グリシン亜鉛を用いた製剤化への提案 292

付録　化粧品・医薬部外品関連団体一覧 300

索引 302

第1章　化粧品とは

1. 化粧とは

　化粧品は英語で Cosmetics であるが、化粧は make-up となり、ブリタニカ国際大百科事典・小項目事典によれば、「人間の顔を中心として首、手、足などの表面に直接、化粧料を施し、美化すること。転じて広義には、物の外観を美しく飾ること。化粧と美容とはほとんど同義に用いられるが、美容は、美顔、美爪（ペディキュア、マニキュア）だけでなく、美髪、美髯さらには容姿全体をも人為的に美化する点で異なり、より広い意味で使われる。装身としての衣服と化粧は元来一体で、本質的に同一であり、化粧は洗い落とせる衣服であるのに対し、衣服は着脱可能な原型をとどめる化粧といえる」と定義されている。ちなみに、フランス語で化粧はマキアージュ（maquillage）と言う。

　この化粧の歴史は古く、有史以前から使われていたと言われている。事実、約4万年前の旧石器時代の有名な遺跡であるスペインのアルタミラ洞窟の壁画に描かれている人間の顔や手に赤色が塗られている。古代エジプトでは、緑、黒、灰色のアイラインと茶色のアイシャドウで目を強調するのが化粧の特徴であったことは知られている。一方、我が国では魏志倭人伝の中に「左右の頬に朱を塗っている。このようなことをするのは中国の化粧のようである」と記されており、化粧も他の文化と同様に中国からの影響が強かったようである。古代から存在していたとされるお歯黒や、平安時代から眉毛を抜いて、その後に眉墨（当時、これをこねずみと言った）を塗るようになったことが化粧の始まりだった。当時の日本の化粧は現代と異なり、既婚者（お歯黒は既婚者）や公家、貴族などの身分や地位を表したようである。

　化粧をするために用いられた明治以前の化粧品と思われる代表的なものを下記に示した。
・泔（ゆする・髪を梳いたり、顔を洗ったりするための米のとぎ汁、白水ともいう）

- ぬか袋（顔や身体の汚れを落とし、肌にうるおいを与える効果を期待するもの）
- ヘチマ水（ヘチマの茎からとる漿液）
- 鶯の糞（色を白くするための漂白パック料）
- 洗い粉（赤大豆粉、緑豆粉、小麦粉などを主とする洗顔料）
- 髪洗い粉（フノリや小麦粉などで作った洗顔料）
- 鉄漿水（かねみず・酢酸第一鉄溶液—おはぐろの原料）
- 五倍子粉（ふしのこ・ヌルデの虫癭を粉末にしたものでタンニン酸が主成分。菱の実、椎の実でも代用可—おはぐろの原料）
- おしろい（白土、穀粉、天花粉—オシロイバナの実などの白色顔料）
- べに（赤土、天然朱などの赤色顔料）
- まゆずみ（黒土、油煙、マコモ墨などの黒色顔料）
- 軽粉（水銀白粉、塩化第一水銀）
- 鉛白（鉛白粉、塩基性炭酸鉛）
- 紅（紅花から抽出した赤色色素・カーサミン）
- 髪油（ゴマ油、ツバキ油）

　現在では入手不能なものや現法規制の下で使用不可能な成分もある。世界でも同様に、風土や習慣によりその地域特有の化粧品が発達したものと思われる。すなわち、化粧品は人類史における文化である。

2. 化粧品の定義

　医薬品、医療機器等の品質、有効性及び安全性の確保等に関する法律（通常、略して医薬品医療機器法、又は薬機法。以前は薬事法：1960（昭和35）年制定、内容的には現在と同様）の第2条第3項に、以下のような定義がある。

　「化粧品とは、人の身体を清潔にし、美化し、魅力を増し、容貌を変え、又は皮膚若しくは毛髪をすこやかに保つために、身体に塗擦、散布その他これらに類似する方法で使用されることが目的とされているもので、人体に対する作用が緩和なものをいう。ただし、同様な使用方法での医薬品、医薬部外品は除く」

同様に、EU における化粧品の定義は「化粧品とは、人体の様々な外表部分（表皮、毛髪組織、爪、口唇及び外部生殖器官）又は歯及び口腔粘膜に直接塗布し、それらを清潔にし、芳香を与え、その容貌を変え及び又はそれらを保護し、健康な状態に保つことを唯一の、あるいは主たる目的とする物質又はその混合物を言う」となっている。そして欧州委員会の消費者安全科学委員会（SCCS）は、化粧品について「化粧品は、通常のあるいは予想される状態で使用された場合、安全でなければならない。特にリスクとベネフィットの考えが人の健康へのリスクを正当化するものであってはならない」と、明記している。

日本、EU 以外の国でも、ほぼ同様の定義となっている。すなわち、化粧品とは、毛髪を含め体表面に塗布等により魅力を増したり美化するもので、これらの目的で使用するものが「雑貨品」ではなく化粧品であり、「飲む」化粧品というものは存在しない。

そして、最も重要なのは作用が緩和である（作用がない）ことであり、医薬品のように疾病等を治癒する目的のために使用するものではないことである。かつ、化粧品は長期にわたり使用されるものであるから、安全であることが何より最優先される。

3. 化粧品の種類

化粧品は頭のてっぺん（頭髪用化粧品）から足の爪先（ペディキュア）まで使用するので、その種類及び種類別名称は非常に多い。その代表例をここでは示す。まず、1976（昭和 51）年に制定された化粧品種別許可制度（「化粧品種別許可基準 1999」でその役目を終了する）では、化粧品を以下の 11 種別に分類している。

①清浄用化粧品　②頭髪用化粧品　③基礎化粧品　④メークアップ化粧品　⑤芳香化粧品　⑥日焼け・日焼け止め化粧品　⑦爪化粧品　⑧アイライナー化粧品　⑨口唇化粧品　⑩口腔化粧品　⑪入浴用化粧品

法定表示で用いられる一般消費者が商品を選択するための基準となる名称（化粧品の表示に関する公正競争規約施行規則第 2 条）を表 1-1 に示す。

● 豆知識

化粧品の監督官庁は？

　日本では、厚生労働省です。以前は厚生省でしたが、労働省と合併して厚生労働省となりました。そのためかどうかはわかりませんが、厚生労働省の HP から、化粧品の関連情報を見出すのはなかなか容易ではありません。アメリカでは食品医薬品局：FDA (Food and Drug Administration) が監督官庁であり、多くの国でそれに見習っています。例えば韓国（Korea）では KFDA、中国（China）では CFDA、台湾（Taiwan）では TFDA です。そして、これらの機関の HP を見ますと、化粧品（Cosmetics）の項目があり、容易にその国の最新の化粧品情報を得ることができます。

　　日本：http://www.mhlw.go.jp/

　　アメリカ：https://www.fda.gov/

　　中国：http://www.sda.gov.cn/WS01/CL0001/

日本で化粧品及び医薬部外品等の情報を得るには、厚生労働省よりも医薬品医療機器総合機構のほうが便利な場合があります。

　　医薬品医療機器総合機構：http://www.pmda.go.jp/

　公正競争規約の種類別名称の備考では、種類別名称には用途を表す名称を付けることができるとして、エモリエントクリーム、保湿ローション、ふきとり用化粧水等を例として挙げているし、剤形を表す名称も付けることができるとして、固形おしろい、液状ファンデーション等を挙げている。また、名称は本表に挙げる字句の通りであることを要しないとし、例としてセット→セッティング、頭皮用→スカルプ、化粧水→ローション、収れん化粧水→アストリンゼント等を挙げている。

　この表1-1の代わるべき名称の中では、用いられている整髪料のチックやポマードは1940〜1960年代に生を受けた男性諸氏にはなじみが深いが、若い世代にはわからないという人が多いようである。逆に公正競争規約には収載されていないが、泡状整髪料をムース、粘性の高い美容液をセラムと言う

第1章 化粧品とは　13

表1-1　公正競争規約-種類別名称

区分	種類別名称	代わるべき名称	注記
頭髪用化粧品	整髪料	ヘアオイル、椿油、スタイリング（料） セット（料）、ブロー（料）、ブラッシング（料） チック、ヘアスティック、ポマード ヘアクリーム、ヘアソリッド、ヘアスプレー ヘアラッカー、ヘアリキッド、ヘアウォーター、 ヘアワックス、ヘアフォーム、ヘアジェル	
	養毛料	トニック、ヘアローション、ヘアトリートメント、ヘアコンディショナー、ヘアパック	
	頭皮料	頭皮用トリートメント	
	毛髪着色料	染毛料、ヘアカラースプレー、ヘアカラースチック、カラーリンス、ヘアマニュキュア	
	洗髪料	シャンプー、洗髪粉	
	ヘアリンス	リンス	
皮膚用化粧品	化粧水	スキンローション、柔軟化粧水、収れん化粧水	
	化粧液	保湿液、美容液	
	クリーム	油性クリーム、中油性クリーム、弱油性クリーム	
	乳液	ミルクローション、スキンミルク	
	日やけ（用） 日やけ止め（用）		
	洗浄料	洗顔（料）、クレンジング、洗粉、クレンザー メークアップリムーバー、メーク落とし、フェイシャルソープ、ボディーシャンプー、ボディーソープ、ハンドソープ	「洗顔（料）」とは、主として顔を洗浄することを目的としたものをいう。
	ひげそり（用） むだ毛そり（用）	プレシェービング、アフターシェービング	
	フェイシャルリンス		
	パック	マスク	
	化粧用油	オリーブ油、スキンオイル、ベビーオイル	「化粧用油」は椿油のように整髪に使われるものは除き、皮膚用に使用するもののみをいう。
	ボディリンス		
	マッサージ（料）		
仕上用化粧品	ファンデーション	フェースカラー、コンシーラー	
	化粧下地	メークアップベース、プレメークアップ	
	おしろい	フェースパウダー	
	口紅	リップスティック、リップルージュ、リップカラー、リップペンシル、練紅、リップグロス、リップライナー	

14　第1章　化粧品とは

表 1-1 公正競争規約-種類別名称（つづき）

区分	種類別名称	代わるべき名称	注記
仕上用化粧品	アイメークアップ	アイシャドウ、アイカラー、アイライナー、眉墨、アイブローペンシル、アイブローブラッシュ、マスカラ、まつげ化粧料	
	頬化粧料	頬紅、チークカラー、チークルージュ	
	ボディーメークアップ		
香水・オーデコロン	香水	パルファン	
	オーデコロン	コロン、フレッシュコロン パルファンドトワレ、パフュームコロン、オードトワレ、オードパルファン、香気	
その他	浴用化粧料	バスソルト、バスオイル、バブルバス、フォームバス	
	爪化粧料	ネイルエナメル、マニキュア、ネイルカラーネイルポリッシュ、ペディキュア、ネイルラッカー、ネイルクリーム、除光液、トップコート、ベースコート、エナメルうすめ液、ネイルエッセンス	
	ボディーパウダー	タルカムパウダー、バスパウダー、パフュームパウダー、ベビーパウダー、天瓜粉	
その他上記に該当しない商品にあっては公正取引協議会が認めた名称			

公正取引協議会が認めた名称

区分	名称
頭髪用化粧品	髪油、香油、つや出し油、スキ油、びん付油
仕上用化粧品	練パウダー、ダスティングパウダー
その他	ベビー化粧料

会社もある。リンスをコンディショナーと言うのは、今や当たり前となっている。かように化粧品は時代の変遷やその剤形及び中身成分の粘度・硬度により名前を替え、従来品との差別化を図り販売されている。

4. 化粧品の売り上げ

　1970年代初頭、高度成長、バブル経済の到来と言われ、賃上げ・ベースアップは20〜40%という、今では信じられない状況下であった。そのとき、筆者が先輩諸氏に言われたのは「化粧品は他の産業と違い、景気に左右され

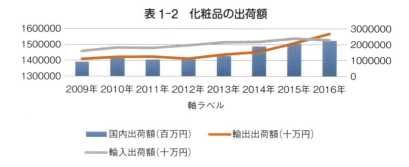

にくい。戦時中でも化粧品は売れた」ということだった。しかし1970年代の第1次バブル景気、その後の停滞、そして2000年代の第2次バブル景気、その直後の主に中国人を中心としたインバウンド効果等、他産業ほどではないにしろ、その時代の経済状況に大分左右されるようになってきた。その大きな要因としては、景気だけでなく、化粧品産業独特の構造があると言われている。1980年代頃まで化粧品産業はデパート、専門店を中心に販売する制度品メーカー、スーパーマーケットやドラッグストアーを中心に販売する一般品メーカー、各家庭を訪問し販売する訪販メーカー等に区分けされており、それらを販売するメーカーもある程度限定されていた。今やそのような垣根はなくなり、一つのメーカーで複数の販売チャンネルを有している。

表1-2に2009（平成21）年～2016（平成28）年までの国内売り上げ（棒グラフ、単位：百万）と輸出・輸入（折れ線グラフ、単位：十万）を示した。国内売り上げは約1兆5千億円である（経済産業省生産動態統計）が、それを多いと見るか少ないと見るか。大手企業の中には1社で2兆円以上の売り上げをあげている会社、為替にもよるが2兆円以上の利益を上げる会社もある。化粧品関連企業は4000とも4500社とも言われている。それを考えると、それほどの売り上げではないように思える（民間の調査機関によると化粧品の総売り上げは約2兆5千億円と言われている）が、今でも新規産業が進出してくることを考えると、付加価値の高い産業だと言える。また、表1-3に2016年の化粧品輸出・輸入国のベスト5を示す。輸出は、2013（平成25）年までは台湾が1位であった。2016年1位の香港は、現地で消費される量は3分の1と言われている。おそらく多くは香港経由で大陸に輸

表 1-3　化粧品輸出・輸入国　ベスト 5

	1	2	3	4	5
2016 年　輸出国	香港	中国	台湾	韓国	シンガポール
2016 年　輸入国	フランス	米国	タイ	中国	韓国

出されていると思われる。また、2016 年は輸出額が輸入額を初めて上回った年でもある。**表 1-2** 及び**表 1-3**、そしてインバウンド効果による国内出荷額の増加等を考えると、日本化粧品の売り上げは中華圏に依存していることがわかる。

参考文献

・化粧（ブリタニカ国際大百科事典　小項目事典の解説），コトバンク
　https://kotobank.jp/word/%E5%8C%96%E7%B2%A7-59394#E3.83.96.E3.83.AA.E3.82.BF.E3.83.8B.E3.82.AB.E5.9B.BD.E9.9A.9B.E5.A4.A7.E7.99.BE.E7.A7.91.E4.BA.8B.E5.85.B8.20.E5.B0.8F.E9.A0.85.E7.9B.AE.E4.BA.8B.E5.85.B8
・廣田博，田村健夫（2001）『香粧品科学　理論と実際　第 4 版』フレグランスジャーナル社
・化粧品法規制研究会（2015）『国際化粧品規制 2015』薬事日報社
・化粧品公正取引協議会　http://www.cftc.jp/
・日本化粧品工業連合会技術資料 No. 129　日本化粧品工業連合会
・統計表一覧（経済産業省生産動態統計），経済産業省：//www.meti.go.jp/statistics/tyo/seidou/result/ichiran/08_seidou.html

第2章　化粧品の法規制

1. 化粧品とは・医薬部外品とは

　第1章にも示したが、我が国の「医薬品、医療機器等の品質、有効性及び安全性の確保等に関する法律」（以下、薬機法）における化粧品とは、人の身体を清潔にし、美化し、魅力を増し、容貌を変え、又は皮膚若しくは毛髪をすこやかに保つために、身体に塗擦、散布その他これらに類似する方法で使用されることが目的とされている物で、人体に対する作用が緩和なものをいう。ただし、同様な使用方法での医薬品、医薬部外品は除く、と定義されている。（法第2条第3項）

　一方、医薬部外品は、

①薬機法第2条第2項で規定する医薬部外品

一　次のイからハまでに掲げる目的のために使用されるものであって機械器具等でないもの
　　イ　吐きけその他の不快感又は口臭若しくは体臭の防止
　　ロ　あせも、ただれ等の防止
　　ハ　脱毛の防止、育毛又は除毛
二　人又は動物の保健のためにするねずみ、はえ、蚊、のみその他これらに類する生物の防除の目的のために使用されるものであって機械器具等でないもの

②厚生労働大臣が指定する医薬部外品（S36厚告14、H7厚告202、H11厚告31、H16厚告285、H21厚告25）

　これには（1）胃の不快感を改善することが目的とされている物に始まり、（9）殺菌消毒薬、（16）整腸薬、（17）染毛剤、（25）化粧品に使用する使用目的のほかに、にきび、肌荒れ、かぶれ、しもやけ等の防止又は皮膚若しくは口腔の殺菌消毒に使用されることも併せて目的とされている物、（26）浴用剤等が掲げられている。（25）がいわゆる薬用化粧品である。

1-1. 定義からの化粧品と医薬部外品の相違

　上記からもわかるように、化粧品は使用するのが人であり、その皮膚や毛髪に限られている。かつ医薬品・医薬部外品の効能・効果は認められず、化粧品の効能効果（本章の3.項参照）を標榜するものは、雑貨ではなく化粧品である。

　一方、医薬部外品は人以外にも使用され、飲む製品もあるということ。

　後述するが、化粧品は原則届出制だが、医薬部外品は承認を得なければ製造販売することはできない。

　ちなみに、現在の薬機法は1870（明治3）年の太政官布告「売薬取締規則」に始まるが、1899（明治33）年の各都道府県令における「売薬規則外製剤取締規則」に部外品について以下の記載が見られる。

　　疾病ノ目的ニアラズシテ調製販売スルモノヲ謂フ、其ノ品類左ノ如シ。
　（1）除鼠剤、駆虫剤（2）防腐剤、清澄剤（3）防臭剤、消毒剤（4）洗髪料、毛生剤、脱毛剤（5）涅歯剤、歯磨及ビ危害恐レアル薬品ヲ配伍スル化粧品（6）疾痒予防ノ用ニ供スルモノ（7）心身ヲ爽快ニシテ音声ヲ改善シ又ハ精気ヲ増進スルモノ（8）皮膚、毛髪ノ色沢組成ヲ変更シ又ハ悪臭ヲ除去スルモノ（9）皮膚ノ障害除去ノ用ニ供スルモノ
とあり、現在の医薬部外品と非常に近いことがわかる。

2. 化粧品と医薬部外品の変遷

　現行の化粧品・医薬部外品（薬用化粧品）は、1960（昭和35）年制定の薬事法（現薬機法）が起源となっている。化粧品は、それ以前は登録制であったが許可制に移行した（現在は届出制）。一方、医薬部外品は旧薬事法下の1948（昭和23）年に廃止されていたが、1960（昭和35）年に復活し、薬機法下で管理されるようになった。この薬機法は医薬品等（化粧品・医薬部外品含む）の品質、有効性及び安全性を規制したものである。

　化粧品については、この薬機法の精神の下に1967（昭和42）年に「化粧品品質基準」（厚生省告示第321号）及び「化粧品原料基準」（厚生省告示第322号）が制定された。これは、2001（平成13）年に現在の「化粧品基準」

に変わるまでの間、我が国の化粧品品質の柱をなすものであった。この化粧品品質基準と化粧品原料基準は、「化粧品の品質の適正を確保し、これによる危害の発生を防止するため、化粧品の原料は一定の基準に適合していなければならないとして、原料面から品質の確保を図ったものである」。このように製品の前の原料から品質・安全性を担保するために原料規格・試験法（化粧品原料基準）を作成することは、世界的にも例がなく、韓国をはじめ近隣諸国にも多大な影響を与えた。

　1986（昭和61）年、消費者ニーズの多様化、他産業分野からの参入及び商品の国際化等の要望があったが、化粧品の承認許可制がそれを阻んでいたため、化粧品種別許可制度が導入された。これは化粧品を種別（基礎化粧品、メークアップ化粧品等）ごとに分類し、その種別ごとに過去、厚生労働省が承認許可した原料については届出制で済むようにしたものである。当然のことながら、化粧品品質基準に則り、これら承認原料すべてに規格が整備されてきたが、1999（平成11）年の「化粧品種別配合成分規格　追補Ⅱ」でその役目を終えた。ここにリストされた成分は2779成分で「化粧品種別許可基準1999」として表わされた。その抜粋を**表2-1**に示す。**表2-1**は、化粧品を清浄用化粧品〜入浴用化粧品までの11種別に分類し、○は配合上限なく配合可能、数値記入は配合上限を示し、無印は配合不可としたものである。表中、規格コードの項は、01：日本薬局方、31：食品添加物、41：化粧品原料基準及び42：化粧品種別配合成分規格に収載されていることを示す。

　2001（平成13）年、化粧品種別許可基準が廃止され、現在の化粧品成分規制の柱となる法律に改正された。すなわち、承認制の原則廃止、全成分表示制度の導入及び化粧品基準（厚生省告示第331号）の制定である。これらの詳細は後述する。

　2005（平成17）年、今までの製造業許可制から製造販売業許可と製造業許可を分離し、製造販売業者には総括製造販売責任者及びGQP（品質管理基準）、GVP（製造販売後安全管理基準）の設置を許可要件とした。2011（平成23）年には、新たに化粧品の効能効果に56番目として「乾燥による小ジワを目立たなくする」が採用された。ただし、この効果の標榜は原則、香粧品学会における「抗シワ製品評価ガイドライン」に準じ試験を行い実証されたものに限定される。そして2014（平成26）年、いわゆる薬事法と称

表 2-1　化粧品種別許可制度 1999 抜粋

連番	成分名	成分コード	規格コード	清浄用化粧品	頭髪化粧品	基礎化粧品	メークアップ化粧品	芳香化粧品	日焼け・日焼け止め化粧品	爪化粧品	アイライナー化粧品	口唇化粧品	口腔化粧品	入浴用化粧品
1	アクリルアミド・アクリル酸・塩化ジメチルジアリルアンモニウム共重合体液	532001	42	5.0	5.0	5.0	5.0	5.0	5.0	5.0				
2	アクリル酸・アクリル酸アミド・アクリル酸エチル共重合体	522001	42	○	○	○	○	○	○	○	○	○	○	
3	アクリル酸・アクリル酸アミド・アクリル酸エチル共重合体カリウム塩液	522002	42	○	○	○	○	○	○	○	○	○	○	
34	アジピン酸	100297	31	○	○	○	○	○	○	○		○	○	○
37	アジピン酸ジイソプロピル	101861	41									○	○	○
74	アセンヤク末	002013	01	0.0040	0.0040	0.0040	0.0040	0.0040	0.0040	0.0040				
75	アデノシン-リン酸ニナトリウム	520056	42	○	○	○	○	○	○	○				○
85	ε-アミノカプロン酸	500036	41	0.50	0.50	0.50	0.50	0.50	0.50	0.50				0.10
86	アミノ酸・アミノ酸エステル混合物（1）	509010	42	○	○	○	○	○	○	○				

されていたものが、「医薬品、医療機器等の品質、有効性及び安全性の確保等に関する法律」（薬機法）に変わった。これは、医薬品のみならず医療機器の重要性及び再生医療を考え、名称を変更したと言われている。また、同年には薬用石けんに配合されていた加水分解コムギ末によるアレルギー症例及びロドデノールによる白斑症例が大きな要因となったと思われる副作用報告制度（これまでの研究報告に加え、個別の副作用症例の報告義務）が義務付け

表 2-2　日本の化粧品規制の変遷

年　号	項　目
S.35 （現行薬事法制定）	・登録制から許可制へ　　・責任技術者の設置義務 ・品目ごとに許可が必要
S.42/08	・化粧品品質基準の制定（厚生省告示第 321 号） ・化粧品原料基準の制定（厚生省告示第 322 号）
S.55/09	・指定成分の表示　　・使用期限の表示
S.61/07	・化粧品種別許可制度の導入（薬審 2 第 678 号）
H.13/04	・承認制の原則廃止 ・全成分表示制度の導入 ・化粧品基準の制定（厚生省告示第 331 号）
H.17/04	・製造販売業許可と製造業許可の分離 ・GVP、GQP の導入
H.23/07	・化粧品の効能の範囲の改正（56.乾燥による小ジワを目立たなくする）
H.26/11	・薬事法を「医薬品、医療機器等の品質、有効性及び安全性の確保等に関する法律」に改める ・副作用報告制度の強化

られた。これらの変遷をまとめたのが**表 2-2** である。

　一方、医薬部外品は 1960（昭和 35）年に部外品制度が復活し、同年パーマネント・ウェーブ用剤基準が制定された。化粧品同様、2005（平成 17）年の製造販売業と製造業の分離、GQP、GVP の導入を経て 2008（平成 20）年には生理処理用品製造販売承認基準の制定に至っている。

　この間に、医薬部外品の製造販売承認を円滑に実施するため、承認基準が作成された。染毛剤、パーマネント・ウェーブ用剤、薬用歯みがき類、浴用剤及び生理処理用品の各承認基準であったが、2015（平成 27）年 3 月にこれらは製造販売承認基準として新たに制定された。また、同時期に染毛剤とパーマネント・ウェーブ用剤の添加物リスト（2016（平成 28）年 1 月に改訂）及び薬用化粧品、薬用歯みがき類及び浴用剤等の医薬部外品添加物リストが 2016 年 10 月に公表された。

　化粧品は、ネガティブ・ポジティブ（本章の 5 で解説）以外の原料は、企業責任の名の下に原則自由に配合できるが、医薬部外品において添加物として配合できる成分は、原則このリストに記載され、その記載配合濃度以下で

ないと認められない。別に、このリストに収載されていなくても承認を受けた原料は配合可能である。

また、この承認の申請区分が2014（平成26）年11月に大幅に変更されている。

医薬部外品の変遷の概要を**表2-3**に示した。

表2-3　日本の医薬部外品規制の変遷

年号	項　　　　目
M.33	・売薬規則外製剤取締規則
S.18	・「売薬部外品」という名称が「医薬部外品」に（旧旧薬事法）
S.23	・化粧品が薬事法の規制対象に。医薬部外品制度は廃止（旧薬事法）
S.35	・医薬部外品制度復活。パーマネント・ウェーブ用剤基準の制定（現薬事法）
S.55	・使用期限の表示、指定成分の表示
H.7	・許可権限の都道府県知事委任。FD申請システムの導入
H.10	・浴用剤製造（輸入）承認基準制定
H.11	・外皮用剤、ビタミン剤等医薬品から医薬部外品へ（新指定医薬部外品）
H.16	・整腸薬、殺菌消毒薬等医薬品から医薬部外品へ（新範囲医薬部外品）
H.17	・製造（輸入）承認制度廃止、新たに製造販売承認制度が施行
H.26	・パーマネント・ウェーブ用剤の分離申請が可能に ・医薬部外品の承認申請の際に用いる申請区分の変更
H.27	・染毛剤、パーマネント・ウェーブ用剤、薬用歯磨き、浴用剤承認基準の改定 ・染毛剤、パーマネント・ウェーブ用剤、薬用歯磨き、浴用剤の添加物リストの改定
H.28	・医薬部外品等の製造販売承認申請時に記載整備チェックリストの添付

● **豆知識**

　　化粧品と医薬部外品の両方に通じるような商品がいくつかあります。育毛剤や入浴料です。

　　これらは通常、部外品の場合は育毛剤（医薬品は発毛剤）、浴用剤と言うのに対し、化粧品では、育毛料、入浴料と言い、部外品には「剤」を、化粧品には「料」をつけて呼ぶことが多いです。

第2章　化粧品の法規制　23

3. 化粧品と薬用化粧品の効能効果

　化粧品も薬用化粧品も効能の範囲が限定されている。ただし、薬用化粧品は申請にあたり、それ以外の効能も承認を受ければ可能となる。

　表2-4に化粧品の効能の範囲を示す。

　化粧品で謳える効能効果は**表2-4**に示す通りだが、気を付けていただきたいのは、「日やけによるシミ、ソバカスを防ぐ」であって、「シミ、ソバカスを防ぐ」ではない、ということである。この場合には「日やけによる」をしばり表現と言って、記載しなければならない。同様なケースでは、歯みがき類で「ムシ歯を防ぐ」しか効能を記載せず、「ブラッシングにより」を記載していないために、回収した例もある。

　表2-5には、薬用化粧品の効能効果の範囲を示した。薬用化粧品は承認を得るための申請が必要だが、効能効果の記載欄に化粧品の効能と同様に「肌荒れ」や「日やけによるシミ、ソバカスを防ぐ」と記載すると、「肌あれ」「日やけによるしみ・そばかすを防ぐ」に訂正するように求められる場合がある。部外品の申請にあたっては、日本語の特徴である漢字、カタカナ、ひらがなの使い分けにも十分配慮が必要である。

4. 化粧品・医薬部外品の製造販売業・製造業

　以前は、化粧品及び医薬部外品を販売する者であっても製造業の業許可を与えていたが、市場に対する責任の明確化、市販後安全管理の充実等の目的により、2005（平成17）年4月の薬機法改正において製造販売業許可と製造業許可が分離された。製造販売業者には総括製造販売責任者の設置が義務付けられ、品質管理の基準（GQP）と製造販売後安全管理の基準（GVP）が導入された。

4-1. 製造販売業とは

　その製造等（他に委託して製造する場合を含み、他から委託を受けて製造する場合を含まない）をし、又は輸入をした医薬部外品、化粧品を販売し、賃貸し、又は授与することをいう。（法第2条第13項）

4-2. 製造販売業の取得

　化粧品・医薬部外品を製造販売しようとする者は、いくつかの許可要件を
クリアし、厚生労働省に申請し、許可が下りて初めて製造販売することが可
能となる。

　これらについては、関係通知や本書の出版元から発行されている『化粧
品・医薬部外品製造販売ガイドブック2017』に詳細に記載されているので
参照されたし。また、申請にあたっては、各都道府県の薬務課に相談すれば
詳細に教えていただけるはずなので、本書では要約のみ記載することにする。

● 豆知識

　2016（平成28）年、ポーラ化粧品が新規有効成分（三フッ化イ
ソプロピルオキソプロピルアミノカルボニルピロリジンカルボニル
メチルプロピルアミノカルボニルベンゾイルアミノ酢酸Na）を発
表しました。これは、いくつかの面で画期的なことと言えます。
①7、8年ぶりの新規有効成分であったこと（EUで動物実験が廃止
　及び申請のハードルが上がったため、申請会社は著しく減少して
　いた）
②初めての抗シワ改善薬用化粧品であったこと（化粧品はシワ度数
　が1〜3、この製品（医薬部外品）は3〜5）
③従来、薬用化粧品の作用は緩和であり角層までとされていたが、
　真皮層まで認めたこと
等であります。
　その後、資生堂が新規有効成分（レチノール）を配合した同様な
抗シワ改善薬用化粧品を発売しました。どちらも、かなりの売り上
げをあげているとのこと。

表2-4 化粧品の効能の範囲

（1）頭皮、毛髪を清浄にする。	（30）肌にはりを与える。
（2）香りにより毛髪、頭皮の不快臭を抑える。	（31）肌にツヤを与える。
（3）頭皮、毛髪をすこやかに保つ。	（32）肌を滑らかにする。
（4）毛髪にはり、こしを与える。	（33）ひげを剃りやすくする。
（5）頭皮、毛髪にうるおいを与える。	（34）ひげそり後の肌を整える。
（6）頭皮、毛髪のうるおいを保つ。	（35）あせもを防ぐ（打粉）。
（7）毛髪をしなやかにする。	（36）日やけを防ぐ。
（8）クシどおりをよくする。	（37）日やけによるシミ、ソバカスを防ぐ。
（9）毛髪のつやを保つ。	
（10）毛髪につやを与える。	（38）芳香を与える。
（11）フケ、カユミがとれる。	（39）爪を保護する。
（12）フケ、カユミを抑える。	（40）爪をすこやかに保つ。
（13）毛髪の水分、油分を補い保つ。	（41）爪にうるおいを与える。
（14）裂毛、切毛、枝毛を防ぐ。	（42）口唇の荒れを防ぐ。
（15）髪型を整え、保持する。	（43）口唇のキメを整える。
（16）毛髪の帯電を防止する。	（44）口唇にうるおいを与える。
（17）（汚れをおとすことにより）皮膚を清浄にする。	（45）口唇をすこやかにする。
（18）（洗浄により）ニキビ、アセモを防ぐ（洗顔料）。	（46）口唇を保護する。口唇の乾燥を防ぐ。
	（47）口唇の乾燥によるカサツキを防ぐ。
（19）肌を整える。	（48）口唇を滑らかにする。
（20）肌のキメを整える。	（49）ムシ歯を防ぐ（使用時にブラッシングを行う歯みがき類）。
（21）皮膚をすこやかに保つ。	
（22）肌荒れを防ぐ。	（50）歯を白くする（使用時にブラッシングを行う歯みがき類）。
（23）肌をひきしめる。	
（24）皮膚にうるおいを与える。	（51）歯垢を除去する（使用時にブラッシングを行う歯みがき類）。
（25）皮膚の水分、油分を補い保つ。	
（26）皮膚の柔軟性を保つ。	（52）口中を浄化する（歯みがき類）。
（27）皮膚を保護する。	（53）口臭を防ぐ（歯みがき類）。
（28）皮膚の乾燥を防ぐ。	（54）歯のやにを取る（使用時にブラッシングを行う歯みがき類）。
（29）肌を柔らげる。	
	（55）歯石の沈着を防ぐ（使用時にブラッシングを行う歯みがき類）。
	（56）乾燥による小ジワを目立たなくする。

注1　例えば、「補い保つ」は「補う」あるいは「保つ」との効能でも可とする。
　2　「皮膚」と「肌」の使い分けは可とする。
　3　（　）内は、効能には含めないが、使用形態から考慮して、限定するものである。

表 2-5　薬用化粧品の効能又は効果の範囲

種類	効能・効果
1．シャンプー	ふけ・かゆみを防ぐ。 毛髪・頭皮の汗臭を防ぐ。 毛髪・頭皮を清浄にする。 毛髪・頭皮をすこやかに保つ。　｝ 毛髪をしなやかにする。　　　　　二者択一
2．リンス	ふけ・かゆみを防ぐ。 毛髪・頭皮の汗臭を防ぐ。 毛髪の水分・脂肪を補い保つ。 裂毛・切毛・枝毛を防ぐ。 毛髪・頭皮をすこやかに保つ。　｝ 毛髪をしなやかにする。　　　　　二者択一
3．化粧水	肌あれ・あれ性。 あせも・しもやけ・ひび・あかぎれ・にきびを防ぐ。 油性肌。 かみそりまけを防ぐ。 日やけによるしみ・そばかすを防ぐ。[注1] 日やけ・雪やけ後のほてりを防ぐ。 肌をひきしめる。肌を清浄にする。肌を整える。 皮膚をすこやかに保つ。皮膚にうるおいを与える。
4．クリーム、乳液、ハンドクリーム、化粧用油	肌あれ・あれ性。 あせも・しもやけ・ひび・あかぎれ・にきびを防ぐ。 油性肌。 かみそりまけを防ぐ。 日やけによるしみ・そばかすを防ぐ。[注1] 日やけ・雪やけ後のほてりを防ぐ。 肌をひきしめる。肌を清浄にする。肌を整える。 皮膚をすこやかに保つ。皮膚にうるおいを与える。 皮膚を保護する。皮膚の乾燥を防ぐ。
5．ひげそり用剤	かみそりまけを防ぐ。皮膚を保護し、ひげをそりやすくする。
6．日やけ止め剤	日やけ・雪やけによる肌あれを防ぐ。 日やけ・雪やけを防ぐ。 日やけによるしみ・そばかすを防ぐ。[注1] 皮膚を保護する。
7．パック	肌あれ・あれ性。 にきびを防ぐ。 油性肌。 日やけによるしみ・そばかすを防ぐ。[注1] 日やけ・雪やけ後のほてりを防ぐ。 肌をなめらかにする。 皮膚を清浄にする。
8．薬用石けん（洗顔料を含む）	<殺菌剤主剤のもの（消炎主剤を合わせて配合するものを含む）> 皮膚の清浄・殺菌・消毒。 体臭・汗臭及びにきびを防ぐ。 <消炎剤主剤のもの> 皮膚の清浄、にきび・かみそりまけ及び肌あれを防ぐ。

（注1）　「メラニンの生成を抑え、しみ、そばかすを防ぐ」も認められる。
（注2）　上記にかかわらず、化粧品の効能の範囲（表2-4）のみを標榜するものは医薬部外品（薬用化粧品）としては認められない。

第 2 章　化粧品の法規制　27

まず、業者コードを取得することから始まる。業者コード登録票（**図2-1**）を都道府県薬務主管課を経由し厚生労働省医薬・生活衛生局審査管理課宛に提出する。業者コードの連絡を受けた後、製造販売業許可申請書（**図2-2**）を、総括製造販売責任者が所在する事務所の都道府県知事に提出する。

申請にあたっては、総括製造販売責任者の設置のみならず、資格要件をクリアしていなくてはならず、また以下の添付資料が必要となる。

①申請者が法人であるときは登記簿謄本
②定款、組織規定（図）又は業務分掌表等
③申請者及び業務を行う役員の医師の診断書又は疎明書
④総括製造販売責任者の雇用契約書の写し又は使用関係を証する書類
⑤総括製造販売責任者の資格を証する書類
⑥品質管理に係る体制に関する書類
⑦製造販売後安全管理に係る体制に関する書類

これらの申請書類に対し、審査及び実地調査が行われ、支障がなければ許可が下りる。

この流れを**図2-3**に示す。

4-3. GQP及びGVPについて

設置が義務付けられているGQP及びGVPの運用については、都道府県等によってもその指針が示されているが、日本化粧品工業連合会（粧工連）により「化粧品等製造販売業品質管理業務指針」及び「化粧品等製造販売業製造販売後安全管理業務指針」が業界の指針として示されており参考になる。ここに記載され義務付けられている業務の主だった内容を下記に示す。

化粧品製造販売業者は、GQPにつき次に掲げる業務を行わなければならない

①市場への出荷に関する記録を作成すること
②製造販売しようとする化粧品等が製造業者において適正かつ円滑に製造されたものであることを確認し、その記録を作成すること。
③製品に係る品質等に関する情報を得たときは、当該情報について人の健康に与える影響に関する評価、原因の究明を行い、改善が必要な場合は所要の措置を講じ、その記録を作成すること。

業者コード登録票（様式1）

業 者 コ ー ド の 別		1 申請者の業者コード　　2 製造所等の業者コード
製造所等所在都道府県 （外国製造申請に あっては国名）		
申 請 者	ふ り が な	
	申 請 者 の 名 称	
	住 所 又 は 所 在 地	
	電 話 番 号	
製 造 所 等	ふ り が な	
	製 造 所 等 の 名 称	
	住 所 又 は 所 在 地	
	電 話 番 号	
提 出 年 月 日		平成　　　年　　　月　　　日
業 務 の 種 別		1 製造販売　　2 製造　　3 修理　　4 外国製造 ①医薬品　②医薬部外品　③化粧品　④医療機器 ⑤体外診断用医薬品　⑥再生医療等製品
備 考		

＊【業者コード】

＊【付番年月日】

住　所（法人にあっては、主たる事務所の所在地）

氏　名（法人にあっては、名称）

担当者（担当者名、連絡先電話番号及びFAX番号）

（注意）
1 用紙の大きさは、日本工業規格A4とすること。
2 字は、楷書ではっきり書くこと。
3 ＊のある欄は記入しないこと。
4 「業者コードの別」欄は登録を希望する業者コードに○印を付すこと。
　　申請者の業者コード（9桁の業者コードのうち下3桁が「000」のもの。）の登録をしていない場合は、
　　1申請者の業者コードと2製造所等の両方に○印を付し、業許可等を受けようとする製造所等の所在地
　　の都道府県に提出すること。
5 「都道府県」欄は、業許可を受けようとする製造所等の所在地の都道府県名を記載すること。
6 「ふりがな」欄は、氏名又は名称若しくは製造所等の名称のふりがなをひらがなで記載すること。「株
　　式会社」等から始まる名称の場合は、「かぶしきかいしゃ」等を省略すること。
7 「氏名又は名称」欄は、申請者の業者コードの登録にあっては申請者の氏名（法人にあっては名称）を
　　正確に記載すること。
8 「製造所等の名称」欄は、製造所等の業者コード登録にあっては業許可等を受けようとする製造所の
　　名称を正確に記載すること。
9 「住所又は所在地」欄は、都道府県名から正確に記載すること。
10 「電話番号」欄は、氏名又は名称欄若しくは製造所等の名称欄に記載した製造所等の連絡先番号を記
　　載すること。
11 「提出年月日」欄は、登録票を提出する年月日を記載すること。
12 「業務の別」欄は、登録しようとする業務の種別に該当するものに○印を付けること。
13 「備考」欄は、既に申請者の業者コードが登録されている場合にあっては申請者の業者コード（9桁の
　　業者コードのうち下3桁が「000」のもの。）を記載するほか、その他参考となる事項を記載すること。

図2-1　業者コード登録票（様式1）

出典：『化粧品・医薬部外品製造販売ガイドブック2017』（薬事日報社）

医薬部外品
化　粧　品　製造販売業　許可申請書（様式第九）

主たる機能を有する事務所の名称				
主たる機能を有する事務所の所在地				
許　　可　　の　　種　　類				
総括製造販売責任者	氏　　　名		資　　格	
	住　　　所			
申請者（法人にあっては、その業務を行う役員を含む。）の欠格条項	(1) 法第75条第1項の規定により許可を取り消されたこと			
	(2) 法第75条の2第1項の規定により登録を取り消されたこと			
	(3) 禁錮以上の刑に処せられたこと			
	(4) 薬事に関する法令で政令で定めるもの又はこれに基づく処分に違反したこと			
	(5) 後見開始の審判を受けていること			
備　　　　　　　考				

　上記により、医薬部外品
　　　　　　　　化　粧　品　の製造販売業の許可を申請します。

　　　年　　月　　日　　　　　　　　　　住　所 $\left(\begin{array}{l}\text{法人にあっては、主}\\\text{たる事務所の所在地}\end{array}\right)$

　　　　　　　　　　　　　　　　　　　　氏　名 $\left(\begin{array}{l}\text{法人にあっては、名}\\\text{称及び代表者の氏名}\end{array}\right)$　　㊞

都道府県知事
保健所設置市市長　　　殿
特別区区長

（注意）
1　用紙の大きさは、日本工業規格A4とすること。
2　字は、墨、インク等を用い、楷書ではっきりと書くこと。
3　許可の種類欄には、医薬品、体外診断用医薬品、医薬部外品、化粧品又は医療機器の製造販売業にあっては法第12条第1項又は法第23条の2第1項に掲げる許可の種類のうち該当するもの、再生医療等製品の製造販売業にあっては再生医療等製品製造販売業許可と、薬局製造販売医薬品製造販売業にあっては薬局製造販売医薬品製造販売業許可と記載すること。
4　総括製造販売責任者の資格欄には、医薬部外品、化粧品の製造販売業にあってはその者が第85条第1項及び第2項、第114条の49第1項及び第2項又は第137条の50第1項の各号のいずれに該当するかを記載すること。
5　申請者の欠格条項の(1)欄から(5)欄までには、当該事実がないときは「なし」と記載し、あるときは、(1)欄及び(2)欄にあってはその理由及び年月日を、(3)欄にあってはその罪、刑、刑の確定年月日及びその執行を終わり、又は執行を受けることがなくなった場合はその年月日を、(4)欄にあってはその違反の事実及び違反した年月日を、(5)欄にあっては「ある」と記載すること。
6　（略）
7　令第20条第2項に規定する医薬部外品の製造販売業にあっては、備考欄に「新指定医薬部外品」と記載すること。
8　申請者が現に製造販売業の許可を取得している場合には、備考欄に当該製造販売業の許可の種類及び許可番号を記載すること。

図 2-2　医薬部外品
　　　　化　粧　品　製造販売業　許可申請書（様式第九）

出典：『化粧品・医薬部外品製造販売ガイドブック2017』（薬事日報社）

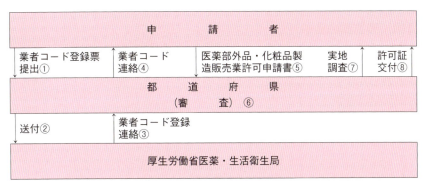

図 2-3 医薬部外品・化粧品製造販売業許可申請の流れ
出典:『化粧品・医薬部外品製造販売ガイドブック 2017』(薬事日報社)

④製造販売を行った化粧品等の品質不良又はそのおそれが判明した場合には、回収等所要の措置を速やかに実施し、その記録を作成すること。

化粧品製造販売業者は、GVPにつき次に掲げる業務を行わなければならない

①安全管理情報の収集
②安全管理情報の検討及びその結果に基づく安全確保措置の立案
③安全確保措置の実施
④安全確保業務に係る記録の保存
⑤品質保証責任者その他の化粧品等の製造販売に係る業務の責任者との相互の連携

2014(平成 26)年、GVP が強化された(加水分解コムギ末配合固形石けんによるアレルギー症例や、ロドデノール配合美白製品による白斑症例の影響と思われる)。重篤な症例が発生した場合は 15 日以内の報告が求められている。いわゆる副作用等報告(施行規則第 228 条の 20 第 5 項)である。なお、同年には副作用等報告の Q & A をはじめ、多くの通知が出されているので一読されたし。

4-4. 製造業の取得

　化粧品・医薬部外品の製造は、製造販売業と同様に業者コードを取得することから始まる。製造業の取得には、その特性から、物的要件として適した構造設備が要求される。

化粧品の構造設備

一　当該製造所の製品を製造するために必要な設備及び器具を備えていること。

二　作業所は、次に定めるところに適合するものであること。

　イ　換気が適切であり、かつ、清潔であること。

　ロ　常時居住する場所及び不潔な場所から明確に区別されていること。

　ハ　作業を行うのに支障のない面積を有すること。

　ニ　防じん、防虫及び防そのための構造又は設備を有すること。

　ホ　床は、板張り、コンクリート又はこれらに準ずるものであること。

　ヘ　排水及び廃棄物の処理に要する設備又は器具を備えていること。

三　製品、原料及び資材を衛生的に、かつ、安全に貯蔵するために必要な設備を有すること。

四　製品等及び資材の試験検査に必要な設備及び器具を備えていること。ただし、当該製造業者等の他の試験検査設備又は他の試験検査機関を利用して自己の責任において当該試験検査を行う場合であって、支障がないと認められるときは、この限りでない。

● 豆知識

保管倉庫も製造の一部です。

　化粧品の製造業の許可区分は、「製造工程の全部又は一部を行うもの（区分：一般）」と「製造工程のうち包装、表示又は保管のみを行うもの（区分：包装・表示・保管）」ですから、保管倉庫のみでも届出し、許可を得なくてはなりません。

責任技術者の設置

製造販売業に総括製造販売責任者の設置が義務付けられているのと同様、製造業にも責任技術者の設置が義務付けられている。責任技術者は、保健衛生上支障を生ずるおそれがないように、従業者を監督し、製造所の構造設備及び製品を管理する。その他、その製造所の業務につき、必要な注意をすることに加えて、製造及び試験に関する記録その他当該製造所に関する記録を作成しなければならない。

4-5. 総括製造販売責任者、責任技術者等の兼務

本来、事務所内に総括製造販売責任者、品質保証責任者、安全管理責任者、及び同事務所に製造所を有する場合は責任技術者が各々所在することが望ましいが、情報技術の活用などにより相互の適切かつ迅速な連携が可能な状況を担保し、その状況が外形的に確認できる場合は、全員が所在していなくても差し支えないとされている。現実に人材が不足気味の小企業においては、全員の所在は甚だ難しく兼務が日常化している。

①化粧品製造販売業については、同一所在地の場合、総括製造販売責任者は品質保証責任者及び安全管理責任者の兼務が一般的である。
医薬部外品製造販売業の総括製造販売責任者は品質保証責任者か安全管理責任者のいずれかの兼務は可能である。

②一つの法人の同一の所在地において、複数の種類の製造販売業を併せて行う場合にあっては、異なる種類の製造販売業間において、総括製造販売責任者同士、安全管理責任者同士あるいは品質保証責任者同士の兼務が可能である。ただし、異なる責任者間の兼務は、最上位の許可の種類において兼務が認められる範囲を超えないこととされている。

③一つの法人において、製造販売業と製造業を併せて行う場合であって、品質保証責任者がその業務を行う事務所と同一施設内に製造所を有する場合には、品質保証責任者と責任技術者との兼務は可能である。

④同一所在地に勤務する、医薬部外品又は化粧品製造販売業者の総括製造販売責任者と製造業の責任技術者の兼務は可能である。

⑤ 総括製造販売責任者が、その業務を行う事務所と離れた場所にある同一法人の包装・表示・保管区分の製造業（専ら当該法人の製品のみを取り扱う場合に限る）の責任技術者を兼務することは可能である。

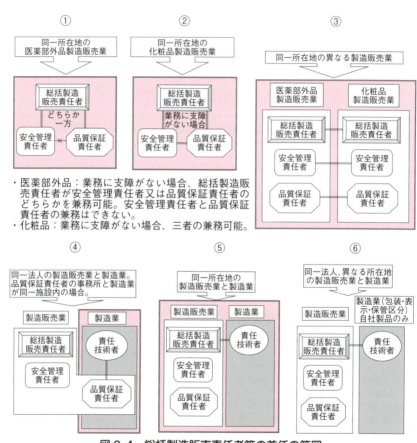

図 2-4　総括製造販売責任者等の兼任の範囲
出典：『化粧品・医薬部外品製造販売ガイドブック 2017』（薬事日報社）

● 豆知識

化粧品とGMP（製造管理及び品質管理の基準）

医薬品の製造販売にはGMPが適用要件となっていますが、化粧品、薬用化粧品は適用除外となっています。ただし、これはGMP管理の必要がないことを意味するものでなく、「実施の適切性を製造業者が保証する」との趣旨です。粧工連は、1981（昭和56）年にGMPの技術指針を制定し、1988（昭和63）年に改正版を公表しましたが、その後2007（平成19）年にGMPの国際規格ISO22716が制定されたことから、これを「化粧品の製造管理及び品質管理に関する技術指針」として、業界の自主基準としました。

要約すると、上記構造設備を尊守し、原料の納入から検査、製造、充填、保管、出荷までを衛生管理の下で行い、記録・保管し、非適合品についてはその原因を調査し、再発を起こさないようにすることは、GMP如何にかかわらず、製造業者としての当然の責務であります。

5. 化粧品基準と全成分表示

2000（平成12）年9月、「化粧品基準」が告示された（厚生労働省告示第331号）。これは、1967（昭和42）年の原料面から安全性を担保にした「化粧品品質基準」及び「化粧品原料基準」に代わるもので、先進諸国と同様に、ある種の成分を禁止・制限して配合可能なタール系色素、防腐剤、紫外線吸収剤を設定し、他の成分の配合を自由とし、その安全性は企業責任としたものである。以下、化粧品基準の要約を下記に示す。

第2章 化粧品の法規制 35

化粧品基準

1）総則

　化粧品の原料は、それに含有される不純物も含め、感染のおそれがある物を含む等、その使用によって保健衛生上の危険を生じるおそれがある物であってはならない。

2）防腐剤、紫外線吸収剤及びタール色素以外の成分の配合の禁止

　化粧品は、医薬品の成分（添加剤としてのみ使用される成分等を除く）、第一種及び第二種特定化学物質及び**別表-1**（30 成分がリストされている）に掲げる物を配合してはならない。

3）防腐剤、紫外線吸収剤及びタール色素以外の成分の配合の制限

　化粧品は、**別表-2** に掲げるものを配合する場合は、その範囲内でなければならない。

4）防腐剤、紫外線吸収剤及びタール色素の配合の制限

　これらの成分を配合する場合は、化粧品基準に認められた成分で、かつ、使用方法（粘膜部位に使用可否か、洗い流しか否か）、配合上限内での配合が認められている成分でなければならない。

5）化粧品に配合されるグリセリンは、当該成分 100 g 中ジエチレングリコール 0.1 g 以下の物でなければならない。

　化粧品の全成分表示については、「化粧品規制緩和に係る薬事法施行規則の一部改正等について」（H12.9 医薬発第 990 号）及び「医薬品、医療機器等の品質、有効性及び安全性の確保等に関する法律第五十九条第八号及び第六十一条第四号の規定に基づき名称を記載しなければならないものとして厚生労働大臣の指定する医薬部外品及び化粧品の成分」（H12.9 厚生労働省告示第 332 号）において、化粧品については原則として配合するすべての成分の名称を表示することと通知され、この記載方法として「化粧品の全成分表示の表示方法等について」（H13.3 医薬審発第 163 号）が通知された。化粧品各社は、これに沿って成分表示を行っている。以下にその内容を記載する。なお、全成分表示をしない場合は、現行の届出制でなく承認制となる。

別表-1（配合禁止成分）

（平 14 厚労告 389、平 15 厚労告 240、平 16 厚労告 158 一部改正）

1　6-アセトキシ-2,4-ジメチル-m-ジオキサン
2　アミノエーテル型の抗ヒスタミン剤（ジフェンヒドラミン等）以外の抗ヒスタミン
3　エストラジオール、エストロン又はエチニルエストラジオール以外のホルモン及び
　　その誘導体
4　塩化ビニルモノマー
5　塩化メチレン
6　オキシ塩化ビスマス以外のビスマス化合物
7　過酸化水素
8　カドミウム化合物
9　過ホウ酸ナトリウム
10　クロロホルム
11　酢酸プログレノロン
12　ジクロロフェン
13　水銀及びその化合物
14　ストロンチウム化合物
15　スルファミド及びその誘導体
16　セレン化合物
17　ニトロフラン系化合物
18　ハイドロキノンモノベンジルエーテル
19　ハロゲン化サリチルアニリド
20　ビタミン L1 及び L2
21　ビチオノール
22　ピロカルピン
23　ピロガロール
24　フッ素化合物のうち無機化合物
25　プレグナンジオール
26　プロカイン等の局所麻酔剤
27　ヘキサクロロフェン
28　ホウ酸
29　ホルマリン
30　メチルアルコール

別表-2（配合制限成分）

（平 16 厚労告 370、平 19 厚労告 197、平 20 厚労告 33、平 22 厚労告 63 一部改正）

1　すべての化粧品に配合の制限がある成分

成　　　分　　　名	100 g 中の最大配合量
アラントインクロルヒドロキシアルミニウム	1.0 g
カンタリスチンキ、ショウキョウチンキ又はトウガラシチンキ	合計量として 1.0 g
サリチル酸フェニル	1.0 g
ポリオキシエチレンラウリルエーテル（8〜10E. O.）	2.0 g

第 2 章　化粧品の法規制　37

2 化粧品の種類又は使用目的により配合の制限がある成分

成　　分　　名	100 g 中の最大配合量
エアゾール剤 　ジルコニウム	配合不可
石けん、シャンプー等の直ちに洗い流す化粧品 　チラム	0.50 g
石けん、シャンプー等の直ちに洗い流す化粧品以外の化粧品 　ウンデシレン酸モノエタノールアミド 　チラム 　パラフェノールスルホン酸亜鉛 　2-(2-ヒドロキシ-5-メチルフェニル) ベンゾトリアゾール 　ラウロイルサルコシンナトリウム	配合不可 0.30 g 2.0 g 7.0 g 配合不可
頭部、粘膜部又は口腔内に使用される化粧品及びその他の部位に使用される化粧品で脂肪族低級一価アルコール類を含有する化粧品（当該化粧品に配合された成分の溶解のみを目的として当該アルコール類を含有するものを除く。） 　エストラジオール、エストロン又はエチニルエストラジオール	合計量として 20000 国際単位
頭部、粘膜部又は口腔内に使用される化粧品以外の化粧品で脂肪族低級一価アルコール類を含有しない化粧品（当該化粧品に配合された成分の溶解のみを目的として当該アルコール類を含有するものを含む。） 　エストラジオール、エストロン又はエチニルエストラジオール	合計量として 50000 国際単位
頭部のみに使用される化粧品 　アミノエーテル型の抗ヒスタミン剤	0.010 g
頭部のみに使用される化粧品以外の化粧品 　アミノエーテル型の抗ヒスタミン剤	配合不可
歯磨 　ジエチレングリコール 　ラウロイルサルコシンナトリウム	配合不可 0.50 g
ミツロウ及びサラシミツロウを乳化させる目的で使用するもの 　ホウ砂	0.76 g（ミツロウ及びサラシミツロウの 1/2 以下の配合量である場合に限る。）
ミツロウ及びサラシミツロウを乳化させる目的以外で使用するもの 　ホウ砂	配合不可

3 化粧品の種類により配合の制限のある成分（注 1）

成　　分　　名	100 g 中の最大配合量 （g）		
	粘膜に使用されることがない化粧品のうち洗い流すもの	粘膜に使用されることがない化粧品のうち洗い流さないもの	粘膜に使用されることがある化粧品
タイソウエキス（注 2）	○	○	5.0
チオクト酸	0.01	0.01	
ユビデカレノン	0.03	0.03	

（注 1）　空欄は、配合してはならないことを示し、○印は、配合の上限がないことを示す。
（注 2）　日本薬局方タイソウを 30％（w/v）エタノール水溶液で抽出することにより得られるエキスをいう。

化粧品の全成分表示の表示法は

(1) 成分の名称は、邦文名で記載し、粧工連作成の「化粧品の成分表示名称リスト」等を利用することにより、消費者における混乱を防ぐよう留意すること。

(2) 成分名の記載順序は、製品における分量の多い順に記載する。ただし、1%以下の成分及び着色剤については互いに順不同に記載して差し支えない。

(3) 配合されている成分に付随する成分（不純物を含む）で製品中にはその効果が発揮されるより少ない量しか含まれないもの（いわゆるキャリーオーバー成分）については、表示の必要はない。

(4) 混合原料（いわゆるプレミックス）については、混合されている成分ごとに記載すること。

(5) 抽出物は、抽出された物質と抽出溶媒又は希釈溶媒を分けて記載すること。ただし、最終製品に溶媒等が残存しない場合はこの限りでない。

(6) 香料を着香剤として使用する場合の成分名は、「香料」と記載して差し支えない。

● 豆知識

着色剤は1%以上でも順不同？

着色剤の記載が順不同で良い一番の理由は、口紅やアイシャドウ等のシリーズ製品を考えてもらえばわかると思います。シリーズ製品はその品番によって、配合する色剤、量もまちまちです。これらの品番ごとに容器に成分表示をしていましたら、多大な作業。費用がかさみます。そのため、シリーズ製品に限っては、その成分がその色（品番）に配合されているか否かに関係なく、そのシリーズで配合しているすべての着色剤を表示しても良いことになっています。この場合、配合着色剤の前に「＋／－」の記号を記載します。この方法は、全成分表示を採用している各国で共通です。

キャリーオーバー成分とは？

　植物エキス、動物由来物等の天然由来原料は、それ自体を微生物汚染等から守るために、防腐剤等を配合して供給しています。仮にフェノキシエタノールを0.3％配合している原料Aを製品中に0.1％配合するなら、製品中にフェノキシエタノールは0.0003％となり、防腐効果は望めなくなります。このようなものをキャリーオーバー成分と言います。ですから、原料それ自体を製品にするとか高濃度使用の場合はキャリーオーバー成分とは言えませんし、キャリーオーバー成分の効果は成分ごとに異なりますので、一様に製品に配合するからキャリーオーバー成分であると決めつけることはできません。また、その原料がキャリーオーバーか否かは原料メーカーが決めるのではなく、製造販売メーカーが製品ごとに決めることです。

5-1. 化粧品基準と各国の相違

　化粧品基準は、我が国の化粧品製造販売の根幹となるものである。そして、世界各国にも日本と同様の基準がある。しかしながら、その基準が国により異なっている。そのため、各国の基準を十分に理解していないと輸出・輸入が滞る場合が生じる。

　我が国のネガティブ（禁止）成分（**別表-1**）に相当するのが、ヨーロッパ（EU）の AnnexⅡ である。この抜粋を**表2-6**に示した。**表2-6**には20成分しか示されていないが、現在 EU 禁止成分としては約1400成分がリストされている。日本に比べ非常に多く感じるが、日本でいう医薬品、特定化学物質も個々の成分名としてリストされている場合が多く、必然的に日本より多くなっている。**表2-6**の右欄にアセアン、韓国及び中国を○印で示した。両国（地域）とも、すべてではないが EU の基準に沿っている場合が多い。日本との違いを説明すると、ニトロソアミンの前駆体と推定されるジエタノールアミン及びその誘導体、光毒性が疑われる果実エキス類、内分泌撹乱物質が疑われるノニルフェノール誘導体、動物エキス類及び遺伝子組換物質等、日本で禁止成分にリストされていない成分も数多く含まれている。逆に我が国で禁止成分となっているメタノール及びホルマリンは制限成分（AnnexⅢ）となっている。

表 2-6　EU 禁止成分（Annex Ⅱ）抜粋

EU ANNEX Ⅱ LIST OF SUBSTANCES PROHIBITED IN COSMETIC PRODUCTS					
	Substance (Chemical name/INN)	CAS No.	日本一般名	アセアン	韓国	中国
1	N-5-Chlorobenzenoxazol-2-ylacetamide	35783-57-4	N-5-クロロベンゼンオキサゾール-2-イルアセタミド	○	○	○
2	2-Acetoxyethyltrimethylammonium hydroxide（acetylcholine）and its salts	51-84-3	水酸化 2-アセトキシエチルトリメチルアンモニウム（アセチルコリン）及びその塩類	○	○	○
3	Deanol aceglumate（INN）	3342-61-8	デアノール　アセグルメート	○	○	○
4	Spironolactone（INN）	52-01-7	スピロノラクトン	○	○	○
5	[4-(4-Hydroxy-3-iodophenoxy)-3,5-diiodophenyl] acetic acid and its salts	51-24-1	[4-（4-ヒドロキシ-3-イオドフェノキシ）-3,5-ジイオドフェニル] 酢酸及びその塩類	○	○	○
6	Methotrexate（INN）	59-05-2	メトトレキサート	○	○	○
7	Aminocaproic acid（INN）and its salts	60-32-2	アミノカプロン酸及びその塩類	○	○	○
8	Cinchophen, its salts, derivatives and salts of these derivatives	132-60-5	キノフェン、その誘導体及びそれらの塩類	○	○	○
9	Thyropropic acid（INN）and its salts	51-26-3	タイロプロピックアシッド	○	○	○
10	Trichloroacetic acid	76-03-9	トリクロル酢酸	○	○	○
11	Aconitum napellus L.(leaves, roots and galenical preparations)	84603-50-9	*Aconitum napellus* L.（葉、根及びその製剤）	○	○	○
12	Aconitine (principal alkaloid of Aconitum napellus L.) and its salts	302-27-2	アコニチン（Aconitum napellus L.のアルカロイド）及びその塩類	○	○	○
13	Adonis vernalis L. and its preparations	84649-73-0	*Adonis vernalis* L.及びその製剤	○	○	○
14	Epinephrine（INN）	51-43-4	エピネフリン	○	○	○
15	Rauwolfia serpentina alkaloids and their salts	90106-13-1	*Rauwolfia serpentina* アルカロイド及びその塩類	○	○	○
16	Alkyne alcohols, their esters, ethers and salts	927-74-2 107-19-7	アルキンアルコール、そのエステル類、エーテル類及び塩類	○	○	○
17	Isoprenaline（INN）	7683-59-2	イソプレナリン	○	○	○
18	Allyl isothiocyanate	57-06-7	イソチオシアン酸アリル	○	○	○
19	Alloclamide (INN) and its salts	5486-77-1	アロクラマイド及びその塩類	○	○	○
24	Zoxazolamine（INN）	61-80-3	ゾキサゾラミン	○	○	○

第 2 章　化粧品の法規制　41

表2-7　防腐剤　EUとの比較例

防腐剤	日本			EU
	粘膜に使用されることのない製品のうち洗い流すもの	粘膜に使用されることのない製品のうち洗い流さないもの	粘膜に使用されることがあるもの	一部を除き日本の左記の様な区分はない
ヒドロキシメチルグリシンNa	未承認			0.5
フェノキシエタノール	1.0	1.0	1.0	1.0
クロルフェネシン	0.30	0.30	禁止	0.3
イミダゾリジニルウレア	0.30	禁止	禁止	0.6
DMDMヒダントイン	0.30	禁止	禁止	0.6
メチルイソチアゾリノン	0.01	0.01	禁止	0.0015（洗い流しのみ）

表2-8　紫外線吸収剤　各国との比較例

日本表示名称	日本	EUアセアン	米国	台湾	韓国
ホモサレート	10	10	15	10	10
オクトクリレン	10	10	15	10	10
PABA	4		15	4	
t-ブチルメトキシジベンゾイルメタン	10	5	3	3	5
ジイソプロピルケイ皮酸メチル	10			10	
シノキサート	5		3	5	5
オキシベンゾン-6	10			10	
オキシベンゾン-9	10			10	
パラメトキシケイ皮酸エチルヘキシル	20	10	7.5	10	7.5

（注）空欄は、その国・地域でUV吸収剤として認められていないことを示す。

ポジティブ成分（防腐剤、紫外線吸収剤、色剤）

　ポジティブ成分とは、防腐剤、紫外線吸収剤、色剤を製品中に配合する場合は、指定された成分を指定された条件（配合濃度以内、使用部位等）での

み使用可能であるということである。したがって、EU で許可されているが日本で許可されていない（ポジティブ成分としてリストされていない）防腐剤を配合した場合は、違反となり回収することになる。

一例として、表 2-7 と表 2-8 に防腐剤と紫外線吸収剤の EU（各国）の比較を示した。

表 2-7 は一部の防腐剤について EU と日本の違いを示したものである。表には示さなかったが、防腐剤も禁止成分同様、EU に準拠している国（地域）が多い。表 2-7 の防腐剤の DMDM ヒダントイン及びイミダゾリジニルウレアは配合量の違いもあるが、我が国では洗い流す化粧品に限られているのに対して、EU 等では通常の化粧品にも配合可能となっている。そのため、おそらく輸入品だと思われるが、洗い流さない化粧品に使用との理由で回収されている事例が見受けられる。さらに、防腐剤に限ったことではないが、日本の規制において、その製品が洗い流すものか否か、粘膜に使用するものか否かによって、規制が大きく変わる場合があるので注意が必要である。

表 2-8 に紫外線吸収剤の各国の比較一例を示した。いわゆる紫外線散乱剤と称する酸化チタン、酸化亜鉛は我が国では規制の対象でないが、多くの国ではポジティブ成分として規制（25%上限）されている例が多い。また、EU ではナノ粒子の酸化チタン、酸化亜鉛を配合する場合は「ナノ」を明記するよう求めている。

なお、薬用化粧品の日やけ止め剤に紫外線吸収剤を配合する場合は、紫外線吸収剤の総配合量は 10%以下と規定されている。

表 2-9 には EU で禁止しているが日本で許可している法定色素を、表 2-10 には EU で許可しているが日本で禁止している法定色素を示す。見てわかる通り、色素の規制はかなり異なっているので注意が必要である。特に赤色 40 号（C.I.16035）は日本以外の多くの国で使用可能であるし、我が国の食添にも採用されている色素である。しかしながら、現状日本では化粧品への配合は認められていない。この赤色 40 号を配合していたことによる回収例が多く見受けられる。

また色剤で気を付けなくてはならないのは、我が国では法定色素のみがポジティブ成分としてリストされているが、多くの国では酸化鉄、カオリン等の無機顔料及び天然色素もポジティブ成分としてリストされていることである。

第 2 章　化粧品の法規制　43

表 2-9　EU 禁止・日本許可法定色素

表示名	C. I. No	表示名	C. I. No	表示名	C. I. No
黄 404	CI 11380	赤 203 赤 204	CI 15585	緑 402	CI 42085
黄 405	CI 11390	赤 503	CI 16150	緑 205	CI 42095
橙 203	CI 12073	赤 502	CI 16155	赤 213 赤 214 赤 215	CI 45170
橙 403	CI 12100	黄 402	CI 18950	橙 206 橙 207	CI 45425
赤 505	CI 12140	黄 205	CI 21090	赤 105（1） 赤 232	CI 45440
赤 404	CI 12315	橙 204	CI 21110	青 403	CI 61520
黄 406	CI 13065	赤 501	CI 26105		
橙 402	CI 14600	青 202 青 203	CI 42052		

表 2-10　EU・アセアン許可・日本禁止法定色素

C. I.（Colour Index） No.　（適用）					
10006（Ⅲ）	14815（Ⅰ）	18965（Ⅰ）	40825（Ⅰ）	44090（Ⅰ）	69800（Ⅰ）
11710（Ⅱb）	15525（Ⅰ）	20040（Ⅲ）	40850（Ⅰ）	45220（Ⅲ）	71105（Ⅱb）
11920（Ⅰ）	15580（Ⅰ）	21100（Ⅲ）	42045（Ⅱb）	45396（Ⅰ）	73305（Ⅰ）
12010（Ⅱb）	15980（Ⅰ）	21108（Ⅲ）	42051（Ⅰ）	45405（Ⅱa）	73900（Ⅰ）
12370（Ⅲ）	16035（Ⅰ）	21230（Ⅱb）	42080（Ⅲ）	50325（Ⅲ）	73915（Ⅲ）
12420（Ⅲ）	16230（Ⅱb）	24790（Ⅲ）	42100（Ⅲ）	50420（Ⅱb）	74180（Ⅲ）
12490（Ⅰ）	16290（Ⅰ）	27755（Ⅰ）	42170（Ⅲ）	51319（Ⅲ）	74260（Ⅱa）
12700（Ⅲ）	18050（Ⅱb）	28440（Ⅰ）	42510（Ⅱb）	58000（Ⅰ）	
13015（Ⅰ）	18130（Ⅰ）	40215（Ⅲ）	42520（Ⅲ）	60724（Ⅲ）	
14270（Ⅰ）	18690（Ⅲ）	40800（Ⅰ）	42735（Ⅱb）	61585（Ⅲ）	
14720（Ⅰ）	18736（Ⅲ）	40820（Ⅰ）	44045（Ⅱb）	62045（Ⅲ）	

注）Ⅰ：全ての化粧品、Ⅱa：眼周辺禁止、Ⅱb：粘膜禁止、Ⅲ：洗い流し専用

5-2．化粧品の全成分表示

　現行の化粧品は、化粧品基準を尊守しており、不適切な販売名（「第 3 章表示と広告」参照）でなければ、販売名届で出荷可能となっている。その条

件として、キャリーオーバー成分を除くすべての成分を表示することが必要条件となっている。

1）成分表示の取得

我が国の表示名称は、PCPC（Personal Care Products Council）発行のICID（International Cosmetic Ingredient Dictionary and Handbook）収載の表示名称であるINCI（International Nomenclature Cosmetic Ingredient）に収載されている成分か、PCPCにINCIを申請し、受理したものにつき、粧工連の命名部会において審査され、日本化粧品表示名称が付与される。ほとんどすべての企業はこの日本化粧品表示名称を表示している。なお、ICIDは原則2年ごとに改訂版が出版されていたが、2016年版を最後に出版されないとのこと。

INCIが存在する場合は、粧工連のHPより、申込用紙が入手可能である。

● 豆知識

粧工連が名称を付与した成分は安全？

とんでもありません。粧工連は、ネガティブ・ポジティブ成分や安全性に関係なく、粧工連作成の命名ルールに従って、名称を付けているだけです。

事実、粧工連作成の「化粧品の成分表示名称リスト」の全ページにわたり「本リストに収載されている成分と、薬事法をはじめとする我が国の規制及び他国での規制との関係については、関知しない」と明記されていますし、同様にICIDにおいても「The inclusion of any compound in the Dictionary and Handbook does not indicate that use of that substance as a cosmetic ingredient complies with the laws and regulation governing such use in the United States or any other country.」と明記されています。新規原料は安全性を企業責任で担保することが不可欠です。

第2章　化粧品の法規制　45

当該成分がない場合で、かつ、初めての場合はPCPCのHPを開き、「INCI Application」をクリックし、パスワード、IDを登録し、ログインして「New」をクリックし、成分の種類（Form Type）を選択し、順序に沿って入力すれば良い。申請時期にもよるが、数ヶ月でINCIが届く。それを日本の表示名申請書とともに粧工連に申請すれば良いわけある。

2) 我が国の化粧品表示名称の注意点

　現行の表示名称は、INCIについて日本表示名称を付与している。このINCIはICIDにおいて2年ごとに削除・改正されている成分があり、そのため以前付与された日本表示名称がINCIに収載されていない場合がある。日本は原則、削除せず積み重ね方式をとっている。また、当初の日本表示名称は種別成分に付与し、INCIによらず独自性を持っていた。そのため原則一成分一名称だが、一つのINCI名に複数の日本表示名称が存在する成分もある。

　一番の問題は、以前、植物エキスについては葉とか茎の部位に関係なく名称を付与（INCIも同様）していたが、現在は抽出部位にも名称を付与するのが通例となっており、旧植物エキス名との間に齟齬が生じるようになった。そこで粧工連は2015（平成27）年3月に、積み重ね方式で名称を付与してきた植物49成分の名称を削除するように通知した。これについては「アマチャヅルエキス」を例に挙げて説明する。当初、INCI名はGynostemma Pentaphyllum Extractで、定義は「本品は、アマチャヅルの葉のエキスである」であった。その後、INCIが変更になり、部位である葉が付与されたGynostemma Pentaphyllum Leaf Extractが登録され、このINCI名に表示名称もアマチャヅル葉エキスとして付与されたが、定義は変わらなかった。日本では一成分二名称が存在したわけである。INCIは変更が行われており、Leafのない名称は削除された。その後、葉ではなく全草の抽出物が登録され、アマチャヅルエキス：Gynostemma Pentaphyllum Extractとされた。定義は、「全草のエキスである」。その結果、我が国では、アマチャヅルエキスに葉と全草の定義の異なる同一表示名称ができたわけである。

　このことは、植物だけでなくINCIに準じて表示名称を付与するのであれば、ICIDが改定される際に行われるChenge及びDeleteに対応していな

いと、同様の問題が起きると考えられる。

　現在、約14,000の成分に名称が付与されているが、最近、特に植物エキスの登録が多いように感じる。化粧品の特性上、名称は販売戦略のうえで重要である。植物名は基本的に和名のあるものは和名を用い、ないものはINCIの音読みとなる。

　その和名だが、下記の書籍記載の和名に限られる。そのため、化粧品に適した名称が他の書籍にあったとしても採用されないので注意を要する。

　『原色牧野植物大図鑑』（北隆館）、『原色牧野和漢薬草大図鑑』（北隆館）、『世界有用植物事典』（平凡社）、『植物の世界』（朝日新聞出版）、『園芸植物大事典』（小学館）、『薬用植物大事典』（廣川書店）

　＊「世界有用植物事典」と「植物の世界」は、現在絶版になっている。

3）化粧品と医薬部外品（薬用化粧品）の表示名称の違い

　薬用化粧品も化粧品同様、その記載方法を粧工連で公表しており、多くの企業がそれに沿って成分表示している。しかし、化粧品においては厚労省からいくつもの通知が出されているが、薬用化粧品は指定成分以外のことについては通知されていない。そのため、薬用化粧品はすべての製品において全成分表示されているとは言えず、あくまでも粧工連の自主基準によっている。成分に関し、化粧品との主だった違いを下記に示す。

1. 1%以上の配合品でも、多い順に記載する必要はない。ただし、有効成分とそれ以外の成分をわかるように記載する。
2. 表示名称は原則、承認名を用いるか、医薬部外品原料規格（外原規）記載名ないしは粧工連で付与された名称（別名、簡略明含む）を用いる。
3. pH調整及び粘度調整のための成分は、成分名を記載せずにpH調整剤及び粘度調整剤としての表示も可能。
4. 外原規に収載されている混合原料（植物エキス等）は、分割せずにその名称を用いることが可能。ただし、抽出溶媒は記載する。収載されていない成分については成分ごとに表示する。
5. 水は表示しなくても良い。

　表2-11に、同じ成分からなる化粧品と薬用化粧品の表示の違いの一例を示した。

第2章　化粧品の法規制　47

表2-11　薬用化粧品と化粧品の表示例

成分名	配合量	薬用化粧品表示名称 （粧工連リスト名）		化粧品表示名称 （左列は配合順）
グリチルレチン酸ステアリル	0.1	＊グリチルレチン酸ステアリル	1	水
酢酸トコフェロール	0.5	＊酢酸トコフェロール	2	ミネラルオイル
メチルフェニルポリシロキサン	5.0	メチルフェニルポリシロキサン	3	ミツロウ
流動パラフィン	15.0	流動パラフィン	4	フェニルジメチコン
サラシミツロウ	5.5	サラシミツロウ	5	セテス-20（3.5%）
親油型物ステアリン酸グリセリル	3.0	親油型物ステアリン酸グリセリル	6	ステアリン酸グリセリル
ポリオキシエチレンセチルエーテル	5.0	POE セチルエーテル	7	セテス-10（1.5%）
天然ビタミンE	0.1	天然ビタミンE	順 不 同	ヒアルロン酸Na
DL-アルギニン	0.2	DL-アルギニン		酢酸トコフェロール
精製水	65.0	精製水（or 記載不要）		アロエベラ葉エキス
アロエエキス（2）	0.2	アロエエキス-2		アルギニン
ヒアルロン酸ナトリウム液	0.1	ヒアルロン酸Na液		トコフェロール
パラオキシ安息香酸メチル	0.3	パラベン		グリチルレチン酸ステアリル
		BG		メチルパラベン
				BG

＊は有効成分

　当然、薬用化粧品は有効成分とその他の成分が区別できれば、表示順については構わないわけである。

　また、薬用化粧品ではパラベンという総称が可能だが、化粧品は一成分一名称の原則があり、配合したパラベンの名称を記載しなければならない。同様に数種類のポリオキシエチレンセチルエーテルを配合する場合、薬用化粧品は包括簡略名であるPOEセチルエーテルで良いが、化粧品は配合順にすべて記載（セテス-20、セテス-10）しなくてはならない。表中化粧品欄のBGはアロエエキスの抽出溶媒である。これはほんの一例だが、このような違いがある。

6. 化粧品原料規格と医薬部外品原料規格

　本章の「2. 化粧品と医薬部外品の変遷」で記載したが、化粧品は以前、その製品の安全性・安定性は原料を担保にしており、そのため配合原料は厚生省（現厚労省）の承認を取得する必要があった。この化粧品原料規格は1967（昭和42）年の化粧品原料基準から始まり、1999（平成11）年の化粧品種別配合成分規格追補Ⅱでその役目を終えた。この流れを図2-5に示す。現在は、一部の原料を除き企業責任の名の下に自由に配合できるようになったが、医薬部外品である薬用化粧品は、外原規収載原料か承認を得た原料でなくては配合できないし、配合量も規定されている成分が多い。

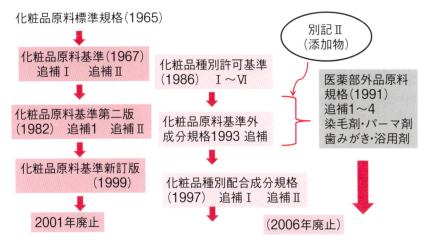

医薬部外品原料規格2006（平成18年3月　薬食発第0331030号）
図2-5　化粧品及び医薬部外品原料公定規格の沿革

6-1. 原料規格の必要性と作成方法

　原料規格がなぜ必要かというと、本来、配合する原料ないしは製品すべての安全性・安定性試験を行えば良いのだが、時間的にも費用的にもそれは不可能である。そのため、実験や経験において安全性が担保された原料と同一

な性質を有する原料を配合する。また、化粧品は通常 10 種類以上の原料から構成されている。異なる性質の原料（ロットぶれの大きい原料）を製造ごとに使用していたなら、品質が一定の製品など得られない。そのため、同様な品質、すなわち設定した規格内の原料のみを用いることが理に適っている。

　なお、承認を要する薬用化粧品には、新規有効成分から既存の同一性有効成分までいくつかの申請区分が存在し、求められる実験データや添付資料も異なるが、規格の添付だけは申請区分に関係なく必要である。

　1998（平成 10）年、化粧品全成分表示制度の前に「化粧品規制の在り方に関する検討会」において規格の整備は企業が自主的に行うよう指摘された。

　現在の外原規 2006 は、1994（平成 6）年の化粧品原料基準、化粧品種別配合成分規格に収載されている部外品関連原料を整理し統合したものである。化粧品のみに使用する原料は、各社各様に作成すれば良いが、この外原規が一つの見本になるかと思う。

　下記に古くから化粧品原料として使用されている「オリブ油」について解説する。

オリブ油①

Olive Oil②

　本品は、*Olea europaea* Linne'（*Oleaceae*）の果実を圧搾して得た脂肪油である。③

性　　状　本品は、淡黄色〜淡緑黄色の液で、わずかに特異なにおいがある。④

確認試験　本品につき、赤外吸収スペクトル測定法の液膜法により測定するとき、波数 $2920\ cm^{-1}$、$2850\ cm^{-1}$、$1745\ cm^{-1}$、$1465\ cm^{-1}$ 及び $1165\ cm^{-1}$ 付近に特性吸収を認める。⑤

酸　　価　1 以下（第 1 法、10 g）

けん化価　186〜194

ヨウ素価　79〜88

不けん化物　1.5% 以下

⑥

純度試験　（1）重金属　本品 1.0 g をとり、第 2 法により操作し、試験を行うとき、その限度は、20 ppm 以下である。ただし、比較液には、鉛標準液 2.0 mL をとる。⑦

　（2）ヒ素　本品 1.0 g をとり、第 3 法により試料溶液を調製し、試験を行うとき、その限度は、2 ppm 以下である。⑧

以上が外原規収載のオリブ油の規格であるが、部外品として同様な油脂を承認してもらうためには、これに準じて記載しなければならない。別に、「強熱残分」なども求められるかもしれない。化粧品は企業内の自主管理であるから、オリブ油規格を参考に以下のようにしたら如何かと思う。

①いわゆる正名で、化粧品は表示名称のオリーブ油が良いと思う。

②ここでは英名だが、化粧品は INCI 名 Olea Europaea (Olive) Fruit Oil が良いと思う。

③本質・基原である。カタログ等を参考に記載すること。

④色調、形状、においである。この性状は局方では参考となっているが、化粧品においてはその特性上、重要な品質要件である。

⑤一般に油脂類は赤外分光光度計が用いられるが、その物質により、また各企業の設備器具等を考慮し、その物質を確認できる方法を選択すること。

⑥いわゆる示性値である。その物質固有の特性を示すものを選択すること。ここに記載の酸価、不けん化物は特性というより純度試験的な意味合いが強いのだが、このような天然物は産地や時期により変動するので、酸価等を設定し、製品にロットぶれがないようにするのが望ましい。

⑦⑧は、保健衛生上重要な項目の純度試験である。原料によっては、他の無機化合物、類縁物質、モノマー等の設定が必要となるが、GMP 適応要件になっていない化粧品・薬用化粧品においては、特別の理由がない限り、重金属（又は鉛）、ヒ素は必要条件と考えるべきである。

　以上、簡単に規格作成の一例を示したが、前述したように規格作成は企業の判断に委ねられている。原料に添付されている試験表なども利用し、規格を作成し、その裏付けの下に原料を配合し、安全で安定な製品を出荷することは、化粧品製造販売会社としての責務である。

　新規原料の規格作成については、粧工連が 2012（平成 24）年に技術資料 No. 124 として発行した「化粧品原料の規格作成の手引き（第 2 版）」が参考になる。これは、化粧品原料を炭化水素類から始まり、無機・有機表面処理物までの 27 分類に区分し、それぞれの原料に必要とされる規格を示したものである。**表 2-12** にその中の油脂の例を示した。○印は必要、注は適宜判断するものを意味する。

表 2-12　化粧品原料の規格作成の手引き（第二版）
日本化粧品工業連合会　2012（平成 24）年 11 月 30 日

例：油脂類

	本質・基原	性状	確認試験		示性値						純度試験			強熱残分
			IR	クロマトグラフィー	けん化価	酸価	水酸基価	融点	ヨウ素価	不けん化物	重金属	ヒ素	その他	
油脂	○	○	○	注1	○	注2	注3	注4	注5	注6	○	○	注7	注8
ロウ類	○	○	○	注1	○	注2	注3	注4	注5		○	○	注7	○
高級アルコール脂肪酸エステル	○	○	○	注1	○		注3	注4	注5		○	○	注7	○
多価アルコール脂肪酸エステル	○	○	○	注1	○		注3	注4	注5		○	○	注7	○

注 1：IR の設定が困難で、構成成分の酸及びアルコールを確認する必要がある場合、加水
　　　分解後 GC で確認する。
　　　ポリグリセリンの重合度などの分布を確認する必要がある場合は、薄層クロマトグ
　　　ラフィー（TLC）の設定を検討する。
注 2：天然物ではその産地、収穫時期により変動することがあるため、設定することが望
　　　ましい。
注 3：水酸基を有する原料においては、設定することが一般的である。
注 4：固体の場合は設定する。
注 5：不飽和結合を有するものあるいは水素添加したものは設定する。
注 6：樹脂や炭化水素の混入のおそれがある場合は設定する。
注 7：溶状、塩化物、硫酸塩、触媒などを適時設定する。
注 8：素原料及び製造工程由来の無機物（特に金属）の残留が考えられる場合に設定する。

7．日本化粧品工業連合会の自主基準

　化粧品規制は、厚労省から厚労省告示、局長通知、課長通知及び事務連絡
等、毎年多くの通知が出され、化粧品関連に従事する業者は、その通知に
沿って化粧品業を行う。これ以外に粧工連では、業界の健全な発展及び消費
者に無用の混乱を引き起こさないようにとの理由から、自主的に出している
通知がある。4 項での GQP 指針、GVP 指針、GMP-ISO 及び 5 項の化粧

品・薬用化粧品の全成分表示も粧工連の自主基準である。これ以外にも多くの自主基準が通知されており、代表的な自主基準と現況を下記に示した。

化粧品・歯磨きの広告に関する自粛申し合わせ
1967（昭和42）年4月17日

趣旨：化粧品・歯磨きの広告は、社会的信頼を一層高めるためにも品位を重んじて行うことが必要である。日常生活の必需品としての使命を再確認し、消費者に正しい理解と認識を与え、疑惑の念を持たせることのないように配慮しなければならない。商品の品質・効能・効果の表現については、以下の点に注意すること。

(1) 他社商品と自社商品の製法・品質・効能・効果などを写真・イラスト・グラフ・TV等の画面などを用いて比較しないこと。

(2) 商品の選び方やその試験方法を広告するときは、公正でしかも妥当と認められる方法によること。

現況：このことは、現在の「化粧品等の適正広告ガイドライン」及び「化粧品公正競争規約」に反映されている。ちなみに、粧工連は2017（平成29）年5月、2017年版「化粧品等の適正広告ガイドライン」を発表し、適正で効果的な化粧品等の広告づくりの新たな指針とした。

● 豆知識

　MSDS（化学物質等安全データシート）を原料規格として良いんですよね。

　ダメです。MSDSは、安全、健康及び環境に関する関連情報を調査し、化学物質等の使用の状態に関するリスク評価のシートです。化粧品で求められる原料規格は、常に一定の品質を保つために必要な検査項目を定めたもので、ロットごとに必要なものです。ちなみに、最近はMSDSでなくSDSと称する場合が多いようです。

第2章　化粧品の法規制　53

表 2-13　微生物限度値（2015 年）

製品	専ら 3 歳未満の乳幼児に使用する製品、専ら目の周りに使用する製品及び専ら粘膜に使用する製品	左記以外の製品
項目/生菌数（注 1）	1×10^2 CFU 以下/g 又は mL（注 2）	1×103 CFU 以下/g 又は mL（注 3）
特定微生物　大腸菌　緑膿菌　黄色ブドウ球菌　カンジダ・アルビカンス	いずれも陰性/1 g 又は 1 mL	いずれも陰性/1 g 又は 1 mL

（注 1）　好気性中温性の細菌と真菌（カビ及び酵母）数の合計
（注 2）　微生物試験結果のばらつきを考慮し、試験結果が 200 CFU/g 又は mL を超えた場合に、限度値を超えたと判断する。なお、CFU は Colony Forming Unit の略である。
（注 3）　微生物試験結果のばらつきを考慮し、試験結果が 2000 CFU/g 又は mL を超えた場合に、限度値を超えたと判断する。

化粧品及び薬用化粧品等の医薬部外品の微生物限度値に関する自主基準について　　　　　　　　　　　　　　　　2015（平成 27）年 4 月 1 日

　趣旨：ISO（国際標準化機構）が 2014（平成 26）年 9 月 30 日に、ISO17516（化粧品—微生物—微生物限度）を国際規格として発行したのを機に、微生物限度値に関する粧工連の自主基準とした。1972（昭和 47）年 9 月 1 日付け「目の周辺に使用する細菌汚染防止のための製造管理及び試験に関する自主基準」を廃止した。

　現況：1972（昭和 47）年の自主基準は、アイライナーに含まれる病原性微生物を含まず、一般生菌数を 1000/g or mL 以下に規制するというもので、世界的に見てもレベルの低い基準であった。2015（平成 27）年の限度値を**表 2-13** に示した。

表 2-14 「化粧品の使用上の注意事項の表示自主基準」の一部改正

容器又は外箱に表示する注意事項	
表示する注意事項	表示すべき化粧品の範囲
(1)-1　お肌に異常が生じていないかよく注意して使用してください。お肌に合わないときは、ご使用をおやめください。 (1)-2　お肌に合わないときは、ご使用をおやめください。	皮膚に使用する化粧品は原則として表示する。(頭髪化粧品類、洗顔料を含む) 〔除外〕爪化粧品類、歯みがき類、浴用化粧品類、石けん類、香水類、シャンプー、リンス、ボディシャンプー、マスカラ シャンプー、リンス、ボディシャンプー、マスカラに表示する。

添付文書等に表示する注意事項	
表示する注意事項	表示すべき化粧品の範囲
1-1　お肌に異常が生じていないかよく注意して使用してください。化粧品がお肌に合わないとき即ち次のような場合には、使用を中止してください。そのまま化粧品類の使用を続けますと症状を悪化させることがありますので、皮膚科専門医等にご相談されることをおすすめします。 (1) 使用中、赤み、はれ、かゆみ、刺激、色抜け(白斑等)や黒ずみ等の異常があらわれた場合 (2) 使用したお肌に、直射日光があたって上記のような異常があらわれた場合	皮膚に適用する化粧品は原則として表示する。(頭髪用化粧品類、洗顔料を含む) 〔除外〕爪化粧品類、歯みがき類、浴用化粧品類、石けん類、香水類、シャンプー、リンス、ボディシャンプー、口紅、リップクリーム、マスカラ
1-2　化粧品がお肌に合わないとき即ち次のような場合には、使用を中止してください。そのまま化粧品類の使用を続けますと症状を悪化させることがありますので、皮膚科専門医等にご相談されることをおすすめします。 (1) 使用中、赤み、はれ、かゆみ、刺激等の異常があらわれた場合 (2) 使用したお肌に、直射日光があたって上記のような異常があらわれた場合	シャンプー、リンス、ボディシャンプー、口紅、リップクリーム及びマスカラに表示する。

＊下線部が変更又は追加した箇所

「化粧品の使用上の注意事項の表示自主基準」の一部改正について

2014（平成 26）年 5 月 30 日

趣旨：粧工連では、「化粧品の使用上の注意事項の表示自主基準」（1977

（昭和 52）年 12 月 22 日改正）を設け、自主基準として運用してきたが、一部の美白化粧品（医薬部外品）において白斑の問題が起きたことを機に、厚生労働省の指導もあって、下記の通り上記自主基準を一部改正した（**表 2-14**）。

現況：37 年ぶりの改定であったが、作用が緩和なものと定義している化粧品について「お肌に異常が生じていないか、よく注意して使用してください」とは、情けない話である。その後もこの自主基準に関し、粧工連は 2016（平成 28）年 4 月 18 日に「「化粧品の使用上の注意表示に関する自主基準の整備について（案）」の送付について」、2016 年 12 月 1 日に「化粧品の使用上の注意表示に関する自主基準の整備について」及び「化粧品の使用上の注意表示に関する自主基準の整備について」に係る Q & A を通知し、会員各位にこの自主基準の重要性を訴え周知徹底を図った。

紫外線防止用化粧品の SPF 表示及び PA 表示について
2004（平成 16）年 3 月 31 日

趣旨：1992（平成 4）年から SPF 測定法基準を、1996（平成 8）年から PA 測定法基準を作成し、その基準と併せて SPF 表示及び PA 表示を業界の統一した自主基準として運用してきた。

SPF 表示及び PA 表示に対して消費者にさらなる理解を求め、「日やけ止め化粧品」を正しく使用していただき、かつ購入にあたって使用目的に合った商品の選択が可能となるような情報提供を行うとともに、消費者に混乱を与えるような高い数値を SPF 表示とは別に併記してパッケージに記載する行為を自粛する必要があるとして、以下のように定めた。

1. 情報をホームページやパンフレット等で提供する。
   冊子「紫外線防止用化粧品と紫外線防止効果」粧工連（2003（平成 15）年 7 月 25 日）
   粧工連ホームページ
2. SPF 表示にあたっては、その基準に則って測定した SPF が 50 以上で、95％の信頼限界の下限値が 51.0 以上の場合は、「SPF50＋」と規定され、表示上の上限となっている。
3. 商品に SPF 表示をする際に、「SPF50＋」と記載したうえで、さらに

{SPF90}とか、商品の前面等の目立つところに「100」「110」等の数値だけを大きく記載することは、消費者に混乱等を招くことになるので、自粛されること。

現況：SPF 測定法及び PA 測定法は、現在 ISO（国際標準化機構）から国際規格として発行され、その方法が自主基準として採用されている。また、PA も上限＋＋＋から＋＋＋＋に変更された。

● 豆知識

SPF と PA

　SPF は UVB の防止能の指標で、製品を塗布した皮膚の最小紅斑量（MEDp）/製品を塗布しない皮膚の最小紅斑量（MEDu）で求められ、SPF 50＋が最高値となっています。健常な日本人の中で紫外線に敏感な人が、紫外線の多い場所で一日中日光浴をする場合でも、サンバーンを起こさせないために必要な SPF を求めると 47 でした。これから 50＋が根拠になっているのですが、試験に塗布する量は 1 平方センチメータあたり、1.95～2.05 mg と規定されています。我が国のサンスクリーン剤は、伸びが良く、実際にはその量が皮膚に留まっていない場合があります。そのため、粧工連では、こまめに塗布することや、日傘及び着衣により紫外線から肌を守ることを勧めています。

　PA は UVA の防止能の指標で、製品を塗布した皮膚の最小持続型即時黒化量（MPPDDp）/製品を塗布しない皮膚の最小持続型即時黒化量（MPPDDu）で求められ、PA＋～PA＋＋＋＋の 4 段階があります。PA を表示する場合は、SPF と併記して記載しなければなりません。

　SPF 及び PA とも、被検は人であり、他の動物や機械ではありません。

日本化粧品工業連合会 SPF 測定基準の改定について

2011（平成 23）年 10 月 5 日

日本化粧品工業連合会 UVA 防止効果測定法基準の改定について

2012（平成 24）年 6 月 20 日

SPF の下限値の設定について（自主基準）

2015（平成 27）年 1 月 20 日

　以上、代表的なもののみを示したが、これ以外にも一般的なものとして、以下の通り多くの自主基準が通知されている。

・自主基準「ネイルエナメルの被膜から溶出するホルムアルデヒドの試験法」

1972（昭和 47）年

・ベビーパウダーの注意表示について　　　1980（昭和 55）年 9 月 19 日

・「詰め合わせ化粧品の自主基準」の改正について

1988（昭和 63）年 5 月 19 日

・揮発性シリコーン配合枝毛用コート剤の代替品について

1988（昭和 63）年 7 月 21 日

・スクラブ剤入り洗顔料の注意表示について　1990（平成 2）年 10 月 8 日

・化粧品・薬用化粧品の広告・表示について　1992（平成 4）年 5 月 30 日

・資源の有効な利用の促進に関する法律に基づく包装容器の識別表示に対する化粧品業界のガイドラインについて　　　2000（平成 12）年 10 月 1 日

・廃エアゾール缶等の処理問題について　　2005（平成 17）年 11 月 11 日

・子供用化粧品の安全確保について　　　　2007（平成 19）年 3 月 28 日

・医薬部外品用浴剤及び浴用化粧品類の使用による「浴槽などのすべりに関する注意喚起の表示」について　　　　2008（平成 20）年 1 月 24 日

・シャンプー容器の触角識別表示に係る自主基準

2013（平成 25）年 4 月 25 日

・メチルイソチアゾリノンについて　　　　2015（平成 27）年 5 月 28 日

・殺菌剤を配合した薬用石けん及びボディソープ等の製造・輸入に係る対応について　　　　　　　　　　　　　　2016（平成 28）年 9 月 26 日

・タール色素（赤色 501 号、だいだい色 204 号及びだいだい色 403 号の使用自粛について（自主基準）　　　　2017（平成 29）年 9 月 1 日
・「ISO16128 に基づく化粧品の自然及びオーガニックに係る指定表示に関するガイドライン」について　　　　2018（平成 30）年 2 月 1 日
　厚労省の通知のみならず、これらの通知も十分理解し、実施し、消費者の理解を深めるとともに、業界内の公正で健全な競争を行うべきである。

参考文献

・廣田博, 田村健夫『香粧品科学 理論と実際（第 4 版)』フレグランスジャーナル社
・日本化粧品技術者会編『化粧品科学ガイドブック』
・『化粧品・医薬部外品製造申請ガイドブック 第三版 改訂増補 2』薬事日報社
・化粧品基準（平成 12 年厚生省告示第 331 号）
・『化粧品種別許可基準 1999』薬事日報社
・『化粧品・医薬部外品関連通知集 2011』薬事日報社
・『化粧品原料基準注解第二版』薬事日報社
・『医薬部外品原料規格 2006 統合版』薬事日報社
・日本化粧品工業連合会編『日本化粧品成分表示名称事典（第 3 版)』薬事日報社
・International Cosmetic Ingredient Dictionary and Handbook 16th, PCPC
・紫外線防止用化粧品と紫外線防止効果, 日本化粧品工業連合会
・化粧品等製造販売業品質管理業務指針, 日本化粧品工業連合会
・化粧品等製造販売業製造販売後安全管理業務指針, 日本化粧品工業連合会
・化粧品原料の規格作成の手引き（第 2 版）技術資料 No. 124, 日本化粧品工業連合会
・化粧品等の適正広告ガイドライン 2017 年版, 日本化粧品工業連合会

第3章　表示と広告

1. 表示

　化粧品と医薬部外品は、両方とも薬機法（以下、法）の下に、以下の事項を記載しなければならないと定められている。

法第59条　医薬部外品は、その直接の容器又は直接の被包に、次の各号に掲げる事項が記載されていなければならない。ただし、厚生労働省令で別段の定めをしたときは、この限りでない。

①製造販売業者の氏名又は名称及び住所

②「医薬部外品」の文字

③法第2条第2項第二号又は第三号に規定する医薬部外品にあっては、それぞれ厚生労働省令で定める文字

④名称（一般的名称があるものにあっては、その一般的名称）

⑤製造番号又は製造記号

⑥重量、容量又は個数等の内容量

⑦厚生労働大臣の指定する医薬部外品にあっては、有効成分の名称（一般的名称があるものにあっては、その一般的名称）及びその分量

⑧厚生労働大臣の指定する成分を含有する医薬部外品にあっては、その成分の名称

⑨法第2条第2項第二号に規定する医薬部外品のうち厚生労働大臣が指定するものにあっては、「注意―人体に使用しないこと」の文字

⑩厚生労働大臣の指定する医薬部外品にあっては、その使用の期限

⑪法第42条第2項の規定によりその基準が定められた医薬部外品にあっては、その基準において直接の容器又は直接の被包に記載するように定められた事項

⑫前各号に掲げるもののほか、厚生労働省令で定める事項

法第 61 条　化粧品は、その直接の容器又は直接の被包に、次の各号に掲げる事項が記載されていなければならない。ただし、厚生労働省令で別段の定めをしたときは、この限りでない。

①製造販売業者の氏名又は名称及び住所

②名称

③製造番号又は製造記号

④厚生労働大臣の指定する成分を含有する化粧品にあっては、その成分の名称

⑤厚生労働大臣の指定する化粧品にあっては、その使用の期限

⑥法第 42 条第 2 項の規定によりその基準が定められた化粧品にあっては、その基準において直接の容器又は直接の被包に記載するように定められた事項

⑦前各号に掲げるもののほか、厚生労働省令で定める事項

　以上が法で定める記載事項だが、「不当景品類及び不当表示防止法」、「資源の有効な利用の促進に関する法律」、「日本化粧品工業連合会自主基準通知」及び「化粧品の表示に関する公正競争規約」等、法以外にも表示に関しては、いくつかの決まりごとがある。例えば、化粧品の内容量について、法では定められていないが、「化粧品の表示に関する公正競争規約施行規則」の第 5 条に以下のように定められている。

①内容量は内容重量、内容体積又は内容数量で表示することとし、内容重量は「g」又は「グラム」、内容体積は「mL」又は「ミリリットル」、内容数量は個数等の単位で表示する。

②内容量又は内容体積は平均量により表示する。ただし、最小量である旨を表示する場合には、最小量によることができる。

③内容量を平均量で表示する場合の表示量と内容量の誤差の不足側公差は、－3％以内とする。

(以下略)

　また、「お肌に異常が生じていないかよく注意して使用してください」等の注意表示は、日本化粧品工業連合会 (粧工連) の自主基準から始まっている。

　図 3-1 にこれらを踏まえた化粧品表示の代表例を示した。以下、この図を

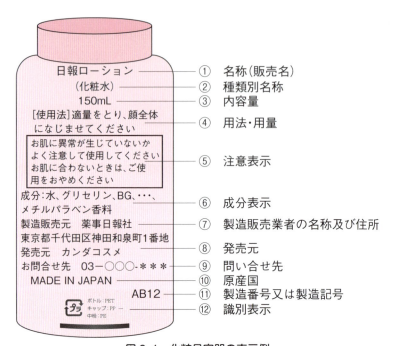

図 3-1　化粧品容器の表示例

基に解説する。文頭の数字は、図中の数字に示したものにあたる。

　表示記載は、邦文で明瞭に記載し、文字の大きさは日本工業規格 Z8305 に規定する 7 ポイント以上とする。ただし、十分なスペースが確保できない等、合理的な理由がある場合は 4.5 ポイント以上、また内容量が 30 g（30 mL）以下の口紅、アイライナー等の小型容器の場合は、文字の大きさを規定していない。

①**名称（販売名）**：化粧品は、製造販売届書で届け出た販売名。医薬部外品については製造販売承認を受けた販売名である。
　販売名として、化粧品で使用できない名称
　・既存の医薬品及び医薬部外品と同一の名称
　・虚偽・誇大な名称あるいは誤解を招くおそれのある名称
　・配合されている成分のうち特定の成分の名称
　・ローマ字のみの名称

・アルファベット、数字、記号はできるだけ少なくすること

・剤形と異なる名称

・他社が商標権を有することが明白な名称

・「化粧品の表示に関する公正競争規約」に抵触する名称

・医薬品又は医薬部外品とまぎらわしい名称（例：○○薬、薬用○○、漢方○○、メディカル○○、○○剤、アトピー○○、ニキビ○○、アレルギー○○、パックで「○○パップ」等）

　医薬部外品も同様であるが、これら以外に特定の効能・効果を用いた名称（例：ニキビ防止クリーム）、認められない効能を販売名に用いた名称等が、認められない名称として挙げられている。

②**種類別名称**：消費者が求める種類の化粧品であるかわかるようにするための名称である。部外品は対象外であるが、種類別名称を表示することは、消費者の利便性を考えれば、適切な情報提供と言える。

　種類別名称は、区分に従い種類別名称又は代わるべき名称から適切な名称を表示する（第1章の**表1-1**参照）。ただし、販売名に種類別名称を用いた場合には、省略することができる。

③**内容量**：上記に記載。なお、内容量が10g又は10mL以下の化粧品については、内容量表示を省略することができる。ただし、医薬部外品は、直接の容器等の面積が少ない場合省略できても、外部の容器等に記載しなければならない。また、内容量は最小量又は平均量で記載し、最小量明記がない場合は平均量を示す。

④**用法・用量**：使用方法、使用量のことをいう。口紅、シャンプー等その種類別名称を表示すれば、一般消費者が理解できるものであるならば、表示する必要はないが、ヘアリンス、バスソルト、パック及び水歯磨きのようなものには記載する必要がある。

　医薬部外品は、原則として承認された用法・用量に沿って記載する必要がある。また、「敏感肌専用」等の「〜専用」の表示は、特定の肌向けであることを強調し、効能効果又は安全性など事実に反する認識を得させるおそれがあるので認められない。ただし一部例外もある（後述3-6.各論）。

⑤**使用上の注意**：使用者に対し皮膚障害に関する注意喚起を図り、品質を保持し、誤飲・誤使用等を防ぐため、使用上や保管及び取扱い上において留

第3章　表示と広告　63

意すべき事項である。これに関しては、厚労省通知、業界の自主基準等、様々な情報がある。1977（昭和 52）年に粧工連から通知された注意事項「お肌に合わないときは、ご使用をおやめください。」が長きにわたり用いられてきたが、一部の美白化粧品（医薬部外品）において白斑が起きる問題が生じた。それを受け粧工連は 2014（平成 26）年 5 月 30 日付けで「化粧品の使用上の注意事項の表示自主基準」の一部改正についてを通知した。その内容は第 2 章の**表2-14**に示した。化粧品の種類にもよるが、「お肌に異常が生じていないかよく注意して使用してください」を付記するように求められた。また、白斑問題以外にも 2000 年代はスクラブ剤、加水分解コムギ問題等、大きな社会問題となった事例があり、これらの注意表示は2016（平成 28）年 12 月 1 日付け「化粧品の使用上の注意表示に関する自主基準の整備について」が参考になる。

　これ以外にも保管及び取扱い上の注意として

　（1）使用後は必ずしっかり蓋を閉めてください。

　（2）乳幼児の手の届かないところに保管してください。

等を記載することが望まれる。

⑥**成分名称**：化粧品は全成分表示となっている（詳細は「第 2 章　化粧品の法規制」参照）。全成分を表示しない場合は、旧法同様に承認制となっているが、全成分表示制度が施行されてから、そのような例はないと聞いている。医薬部外品も粧工連の自主基準として全成分表示となっているが、強制ではなく、厚労省から部外品の成分表示の通知は一切出ていない。厚労省で指定された成分を配合する場合は、その成分を表示しなくてはならない。その医薬部外品の表示成分を**表3-1**に示した。しかし多くの薬用化粧品等の医薬部外品の表示名称は、粧工連の「医薬部外品の成分表示名称リスト」に準じている。ちなみに日本石鹸洗剤工業会、日本パーマネントウェーブ液工業組合、日本ヘアカラー工業会、日本輸入化粧品協会及び日本浴用剤工業会についても、粧工連と部外品表示名称リストを共有している。

⑦**製造販売業者の名称及び住所**：製造販売業者の名称及び住所は、承認許可を受けた住所氏名である。すなわち、総括製造販売責任者がその業務を行う事務所の所在地である。時折、登記上の本社を記載し回収されている例

が見受けられるので注意が必要である。

　製造販売業者の名称・住所を記載せず、「製造元」「販売元」等のみを記載することは、製造販売を連想させ、誤解を招くので認められない。あくまでも責任の所在は製造販売業者である。

⑧**発売元**：⑦で記載したように、発売元を記載する場合には、製造販売業者の名称と住所が記載されていることが条件となる。

⑨**問合せ先**：事業者が一般消費者からの問合せ先として開設している相談窓口機関の電話番号（名称及び住所も可）を表示する。製造販売業者ではなく発売元が相談窓口の場合は、発売元の名称も記載する。

⑩**原産国名**：製品が一国で原料の計量から製造・充填及び包装まで一貫して製造された場合は、その国が原産国であり、ラベルや単なる詰め合わせを行っただけでは原産国とはならない。例えば、日本でバルクを製造し、台湾で小分け製造した製品を輸入して販売する場合、「原産国（日本）、小分け製造（充填）（台湾）」となる。

　なお、明らかに国産品であることが認識されているものは、「原産国」等の表示はしなくて良い。

⑪**製造番号又は製造記号**：いわゆるロットである。ロットとは、一つの製造期間内に一連の製造工程により均質性を有するように製造された製品の一群をいう。その記載は、区別がつけられる番号や記号を自社のルールに従って付けたもので、ロットを見れば、管理記録により、その製品の品質がわかるようにしたものである。例えば、苦情等が発生した商品を、その記録や保存品と比べることで、なぜ苦情品となったのかを検討することができる。出荷時と比べ製品の品質が劣化したためなのか、単にお客様に合わなかったのか等、品質保証及び市販後の安全管理を調査するうえで、重要なものである。

⑫**識別表示**：一般消費者の分別廃棄を容易にするために2001（平成13）年4月に施工された「資源有効利用促進法」により、紙製及びプラスチック製包装容器に指定された識別表示を記載することが義務付けられた。粧工連では、その前年に「容器包装識別表示等に関する化粧品業界のガイドライン」に基づき実施することになった。なお、エアゾール製品は、その特性上高圧ガスや可燃性物質を含む等、エアゾール製品関係10団体が作成

第3章　表示と広告　65

表 3-1　医薬部外品の表示成分一覧

（H12　厚告 332、改正 H12　厚告 342、H13　厚告 59、H14　厚告 97、H16　厚告 379、H21　厚告 29、H26　厚告 439）

（人体に直接使用されるもの）

1　2-アミノ-4-ニトロフェノール	44　酢酸ラノリン
2　2-アミノ-5-ニトロフェノール及びその硫酸塩	45　酢酸ラノリンアルコール
3　1-アミノ-4-メチルアミノアントラキノン	46　サリチル酸及びその塩類
4　安息香酸及びその塩類	47　サリチル酸フェニル
5　イクタモール	48　1・4-ジアミノアントラキノン
6　イソプロピルメチルフェノール	49　2・6-ジアミノピリジン
7　3・3′-イミノジフェノール	50　ジイソプロパノールアミン
8　ウリカーゼ	51　ジエタノールアミン
9　ウンデシレン酸及びその塩類	52　システイン及びその塩酸塩
10　ウンデシレン酸モノエタノールアミド	53　ジノキサート
11　エデト酸及びその塩類	54　ジフェニルアミン
12　塩化アルキルトリメチルアンモニウム	55　ジブチルヒドロキシトルエン
13　塩化ジステアリルジメチルアンモニウム	56　1・3-ジメチロール-5・5-ジメチルヒダント
14　塩化ステアリルジメチルベンジルアンモニウム	イン（別名 DMDM ヒダントイン）
15　塩化ステアリルトリメチルアンモニウム	57　臭化アルキルイソキノリニウム
16　塩化セチルトリメチルアンモニウム	58　臭化セチルトリメチルアンモニウム
17　塩化セチルピリジニウム	59　臭化ドミフェン
18　塩化ベンザルコニウム	60　ショウキョウチンキ
19　塩化ベンゼトニウム	61　ステアリルアルコール
20　塩化ラウリルトリメチルアンモニウム	62　セタノール
21　塩化リゾチーム	63　セチル硫酸ナトリウム
22　塩酸アルキルジアミノエチルグリシン	64　セトステアリルアルコール
23　塩酸クロルヘキシジン	65　セラック
24　塩酸 2・4-ジアミノフェノキシエタノール	66　ソルビン酸及びその塩類
25　塩酸 2・4-ジアミノフェノール	67　チオグリコール酸及びその塩類
26　塩酸ジフェンヒドラミン	68　チオ乳酸塩類
27　オキシベンゾン	69　チモール
28　オルトアミノフェノール及びその硫酸塩	70　直鎖型アルキルベンゼンスルホン酸ナトリウム
29　オルトフェニルフェノール	71　チラム
30　カテコール	72　デヒドロ酢酸及びその塩類
31　カンタリスチンキ	73　天然ゴムラテックス
32　グアイアズレン	74　トウガラシチンキ
33　グアイアズレンスルホン酸ナトリウム	75　dl-α-トコフェロール
34　グルコン酸クロルヘキシジン	76　トラガント
35　クレゾール	77　トリイソプロパノールアミン
36　クロラミン T	78　トリエタノールアミン
37　クロルキシレノール	79　トリクロサン
38　クロルクレゾール	80　トリクロロカルバニリド
39　クロルフェネシン	81　トルエン-2・5-ジアミン及びその塩類
40　クロロブタノール	82　トルエン-3・4-ジアミン
41　5-クロロ-2-メチル-4-イソチアゾリン-3-オン	83　ニコチン酸ベンジル
42　酢酸-dl-α-トコフェロール	84　ニトロパラフェニレンジアミン及びその塩類
43　酢酸ポリオキシエチレンラノリンアルコール	85　ノニル酸バニリルアミド
	86　パラアミノ安息香酸エステル

66　第 3 章　表示と広告

87 パラアミノオルトクレゾール	113 ポリオキシエチレンラウリルエーテル硫酸
88 パラアミノフェニルスルファミン酸	塩類
89 パラアミノフェノール及びその硫酸塩	114 ポリオキシエチレンラノリン
90 パラオキシ安息香酸エステル	115 ポリオキシエチレンラノリンアルコール
91 パラクロルフェノール	116 ホルモン
92 パラニトロオルトフェニレンジアミン及びそ	117 ミリスチン酸イソプロピル
の硫酸塩	118 メタアミノフェノール
93 パラフェニレンジアミン及びその塩類	119 メタフェニレンジアミン及びその塩類
94 パラフェノールスルホン酸亜鉛	120 2-メチル-4-イソチアゾリン-3-オン
95 パラメチルアミノフェノール及びその硫酸塩	121 N・N″-メチレンビス［N′-（3-ヒドロキシメ
96 ハロカルバン	チル-2・5-ジオキソ-4-イミダゾリジニル）ウレ
97 ピクラミン酸及びそのナトリウム塩	ア］（別名イミダゾリジニルウレア）
98 N・N′-ビス（4-アミノフェニル）-2・5-ジア	122 モノエタノールアミン
ミノ-1・4-キノンジイミン（別名バンドロフス	123 ラウリル硫酸塩類
キーベース）	124 ラウロイルサルコシンナトリウム
99 N・N′-ビス（2・5-ジアミノフェニル）ベン	125 ラノリン
ゾキノンジイミド	126 液状ラノリン
100 5-(2-ヒドロキシエチルアミノ)-2-メチル	127 還元ラノリン
フェノール	128 硬質ラノリン
101 2-ヒドロキシ-5-ニトロ-2′,4′-ジアミノア	129 ラノリンアルコール
ゾベンゼン-5-スルホン酸ナトリウム（別名クロ	130 水素添加ラノリンアルコール
ムブラウン RH）	131 ラノリン脂肪酸イソプロピル
102 2-(2-ヒドロキシ-5-メチルフェニル)ベン	132 ラノリン脂肪酸ポリエチレングリコール
ゾトリアゾール	133 硫酸2・2′-［(4-アミノフェニル)イミノ］
103 ヒドロキノン	ビスエタノール
104 ピロガロール	134 硫酸オルトクロルパラフェニレンジアミン
105 N-フェニルパラフェニレンジアミン及びそ	135 硫酸4・4′-ジアミノジフェニルアミン
の塩類	136 硫酸パラニトロメタフェニレンジアミン
106 フェノール	137 硫酸メタアミノフェノール
107 ブチルヒドロキシアニソール	138 レゾルシン
108 プロピレングリコール	139 ロジン
109 ヘキサクロロフェン	140 医薬品等に使用することができるタール色
110 ベンジルアルコール	素を定める省令（昭和41年厚生省令第30号）
111 没食子酸プロピル	別表第1、別表第2及び別表第3に掲げるター
112 ポリエチレングリコール（平均分子量600	ル色素
以下のものに限る。）	

（注）パラアミノオルトクレゾールは 5-アミノオルトクレゾールと同じものである。

出典：『化粧品・医薬部外品製造販売ガイドブック 2017』（薬事日報社）

した「エアゾール製品の識別表示ガイドライン」に基づき実施することに
なっている。

・**「医薬部外品」**：医薬部外品にあっては、法第 59 条に「医薬部外品は、そ
の直接の容器又は直接の被包に次に掲げる事項が記載されていなければな
らない」とし、その第 2 項に「医薬部外品」の文字を記載することが義務

付けられている。

2. 広　告

化粧品及び医薬部外品の広告は法第66条と医薬品等適正広告基準によって規制されており、以下のように通知されている。

2-1. 法第66条　虚偽又は誇大な広告等の禁止

①何人も医薬部外品及び化粧品の名称、製造方法、効能、効果に関して明示的であると暗示的であるとを問わず、虚偽又は誇大な記事を広告し、記述し、又は流布してはならない。

● 豆知識

「食材偽装問題」

　2013（平成25）年、複数の一流ホテルやデパート内レストランにおいて、メニューの偽装問題が発覚し、大きな社会問題となりました。下記の表はその一例です。

メニュー上の食材表示	実際に用いられた食材	該当ホテル
北海道産ボタン海老	カナダ産	ヒルトン東京
京地鶏	ブロイラー	グランヴィア京都
九条ネギ	青ネギ・白ネギ	阪急阪神ホテルズ
フレッシュジュース	ストレートジュース（濃縮還元液）	帝国ホテル
自家製ソーセージ	外部委託ソーセージ	ホテルオークラ

　これらに対し消費者庁は、景品表示法違反の疑いで各ホテル棟に立ち入り、検査を行いました。政府は2014（平成26）年10月に、実際よりも著しく優良と誤認されるなどの不当表示をした事業者に課徴金を科す制度を盛り込んだ景品表示法改正案を閣議決定しました。

②医薬部外品及び化粧品の効能、効果又は性能等について、医師その他の者がこれを保証したものと誤解されるおそれのある記事を広告し、記述し、又は流布することは、前項に該当するものとする。

③何人も、医薬部外品及び化粧品に関して堕胎を暗示し、又はわいせつにわたる文書又は図画を用いてはならない。

なお、本条は製造販売業者に限定されるものではなく、当該広告を行った新聞社、雑誌社、テレビ放送局等も当然、適用を受けることになる。

2-2. 医薬品等適正広告基準 （平成29年9月29日　薬生発第0929第4号）

本基準の目的は、医薬品等による保健衛生上の危害を防止するため、医薬品等の広告の内容が虚偽誇大にわたらないようにするとともに、その適正を期することである。

この基準は、第1（目的）、第2（対象となる広告）、第3（広告を行う者の責務）と第4（基準）からなり、基準は14項から成り立っている。この通知により2002（平成14）年3月28日に通知されたものは廃止された。この医薬品等適正広告基準は医薬品を主体に記述されているため、化粧品等の解説にはわかりにくいということで、粧工連では2008（平成20）年と2012（平成24）年に「化粧品等の適正広告ガイドライン」を発行、2017（平成29）年に改訂版を発行し、メーキャップ化粧品の広告表現等を追加した。各社、業界団体に非加盟の化粧品製造販売業者等においてもこのガイドラインを指針として広告を行っている。以下、このガイドラインに基づいて解説をする。

3.「化粧品等の適正広告ガイドライン」

3-1. 名称

本章の「1. 表示」の項で示した使用できない名称を記載しない。しかし、広告の前後の関係から総合的に見て、その同一性を誤認させるおそれがない場合においては、販売名の略称又は愛称を使用しても差支えない。

3-2. 製造方法等の表現の範囲

製造方法や研究等で、その優秀性について事実に反する認識を得させるおそれのある表現はしてはならない。「最高の技術」「最も進歩した製造方法」及び「近代科学の粋を集めた製造方法」、「理想的な製造方法」等最大級の表現は、その優秀性について事実に反する認識を得させるおそれがあるので用いないこと。

3-3. 医薬部外品の効能効果の表現の範囲

医薬部外品の効能効果について広告する場合の表現は、承認を受けた効能効果の範囲内に留めることと定められている。第2章の**表2-5**に薬用化粧品の効能効果の範囲を示した。

化粧品同様、効能効果の表現をする場合、「しばり」表現が必要な場合がある。例えば、「日やけ・雪やけによる肌あれを防ぐ」、「日やけ・雪やけによるしみ・そばかすを防ぐ」―これらの場合、「日やけ・雪やけによる」がしばりとなる。

複数の効能効果を有する医薬部外品にあっては、承認された効能効果のうち特定のもののみを広告することにより、あたかもその製品が特定効能に専用に用いられるかのような認識を与えてはならない。また「5つの効果」など、複数の効能効果の個数を数字で表現する場合には、承認された効能効果の範囲内で、科学的根拠を持ち、かつ、専門薬的な印象を与えず、さらにその数字に見合うだけの効能効果が列挙されていなければならない。

3-4. 化粧品の効能効果の表現の範囲

化粧品の効能効果の範囲は、第2章の**表2-4**に示した範囲とし、かつ当該製品について該当する効能の範囲とされている。例えば、日やけ止めを謳わない乳液、クリーム等の基礎化粧品類は、「(19) 肌を整える～ (32) 肌を滑らかにする」の範囲内とされている。また、医薬部外品と同様「しばり」表現が必要なものもある。例えば、日やけ止め化粧料の効能効果は、「日やけによるシミ、ソバカスを防ぐ」であって、「シミ、ソバカスを防ぐ」は認められない。

重要なのは、化粧品は薬理作用の効能効果が認められたものではないので、薬理作用による効能効果の表現はできないということだ。以下にその例を示す。

1）「浸透」等の作用部位の表現

　化粧品の作用は、細胞分裂がほとんど行われていない表皮の角層や毛髪部位に限定されているので、浸透する旨の表現を行う場合は、浸透する部位が「角層」や「毛髪」の範囲内であることを併記すること。浸透して損傷部位が回復する等の表現は、化粧品の効能効果の範囲を逸脱する表現となる。

　〔表現できない例〕：「肌の奥深くへ」「角層の奥へ」「ダメージを受けた角層へ浸透して肌本来の肌に回復」「傷んだ髪へ浸透して修復」「肌の内側（角層）から・・・」等

2）化粧品の効能効果の逸脱表現

・「治癒、回復、改善」等の表現：すべて医薬品に対して使う言葉
・「細胞」等の表現：類似の表現でセルがあり、角層を除く細胞レベルの表現をすることは、化粧品の定義や効能効果を逸脱。
・「痩身」等の表現：類似の表現でスリミング、セルライト除去などがあり、身体の構造に影響を与えるかのような表現になり、化粧品等の定義の範囲を逸脱。
・「ピーリング」等の表現：「ケミカルピーリング」は医療行為であり、逸脱。
・「デトックス」等の表現：デトックス（解毒）は、医薬品に対して使う言葉で逸脱。

　なお、この範囲以外に、「化粧崩れを防ぐ」、「小じわを目立たなく見せる」、「みずみずしい肌に見せる」、「傷んだ髪をコートする」等のメーキャップ効果等の物理的効果及び「清涼感を与える」、「爽快にする」等の使用感を表示し、広告することは事実に反しない限り認められている。このメーキャップ効果であるが、その範囲は、原則として「メーキャップ化粧品」による色彩的な効果と規定しているが、色彩効果以外の物理的な効果に関しても一律的に排除するものではないとしている。

3-5. 成分及び分量又は本質ならびに原材料等の表現の範囲

　動物由来成分や合成成分を植物由来成分としたり、「高貴成分」、「デラックス処方」等のような表現をしてはならない。また、配合成分をアルファベット等の略語・記号等のみで表現した場合、優れた成分を配合しているかのように誤解を生じるのでしてはならない。

　医薬部外品の有効成分を配合しているかのような特定成分の表記はしてはならない。例えば、認められない表現として、「ビタミンA、D（肌荒れを防ぐ成分）を配合し、うるおいのある肌を保ちます。」また、「アロエエキスを配合した化粧水です。」は「アロエエキス」がすべてに効果があるように誤解を招くので不可であるが、「うるおい成分アロエエキスを配合」は化粧品の効能の範囲内なので可となる。このような特定成分の特記表示について「化粧品等の適正広告ガイドライン」では例示を示している。その一部を**表3-2**に示した。

3-6. 各論

1）「～専用」に関する表現

　「敏感肌専用」等の用法用量についての表現は、特定の肌向けであることを強調し、効能効果又は安全性など事実に反する認識を得させるおそれがあるので、次の場合を除き原則行わないこととされている。

・化粧品の種類又は使用目的により配合の制限が明らかな場合。
　（例）爪専用（ネイルエナメル、ネイルリムーバー等）及び化粧品基準における配合制限を根拠に「洗い流し専用」に限られている製品。

2）効能効果又は安全性を保障する表現の禁止

　医薬品等適正広告基準に、具体的効能効果又は安全性を摘示して、それが確実である保証をするような表現はしないものとする、と明示されており、以下の例示・表現がそれらにあたる。

・臨床データや実験例等の例示
・使用前・後の図面、写真（ただし、使用方法の説明、メーキャップ効果等

の物理的効果及び「清涼感を与える」等の使用感を表現する場合は認められる。）
- 使用体験談（ただし、効能効果・安全性以外の使用感、香りのイメージ等に関し、事実に基づく使用者の感想の範囲内であれば認められる。）
- 身体への浸透シーンや作用機序等のアニメーション等による説明
- 「低刺激」等の安全性の表現
- 安全性に係る配合成分や用法用量等の表現（天然成分を配合しているので安全 等）
- 「すぐれた効果」、「効果大」等の表現
- 「No. 1」の表現、「効き目 No. 1」、「安全性 No. 1」等の表示は、効能効果や安全性についての最大級表現に該当するため行わない。

3）「アレルギーテスト済み」等の表現

- 「アレルギーテスト済み」、「ノンコメドジェニックテスト済み」、「皮膚刺激テスト済み」等の表現を行う場合は、次に掲げるすべてを満たすこととされている。

①**デメリット表示を同程度の大きさで目立つように併記すること。**
- 「すべての方にアレルギーが起こらないということではありません。」
- 「すべての方にコメド（にきびのもと）が発生しないということではありません。」
- 「すべての方に皮膚刺激が発生しないということではありません。」

②**キャッチフレーズとなっていないこと。**

③**「コメド」等の語句のみを広告・表示に用いることは、消費者に誤解を与えるおそれがあるので行わないこと。**

4）薬用化粧品・一般化粧品における美白表現の範囲

　「美白効果」「ホワイトニング効果」等は薬機法による承認を受けた効能効果ではないので、これらの文字を使用する場合は、一定のルールに従うことが求められる。

表3-2　化粧品における特定成分の特記表示について(Q & A)より抜粋

質問事項	回答
1．特定成分の特記表示とは何か。	商品に配合されている成分中、特に請求したい成分のみを目立つよう表示する事である。
2．添付文書等は関係ないか。	対象になる。
3．特記成分を特記した場合、どのような問題があるのか。	1）化粧品でない（医薬品的）という印象を与える事がある。 2）通常の化粧品より成分的に優れている（効果、安全性等の面で）との誤解を与える事がある。 3）当該成分が主たる成分であるとの誤解を与える事がある。
4．指定成分の表示との関係は？	指定成分の表示とは無関係である。
5．配合成分の全てを表示する時は特記にあたらないと考えてよいか。	全ての成分を同等に表示する限り特記にあたらない。
6．回答1の「目立つよう表示する」とはどのようなことか。	特定成分のみを、他の文字と離したり、色を変えたり、枠で囲んだり、ゴシックあるいは大きい文字にする等が含まれる。
7．文章中に成分名を記載することは特記に当たらないか。	回答6に該当しない限り特記に当たらない。
8．生薬名であっても配合目的を併記し生薬等の文字を入れなければ差し支えないか。 （例）天然植物薏苡仁エキス（保湿剤） 　　　　アロエ・エキス（保湿剤）	差し支えない。
9．「アロエエキス（天然植物保湿剤）」「天然植物保湿剤としてアロエエキス配合」のいずれも差し支えないか。	差し支えない。
10．ビタミン等であっても化粧品として配合目的が付記されていれば差し支えないか。 （例）ビタミンE（抗酸化剤）	化粧品についての効能効果の表現の範囲（本書第2章の表2-4）で、事実であれば差し支えない。例の「抗酸化剤」は「製品の抗酸化剤」なら差し支えない。
11．化粧品としての配合目的であり、医薬品的薬理効果を暗示しないものとして、保湿剤、着色料、着香料、洗浄剤の他、皮膚保護剤、お肌の保護成分、紫外線防止剤、収斂剤、補油成分、天然保湿剤、地肌、頭髪をしっとりさせる成分…等の表示であっても差し支えないか。	化粧品についての効能効果の表現の範囲（本書第2章の表2-4）で、事実であれば差し支えない。

表 3-2　化粧品における特定成分の特記表示について（Q ＆ A）より抜粋（つづき）

質問事項	回答
12.　次のような例示ならば差し支えないと考えてよいか。 1）天然保湿成分植物抽出物液（アロエエキス、シラカバエキス）配合 2）天然植物保湿成分（カミツレエキス、トウキンセンカエキス、ローズマリーエキス、ボダイジュエキス）配合	差し支えない。
13.　配合目的を併記せずに高級アルコール系シャンプー、プロテインシャンプー、アミノ酸系シャンプーと表示してもよいか。	差し支えない。
14.　回答 10 例中例えば「日やけを防ぐ」「皮膚を保護する」「乾燥を防ぐ」「肌荒れを防ぐ」「皮膚にうるおいを与える」「毛髪の帯電を防止する」等をそれぞれ「紫外線吸収剤（防止剤）」「皮膚保護剤」「肌荒れ防止剤」「保湿剤」「帯電防止剤」のように記載してよいか。	差し支えない。
15.　配合目的を必ずしも記載する必要のない「取扱い」の 2 とは何か。	個別成分でなく、総括的成分の場合であり、「植物成分」「植物抽出液」、「海藻エキス」「動物成分」「ハーブエキス」などである。
16.　配合目的の記載方法は？	成分名の前又は後などに記載し成分と配合目的の対応がなされていること。
17.　「エモリエント成分として○○配合」、「トリートメント成分として○○配合」はよいか。	差し支えない。
18.　ビタミン等の表示について 　ビタミン等を次のように表現することは差し支えないと考えてよいか。 ①ビタミン A，D が肌あれを防ぎます。 ②肌あれを防ぐ成分ビタミン A，D を配合 ③乾燥した空気から肌を守り、肌あれを防ぎます。（ビタミン A，D 配合） ④ビタミン A、D（肌あれを防ぐ成分）を配合し、うるおいのあるしっとりした肌を保ちます。 ⑤ビタミン C（製品の酸化防止剤）配合のクリームです。 ⑥グリチルリチン酸モノアンモニウム（消炎剤）配合クリームです。	①～④不可である。 ⑤差し支えない。 ⑥不可である。

第 3 章　表示と広告　75

（1）薬用化粧品の美白表現

①認められる表現の範囲

・承認を受けた効能効果に対応する「メラニンの生成を抑え、しみ・そばかすを防ぐ。」等の表現の範囲。

・メーキャップ効果により肌を白く見せる効果に基づく表現。

・「美白・ホワイトニング」等の表現は、承認を受けた効能効果を明示した「説明表現」を併記すれば認められる。

「美白*」「*メラニンの生成を抑え、しみ・そばかすを防ぐ。」：承認を受けた効能効果が「メラニンの生成を抑え、しみ・そばかすを防ぐ。」場合の説明表現（*）の併記例である。

②認められない表現の具体例

・肌本来の色そのものが変化する（白くなる）旨の表現

黒い肌も徐々に白くするホワイトニング効果

使えば使うほど肌が白くなるホワイトニング効果

・できてしまったしみ、そばかすをなくす（治療的）表現

ホワイトニング効果でシミ、ソバカスを残さない

何年間もあったしみがこんなに薄くなるなんて

（2）化粧品の美白表現

化粧品においては、メーキャップ効果により肌を白く見せる旨の表現のみが認められており、薬用化粧品の効能効果やメーキャップ効果である旨が明確でない場合は認められない。

①認められる表現の具体例

・塗ればお肌がほんのり白く見える美白ファンデーション

・シミ、ソバカスをきれいに隠し、お肌を白く見せてくれます

②認められない表現の具体例

・メラニンの生成を抑え、しみ、そばかすを防ぐ

・美白パウダーでシミ、ソバカスが消えてなくなる（「なくなる」が治療的で化粧品の効能逸脱）

5）「エイジングケア」の表現

　加齢によって人の肌が変化することは自然の摂理であり、現在の肌状態に応じて化粧品等に認められた効能効果の範囲内で表現することが原則とされている。

- **認められる表現の具体例**
  - ・歳を重ねた肌にうるおいを与えるエイジングケア
  - ・美しく齢を重ねるために大切なこと、それはうるおいに満ちた肌のエイジングケア

- **認められない表現の具体例**
  - ・あきらめないでください。エイジングケアで若さは再び戻ります。
  - ・肌を「守り」「育む」老化対策のためのエイジングケア
  - ・シワの原因は真皮の老化です。真皮の劣化はエイジングケアで改善できます。
  - ・肌のハリ、エイジングケア、保湿のためにエイジングケア成分を配合しました。

● 豆知識

美白について

　我が国ではホワイトニング（Whitening）と言いますが、欧米では一般的にライトニング（Lightening）と言うみたいです。我が国で承認を受けた日やけ止め剤（美白）の有効成分としては、以下のものがあります（あくまでも筆者の調査範囲）。

　β-アルブチン、エラグ酸、ルシノール、ビタミンC誘導体、プラセンタエキス、t-AMCHA、カモミラエキスET、トラネキサム酸、リノール酸、コウジ酸、4MSK、マグノリグナン 等です。

　他にロドデノールがありますが、白斑を引き起こすことで社会問題となりました。しかし、厚労省の承認を受けているわけです。ネット等を見ますと、化粧品の中に上記以外の成分を配合し、美白を謳い（薬機法違反）、販売している例を多く見ますが、違反以前に安全性のことを考えているのかと不安になります。

第3章　表示と広告　77

3-7. その他

1）医薬関係者等の推薦の制限の原則

　医薬関係者、理容師、美容師、病院、診療所、薬局その他化粧品等の効能効果に関し、世人の認識に相当の影響を与える公務所、学校又は団体が指定し、公認し、推薦し、指導し、又は選用している等の広告は行わないものとする、という旨が医薬品等適正広告基準に明記されている。

　これは、一般消費者の化粧品等についての認識に与える影響が大であり、事実であったとしても不適当とする趣旨である。

2）他社製品の誹謗広告の制限

　品質、効能効果、安全性その他について、他社の製品を誹謗するような広告は認められない。

> ● **豆知識**
>
> 化粧品の効能効果「（56）乾燥による小ジワを目立たなくする」について
>
> 　この表現は、2000（平成12）年に初めて認められた化粧品の効能効果です。ただ、他の（1）～（55）の効能効果とは大きく異なることがあります。上記同様、「解消する」「予防する」「老化防止」等の医薬品的効能が謳えないのは当然のことながら、日本香粧品学会の「新規効能取得のための抗シワ製品評価ガイドライン」に基づく試験又はそれと同等以上の試験を行い、効果が確認された製品のみに標榜できるのです。似たような例として、SPF及びPA表示もヒトの皮膚で評価された製品のみ標榜することができます。（1）～（55）は、その効能の範囲内で、かつ当該製品について該当すれば、実験を行わなくても標榜できます。

また、比較広告を行う場合にあっては、対象製品は自社製品の範囲で行い、その対象製品の名称を明示した場合に限定され、他社製品との比較広告は行わないこととされている。

4. おわりに

　下記の表は、化粧品と医薬品の研究開発から販売までの比較である。

	化粧品	医薬品
研究開発期間と費用	医薬品と比べたらはるかに少ない期間と費用	長期の研究機関と莫大な費用
人体に対する作用	ない、あっても作用が緩和	一般的に強い
効能効果	定められた範囲	個別ごとに臨床・非臨床のデータを基に承認された範囲
製造販売承認	原則、販売名届のみ	必要
承認申請資料	なし	膨大な提出資料
販売と期間	規制なし 販売期間が短い（製品による）	規制あり（専門家が必要） 販売期間が長い
表示と広告	規制あり	規制あり

　表からもわかるように、医薬品は化粧品と比べ、研究期間も長く膨大な費用を費やして販売に至るわけである。本テーマである「表示・広告」においても、医薬品は多くのデータを基になされている。それに比べ化粧品は、極端に言えば、効能効果の範囲内であれば、データ関係なく表示・広告が可能となっている。

　表示・広告規制の法律や自主基準等は、虚偽又は誇大な表示・広告を禁じ、消費者に混乱を招くことなく安全かつ安心な化粧品を使用してもらうことを定めたものであり、それを尊守することが製造販売業者すべての責務である。なお、薬用化粧品である医薬部外品は表中には示さなかったが、化粧品と医薬品の中間と言われているが、医薬品の新薬開発には薬用化粧品に比べれば莫大な費用が掛かる。

　化粧品各社には、偽装表示で商品を売るようなことはせずに、徹底した品

質管理の下、中身の良い商品を提供し、愛用してもらおうとする姿勢が求められる。信用を勝ち取るには多くの時間と費用が掛かるが、信用を失くすのは容易く、一度失った信用を回復するにはそれ以上の膨大な時間と費用が掛かることとなる。

参考文献

・『化粧品・医薬部外品製造販売ガイドブック 2017』薬事日報社
・化粧品等の適正広告ガイドライン 2017 年版，日本化粧品工業連合会
・化粧品の表示に関する公正競争規約集，化粧品公正取引協議会
・化粧品・医薬部外品　直接の容器等の表示手引き，西日本化粧品工業会
・「食品偽装問題」，ウィキペディア https://ja.wikipedia.org/wiki/%E9%A3%9F%E6%9D%90%E5%81%BD%E8%A3%85%E5%95%8F%E9%A1%8C

第4章　皮膚と皮膚トラブル

1. はじめに

　人間の皮膚の基本的な構造や仕組みは、誰でもが同じであるにもかかわらず、肌のタイプや状態は一人ひとり大きく異なっている。また同じ人でも、例えば生理の前後で皮膚の状態が大きく変化したりすることは女性なら誰しもが経験するところである。これは皮膚の働きが一人ひとり違っており、また同じ人でも絶えず微妙に変化しているからであり、すなわち皮膚が生きているからである。皮膚の働き具合は生まれながらの体質や健康状態、外気湿度、紫外線暴露の有無、食生活、睡眠、運動などの内的・外的条件の違いによって大きく影響を受けている。

　人間は誰しもが「若々しく健康で美しい肌をいつまでも保ちたい」と願い、少しでも理想の肌の状態になれるように努力を試みている。この目的に合わせて直接、皮膚に働きかけ、皮膚をすこやかな状態に、また魅力あるものに保つためにこそ化粧品の存在意義があると言える。

　したがって皮膚と化粧品とは密接な関係があり、皮膚に対する基本的な知識を持つことは、化粧品を日常的に使用し理解しようと努めている人々、及び化粧品関連の仕事をしている人々にとっては必須のものと思われる。

　ここでは、皮膚の基本的な構造と働きについて主として述べることとするが、生体としての皮膚の働きを考えると皮膚バリア機能の獲得と維持が特に生命を維持するのに必須と考える立場から、皮膚バリア機能に特に焦点をあててできるだけわかりやすく詳細に記述することとしたい。次いでいくつかの皮膚トラブルについてその原因と対処方法について記載する。

2. 皮膚と肌

　前項で、筆者は「皮膚の構造・・・」「皮膚の働き・・・」「若々しい肌・・・」「肌の状態・・・」「皮膚と化粧品・・・」と記述した。これらのすべての文章で「皮膚」と「肌」を置き換えても問題はないのであろうか？

表 4-1　皮膚と肌の違い

	肌に関する記載	皮膚に関する記載
新明解国語辞典 （第 7 版）	人間の皮膚の表面	からだの表面をおおう皮、はだ。
広辞苑（第 7 版） （一部省略）	② 人 などの体の表面 （肌が荒れる）	動物の体を包む外被。 各種の感覚の受容のほか、皮膚呼吸も営む。 脊椎動物では表皮・真皮・皮下組織および 各種の付属器官から成る。
化粧品事典 （一部省略）	皮膚のこと。 良好な肌とは皮溝と皮 丘がはっきり整ってい て・・・・の状態をい う。	体表を覆い、外界に対して障壁をつくって 生体を保護している器官。 ヒトの皮膚と動物の皮膚の最大の相違点 は、汗腺が全身に分布していることと毛皮 でないことである。

　ここでは「皮膚」と「肌」との違いについて考えてみたい。表（**表 4-1**）は「皮膚」と「肌」について辞書類ではどのように記載しているかを概略記述したものである。

　日本化粧品技術者会編の化粧品事典は専門家向けの事典であるが、ここの記載では「肌」は「皮膚のこと」とし、「肌」と「皮膚」の違いははっきりとは明らかにされていない。ただ良好な肌とは、として皮膚表面の現象を挙げていて、「肌」とは皮膚表面であることを示唆しているとも思われるが明瞭な記載はされていない。

　これに対して、新明解国語辞典では、「肌」を皮膚の表面と記述することで、「肌」と「皮膚」との違いを明確にしているように思われる。そして、「皮膚」を体の表面を覆う皮、はだ、と記載している。あえて「肌」と漢字を使用せずに「はだ」とひらがなを使用することによって両者の使い方の違いを示しているように推測する。

　広辞苑では「肌」は体の表面、「皮膚」は表皮・真皮・皮下組織・付属器官から成ると記述して両者の違いを明確にし、あわせて「皮膚」のほうが「肌」よりも広い概念で使用されていることを明らかにしている。

　それでは法律は両者を区別しているのであろうか。薬機法（「医薬品、医療機器等の品質、有効性及び安全性の確保等に関する法律」の略。薬事法が2014（平成 26）年 11 月に改正された）では、化粧品を「人の身体を清潔

にし、美化し、魅力を増し、容貌を変え、又は皮膚若しくは毛髪をすこやかに保つために、身体に塗擦、散布その他これらに類似する方法で使用されることが目的とされているもので、人体に対する作用が緩和なものをいう」と定義していて、ここでは「皮膚」の単語を使用し「肌」への言及はなされていない。

　一方、医薬品等適正広告基準に掲載されている「化粧品の効能効果の範囲」には「肌を整える」など「肌」をターゲットにした効果効能として許容するものと、「皮膚を保護する」など「皮膚」への効果効能を広告として認めているものが混在している。これらの効能効果を調べてみると、「肌」への効能効果は「皮膚」の表面に限定されているように思われ（例えば「肌のキメを整える」など）、一見すると、法律は「肌」と「皮膚」を峻別しているように思われる。しかしながら同基準の脚注2に、「皮膚」と「肌」の使い分けは可とする、と記載して「肌」と「皮膚」を同じものとして扱っているようにも思われる。

　一般向けの辞書では両者の違いを明らかにしているが、どちらかというと専門家向けの辞書での記載、法律条文での記載からは、「肌」と「皮膚」の違いははっきりとはされていない。

　実務上、このように曖昧なままであることは決して好ましいことではないと思われる。筆者は今まで慣用的・常識的に使用されてきていた経緯も重視して、「肌」とは「皮膚」の表面（手で触れることができ、目で見ることができる表面）だけでなく、その下にある一定の厚さを持った皮膚、すなわち皮膚の最上層の組織である角層を示すと定義したいと考える。こう定義すると「素肌美人」、「皮膚病」は使っても「素皮膚美人」、「肌病」は使用しない理由にも合点がいく。

　しかし、両者の違いは必ずしも明確ではないことから、本稿では特に必要な場合を除き「肌」という言葉は使用せず、代わりに「皮膚表面」の言葉を使用することとしたい。

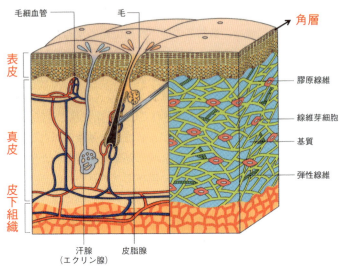

図 4-1　皮膚の構造

3. 皮膚の構造と機能

3-1. 皮膚の役割

　皮膚はヒトの体を覆っている最大の器官で、成人では全身で約 1.6 m^2〜1.8 m^2（畳一枚の大きさとほぼ同じ）の面積を有する。重要なことは、機能的に見て新明解国語辞典や広辞苑が記載しているような体を包む単なる外皮ではなく、体内と体の外側の環境の境界に位置して、体内の恒常性を維持する役割（皮膚バリア機能）を果たしていて、このために種々の機能を有しているということである。その主な機能としては、①保湿作用、②紫外線防御作用、③抗酸化作用、④免疫作用、⑤体温調節作用、⑥皮膚の呼吸作用などであり、これらの機能は生命を維持するために不可欠な機能でもある。
　皮膚は表面から順に、全く性質が異なる表皮、真皮、皮下組織の3層からなる構造を有している（**図 4-1** 皮膚の構造）。

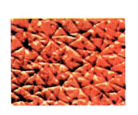
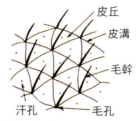

図 4-2　皮溝と皮丘

3-2. 表皮の構造

1）皮膚の表面

　皮膚の表面は平らで滑らかではなく、毛穴を中心に縦横放射状に走る溝（皮溝）と、皮溝によって囲まれた隆起部分の皮丘からなる紋様（皮紋）がつくられている。この皮紋の状態はきめ（肌理）と呼ばれ、年齢、肌状態、部位によって大きく異なる。

　肌荒れや乾燥した皮膚では皮溝は部分的に消失し、皮丘の高さが低くなり、きめが不鮮明になる。高齢者の皮膚では大きな皮紋が観察され、皮溝は一方向に流れきめは不明瞭となるが、若年者では皮紋は小さく鮮明で規則性を持って配列している。

　深い皮溝には毛穴（毛孔）が、また皮丘には汗腺の出口（汗孔）が観察される。

2）表皮

　表皮の厚さは部位によって異なるが平均 0.2 mm であり、いくつかの細胞群から構成されているがその細胞群の約 95％はケラチノサイト（表皮細胞）と呼ばれる細胞であり、表皮全体にぎっしりと詰まった状態で存在している。表皮にはこの他にメラノサイト（色素形成細胞）やランゲルハンス細胞（免疫応答細胞）などの細胞が存在する。

　表皮の 95％を占めるケラチノサイトは表皮の最下層である基底層で分裂し、成熟しながら上方に移行する。表皮は、成熟段階によって異なる形態の

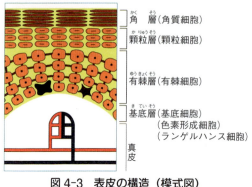

図4-3　表皮の構造（模式図）　　図4-4　表皮ターンオーバー（模式図）

　ケラチノサイトが層状に配列することから、その形態ごとに、表皮下部から基底層、有棘層、顆粒層、角層の4つに分類される（図4-3）。そして各層に存在するケラチノサイトを便宜上、各々、基底細胞、有棘細胞、顆粒細胞、角質細胞（角層細胞ともいう）と称している。

　基底層で幹細胞が分裂して生まれた基底細胞は、形態を変化させながら徐々に上方に押し上げられ有棘細胞、顆粒細胞、角質細胞と質的に変化し、やがて皮膚表面で脱離・脱落する。この細胞分裂から脱離・脱落までの時間をケラチノサイトの表皮ターンオーバー時間と呼ぶ（図4-4）。表皮ターンオーバー時間は皮膚の表面の状態や部位によって異なるが、正常顔面皮膚では、基底層で分裂した細胞が角層に達するまでが約4週間、その後皮膚表面から脱離・脱落するまでが約2週間の合計6週間とされている。異物の侵入や角層の損傷がおこると皮膚は敏感に反応して基底層でのケラチノサイトの分裂が盛んになりターンオーバーの速度も速まって異物の排除や損傷の治癒にあたる。化学的刺激や物理的な刺激が皮膚に繰り返されると角層は厚くなる。このような反応は外界からの刺激に対する角層の防御反応とみなすことができる。

　以下に表皮の各層の特徴を記載する。

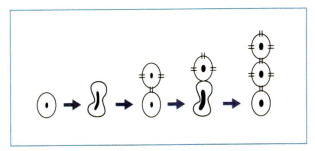

図 4-5 基底層でのケラチノサイトの分裂（模式図）
基底細胞は2週間に1回分裂して新しい細胞を生み出している。

(1) 基底層

　ケラチノサイトの最下層に位置する細胞層で基底膜を介して真皮に接している。ケラチノサイトの幹細胞を含む1層の細胞群から構成されている。細胞形状は立方体〜円柱状で、核は小さな楕円形をしている。細胞質はケラチン線維に富んでいて、これらの線維が基底細胞の骨格形成に重要な働きをしていて細胞が崩れるのを防いでいる。

　基底層で分裂して誕生した二つの細胞のうち一つは幹細胞として基底層に居残り、残りの細胞は分化しながら上方に押し上げられて、最後は垢となって剥がれ落ちる（この過程を角化と呼んでいる）。図4-5 は基底層でのケラチノサイト分裂のイメージ図である。

　隣接する細胞同士は基底層、有棘層、顆粒層においては、デスモソームなどの細胞間接着分子が関与することで結合し情報のやりとり等をしており、また基底細胞と基底膜とはヘミデスモソームという接着分子で互いに結合している。これらの細胞間接着物質は一度接着したらその接着は外れないという硬直・固定したものではなく、出現や消失を繰り返すことによって細胞の可動性を保証して、すべての細胞が横一線となって上方に押し上げられるのではなくて、バラバラな状態で押し上げられることを可能にしている。

(2) 有棘層

　基底層の上方にあり5〜10層からなる。下層部では細胞は多角形であるが、上層になるに従い扁平になり核は円形に変化する。

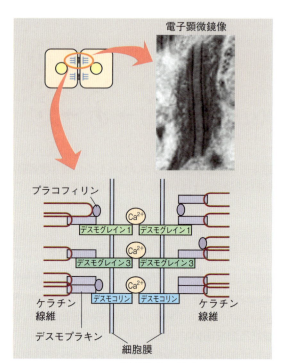

図 4-6　棘状物質の模式図
出典：清水宏『あたらしい皮膚科学 第3版』(中山書店、2018)

　電子顕微鏡で細胞の外側に棘のような物質が観察されることが、有棘層の名前の由来となっている。これは皮膚を電子顕微鏡で観察するときに必要不可欠な標本作成過程での化学処理によってケラチノサイトが膨潤することが原因とされている。

　棘状物質として観察される細胞間接着分子であるデスモソームは膜貫通タンパク質であるデスモグレインから構成されている。デスモグレインは、細胞内で強靱な線維状タンパク質であるケラチンと結合して細胞骨格を強固なものにすることによって、表皮の物理的な強度を確保している（**図 4-6**）。

　この有棘層では酵素やタンパク質の生合成が盛んに行われるが、これらの最終産物は顆粒層においてラメラ顆粒やケラトヒアリン顆粒の内容物となる。

（3）顆粒層

　有棘層の上方に位置するのが顆粒層で2〜3層からなる。細胞と核の形状はさらに扁平となる。この層の細胞を電子顕微鏡で観察すると2種類の顆粒状物質が観察されることがこの層の名前の由来となっている。

　顆粒状物質の一つはケラトヒアリン顆粒で、不定形で膜に包まれておらず、フィラグリン単位が10〜12個繰り返された巨大タンパク質よりなる。この巨大タンパク質は有棘層で生合成されたプロフィラグリンがリン酸化されて不溶化されたものである。

　一方、ラメラ顆粒（層板顆粒）は球形で膜に包まれていて、電子顕微鏡で観察すると有棘層で生合成された脂質が層状に配列したラメラ構造を形成していることがわかる。

（4）角層

　表皮を構成する4層のなかで最外層に位置しており扁平な角質細胞が10〜15層重なったもので10〜24μmの厚さを有している。顆粒層直上でのアポトーシス（プログラム化された細胞死）をうけて核などが消失した、いわゆる死んだ細胞が角質細胞と言える。角層下層では死んだ細胞が層状に配列するが、上層では膜状構造へと変化する。

　顆粒層上層から角層にかけて、アポトーシスを含めてケラチノサイトは劇的な変化を遂げ、核や細胞内小器官はほとんどが消失する。これには強力なタンパク質分解酵素が関与している。また、顆粒層で観察されたラメラ顆粒は、角層に移行されると、細胞外に分泌され酵素によって代謝されてセラミド・脂質・コレステロールなどに変化して細胞間にシート状のラメラ構造を形成する。これを細胞間脂質と呼び、角層のバリア機能獲得に対して重要な役割を果たすことが明らかになっている。

　後述するが、角質細胞の最外層となるコーニファイドエンベロープの外側は脂肪酸がエステル結合していることから疎水性となり、生成される細胞間脂質と親和性を示して、結果として煉瓦のブロックを積み重ねてその間に接着物質（モルタル）を塗りこんで強固なブロックの構造物を構築するのと同様に、細胞が層状に配列し、その細胞周囲を細胞間脂質がコーティングしているように取り巻くといった構図が形成される（図4-7、4-8）。

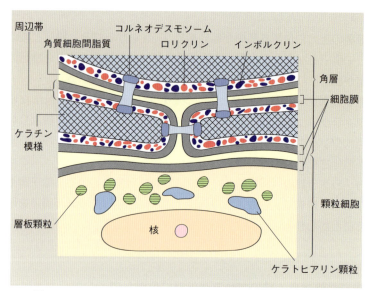

図4-7 コーニファイドエンベロープの裏打ち構造（模式図）
出典：清水宏『あたらしい皮膚科学 第3版』（中山書店、2018）

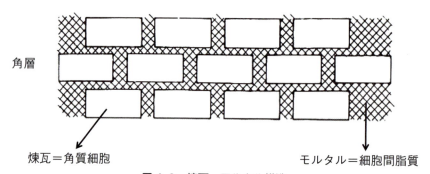

図4-8 煉瓦─モルタル構造
出典：ELlas PM, J Invest Dermatol, 80, Suppl. 44s-49s, 1983

　角層下層では、顆粒層で観察されていたケラトヒアリン顆粒は観察されなくなる。これはこの顆粒の構成物であるプロフィラグリンが角層に移行されると脱リン酸化反応などによってフィラグリンに変化するためである。フィ

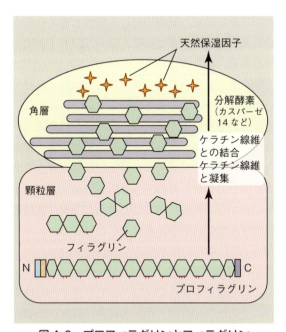

図 4-9　プロフィラグリンとフィラグリン
出典：清水宏『あたらしい皮膚科学　第 3 版』(中山書店、2018)

ラグリンは顆粒層上層から角層下層ではケラチン線維の凝集を促進し、いわゆるケラチンパターン形成に重要な役割を果たす。そして角層上層に移行するとタンパク質分解酵素により可溶性のアミノ酸へと分解される。このアミノ酸は汗の主成分である乳酸や尿素などと天然保湿因子（NMF）を構成し、角質細胞の水分保持機能の中心的な役割を担っている。角層が適度の水分を保持することは皮膚の柔軟性を維持するうえでも、美容上の見地からも極めて重要である（図 4-9）。

　この時期、細胞膜は肥大化する。これは顆粒細胞の細胞質内に可溶性のタンパク質として存在していたインボルクリンやロリクリンなどが酵素トランスグルタミナーゼによって架橋されて不溶化し、細胞膜周辺に集まり強固な構造物をつくることが原因であって、この結果、角質細胞は化学的・物理的な刺激に対して強固なものへと変貌する。この細胞の内側からの強固な裏打ち構造をコーニファイドエンベロープ（周辺帯、辺縁帯、角化肥厚膜ともい

う）と呼ぶ。やがてその後に、刺激に対して脆弱と考えられる細胞膜が分解されて消失してしまうので、結果として、コーニファイドエンベロープが角質細胞の最外層となる（**図4-7**）。

　上述のように顆粒層で観察されるラメラ顆粒は角層下層で細胞外に分泌され細胞間脂質に変性するが、このとき同時にラメラ顆粒中に存在していたタンパク質分解酵素も細胞外に放出される。このタンパク質分解酵素は角層上層において細胞間接着物質（デスモソーム）の接着構造を破壊する。このことによって、角層の表面からは絶えず角質細胞が垢となって剥離することが可能となる。垢となって脱離した部分へは新しい角質細胞が下層から絶えず供給されることによって、表皮全体として見ると消失と供給のバランスが維持されて健康な皮膚表面の状態が保たれることになる。

3-3. 角化

　表皮（皮膚）の最も重要な機能の一つとして外界からの種々の刺激、例えば乾燥、紫外線、その他の物理的、化学的刺激に対する防御壁となる（バリア機能の獲得）べき角層を形成することが挙げられる。

　表皮においてその構成細胞の大部分を占めるケラチノサイトは基底層で分裂して、有棘層、顆粒層、角層と形態的に特徴ある細胞に分化しながら上方に移行し、角層を構成する角質細胞になり、最終的に垢となって剥離する。この過程を角化と称する。

　この過程で皮膚には角層バリア機能や角層保湿機能（**図4-10**）を担う物質や強靱な組織がつくりだされるのであるが、その多くの過程においては厳密に制御された遺伝子発現によって必要な構造物が生合成され、又は構造物の代謝が厳密にコントロールされることによって、この角化の過程は秩序立って行われる。

　外界と体内の境界にあって、この角化と呼ばれる分化によって皮膚はバリア機能と呼ばれる重要な機能を獲得して生命維持に大きく関与するのである。

　角層が防御壁として機能するために、この角化過程でどのような変化が細胞内で起こっているのかは前項で触れた。

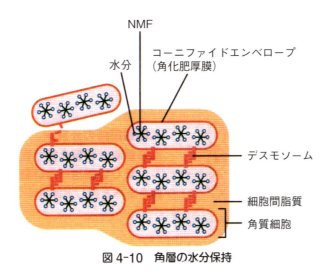

図 4-10　角層の水分保持

3-4. ケラチン

　ケラチンは外部刺激に対して強固なケラチノサイトの骨格となっているタンパク質である。

　タンパク質は生体の構造構築に関与する構造タンパク質と、酵素・物質の輸送など種々の生化学反応に関与する機能タンパク質に分けることができる。

　ケラチンは構造タンパク質に属し化学構造の違いによって約 20 種類が知られている。

　細胞の形態を構築維持するために、細胞質全体に縦横無尽に張り巡らされた複雑な構造物を細胞骨格と称する。この細胞骨格には太いほうから微小管、トノフィラメント（中間径フィラメント）、アクチンフィラメントの 3 種類が認められているが、ケラチンは皮膚においては角化細胞の細胞骨格であり、形態保持に必要不可欠なトノフィラメントを形成する。

　20 種類のケラチンは、酸性ケラチン（タイプⅠ）と中性〜塩基性ケラチン（タイプⅡ）に分けることができるが、線維構築には両者が結合（ヘテロ二量体）してトノフィラメントとなることが必要である。

　ケラチノサイトの分化とともに異なったケラチン遺伝子が発現することが

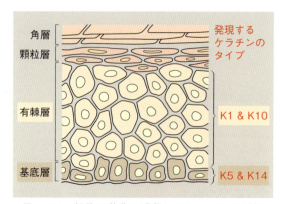

図 4-11 細胞の分化の過程でのケラチンの種類
出典：清水宏『あたらしい皮膚科学 第3版』(中山書店、2018)

わかっている。ケラチノサイトの分化度によって特異のペアケラチン（ヘテロ二量体）が形成されることから、細胞内のケラチンを分析することによって、ケラチノサイトの分化がどのレベルにあるのかを知ることができる。

　基底層ではタイプⅠのケラチン14とタイプⅡのケラチン5がペアを形成する。一方、有棘層や顆粒層ではタイプⅠのケラチン10とタイプⅡのケラチン1がペアを形成し、基底層よりも太く長いケラチン線維を形成する。顆粒層上層でケラチン線維は、ケラトヒアリン顆粒に存在するプロフィラグリンの脱リン酸化などの作用によって変化したフィラグリンとともに凝集して特異なケラチンパターンと呼ばれるケラチン線維の層状構造物に変化して角質細胞内をほぼ満たす。このことによって角質細胞は皮膚の最上層にありながら物理的・化学的刺激に対して強い抵抗性を示すことになる（図4-11）。

3-5. 細胞間脂質

　有棘層上層〜顆粒層において産生された脂質はラメラ顆粒の中に蓄積される。角層に存在する細胞間脂質はこのラメラ顆粒に存在する脂質に由来する。顆粒層上層でアポトーシスが発生して、細胞の核や細胞小器官が消失して死んだ細胞（角質細胞）になる際に細胞外に分泌されて角質細胞の周囲をシート状に取り巻く角質細胞間脂質を形成し、バリア機能維持に必須の要素となる。

角質細胞間脂質の主なものは、セラミド（約50%）、コレステロール（約30%）、遊離脂肪酸などであるが、セラミドはラメラ顆粒から放出され、遊離脂肪酸はケラチノサイト細胞膜由来とされている。

セラミドと脂質（コレステロールと脂肪酸）が交互に層を形成し、その間に水分が蓄えられる。このシート状の構造物、すなわちラメラ構造は皮膚バリア機能に対して重要な役割を果たす。このとき、セラミド、コレステロール、遊離脂肪酸の構成比が等モルならラメラ構造が形成されるが、比率が偏るとラメラ構造の性状に変化が生じて、この結果、皮膚バリア機能の劣化がもたらされる。

この皮膚バリア機能を反映する指標として経表皮水分喪失（TEWL）が用いられる。TEWLとは、無自覚のうちに角層を通じて皮膚内から体外に揮散される水分量のことである。例えば皮膚疾患（乳児のアトピー性皮膚炎など）の場合は皮膚のバリア機能に異常が生じていることから、病変の程度に比例してTEWLの上昇が見られる。同様に肌荒れが生じているとTEWLの増加が観察される。このことからバリア機能が低下すると、体内からの水分揮発量が増えてTEWL値が上昇することが知られる。一方、肌荒れが改善するとTEWLも減少する。

3-6. 角質細胞の脱離

角層の上層で、細胞は垢となって脱離・脱落する。これには2種類の酵素（トリプシン様タンパク質分解酵素とキモトリプシン様タンパク質分解酵素）が関与していて、これらの酵素が細胞接着物質のデスモソームを分解することによってスムーズな角層剥離を可能としている。また角質細胞間脂質（セラミド等）はリパーゼなどで角層上層で分解され剥離が容易にされる。

このメカニズムには角層中の水分量が関係していて、水分が減少したり、あるいは2種類の酵素の活性が低下したりするとスムーズな角層剥離ができなくなること（スケーリングの発生）が明らかになっている。

3-7. メラノサイトとメラニン合成

メラノサイトは表皮に存在する細胞の一つで、皮膚1 mm^{2}あたり約1,000〜1,500個（ケラチノサイト7〜8個にメラノサイト1個の割合）が

最下層である基底層に存在している。特に顔面などの日光暴露部位などに高密度に存在する遊走性、樹枝状の細胞でメラニン色素を産生することから別名、色素産生細胞とも呼ばれる。

　色素メラニンは皮膚や毛髪の色を決定する重要な因子の一つであるだけでなく、紫外線によるDNA損傷を防ぎ、皮膚ガンや皮膚老化を抑制する。人種間の皮膚色の違いはメラノサイト内のメラニン産生部位であるメラノソームの量や大きさの違いに起因することが明らかになっていて、色素産生細胞であるメラノサイトの分布や密度には違いは認められていない。

　メラニンはインドール化合物の複合体であるが、黒色〜褐色のユウメラニンと赤色〜黄色のフェオメラニンの2種類が存在し、皮膚色や毛髪の色はこの二つのメラニンの複合体の混合比で決定される。

　メラニンはメラノサイトの細胞内小器官であるメラノソームで生合成される。紫外線に暴露されたケラチノサイトは細部外に情報伝達物質（エンドセリンなど）を放出する。この情報伝達物質の刺激をメラノサイトが受けるとメラノソーム内でメラニン合成が開始される。メラノソームはメラニンを合成しながらメラノサイトの樹枝状突起部分へと移動する。メラニン合成の成熟度によってstage I 〜stageIVにメラノソームを分けることができるが、樹枝状突起部分の先端に到達したメラノソームはstageIVであり、器官内は合成されたメラニンで肥大化されている（**図4-12**）。

　メラニン合成の出発物質はチロシンで酵素チロシナーゼによって酸化されてドーパ、ドーパキノン、ドーパクロムへと変化する。ドーパクロムは酵素が関与しない自動酸化反応によってインドール化合物に変化し、それらが複雑に結合することでユウメラニンが合成される。この反応には上述のチロシナーゼの他にTRP-1、TRP-2などの酵素が関与していることが明らかになっている。

　また、ドーパキノンはシステインと反応して、数段階の変化を経てフェオメラニンに変化する（**図4-13**）。

　メラノサイトの樹状突起先端部に、メラニンを合成しながら移動したメラノソームは、突起部がケラチノサイト細胞内に突入するとケラチノサイトの細胞内に輸送される。その後、メラノソームの膜が分解されて、メラノソームの中で満杯状態までに合成、蓄えられたメラニンがケラチノサイトの細胞

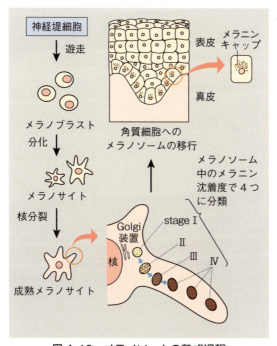

図 4-12　メラノソームの熟成過程
出典：清水宏『あたらしい皮膚科学 第 3 版』(中山書店、2018)

内に放出される。メラニンはケラチノサイトの核上にちょうど帽子のように配列することによって、有害な紫外線光エネルギーがケラチノサイトの核に作用して DNA が変性されるのを防ぐことになる（メラニンキャップ）。

メラニンには紫外線の光エネルギーを熱エネルギーに変換することによって紫外線障害を無害化する働きがあり、皮膚内にメラニンが存在することで日光皮膚障害や悪性腫瘍（皮膚ガン）の発生を抑制することが知られている。

3-8. ランゲルハンス細胞

表皮上層のケラチノサイトの間に未熟な樹状突起を持つランゲルハンス細胞が存在する。皮膚から侵入する異物（抗原）を認識し、成熟した樹状突起細胞へと変化して、真皮からリンパ器官に移動して抗原情報をリンパ球に伝達する。

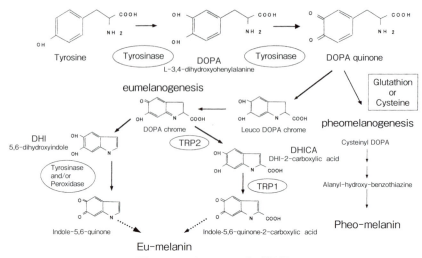

図 4-13　メラニンの生成過程

出典：武田克之・原田昭太郎・安藤正典 監修『化粧品の有用性―評価技術の進歩と将来展望―』（薬事日報社）

　紫外線に感受性を有するので、紫外線暴露によってランゲルハンス細胞の機能は低下し、この結果、抗原提示機能は低下し皮膚免疫力が低下する。

4. 真皮

　真皮は表皮の下に基底膜を介して存在するが、表皮とは全く異なる世界を構築している。厚さは部位により異なるが、1〜2 mm で表皮の約 10 倍程度以上である。図 4-14 に真皮の構造の模式図を示した。

　表皮と異なり細胞は密に詰まっておらず細胞外空間が多く、大部分は細胞外マトリックス（巨大分子の網目構造物）で満たされている。

　表皮との境界は平坦ではなく凹凸を呈していて、表皮が出っ張った部分を表皮突起、真皮が入り込んだ部分を乳頭層と称している。境界が凹凸を持つことによって表皮-真皮間の境界面積が増加し、真皮から表皮へ栄養成分や酸素の供給が乳頭層に存在する毛細血管からスムーズになされるという可能性が考えられている。また凹凸が互い違いに組み合わされることで、表皮と

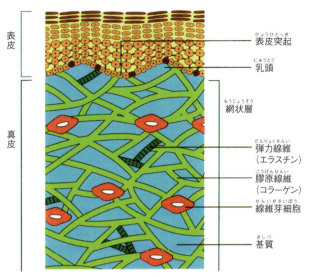

図 4-14　真皮の構造（模式図）

真皮の接合がより強固なものとなることも推定される。
　老化した皮膚では乳頭が減少して、表皮と真皮の境界は平滑化する。
　真皮はコラーゲンなどの細胞外マトリックス（間質成分）と、細胞成分からなる。

1）乳頭層

　真皮が表皮側に食い込んでいる部分で、主成分はコラーゲン線維が網状層に比べて細くまばらな状態で走行している。このほかに毛細血管、神経末端などが密に存在している。エラスチン線維は細線維状で枝分かれをして、表皮基底膜に対して垂直にアーケード状の走行を形成している。そこから細い線維が垂直に立ち上がり基底膜に接着している。

2）網状層

　真皮の大部分を占めていて真皮下層部分に位置する。乳頭層と比べると、コラーゲン線維は太い線維束をつくり表皮と水平方向に走っている。太く数多くのエラスチン線維はコラーゲン線維束の間に均等に存在し、皮表に平行

に走っている。

コラーゲン線維とエラスチン線維の間は、プロテオグリカンやグリコサミノグリカンなどの基質成分で満たされていて細胞の分布密度は低い。

3）細胞外マトリックス

真皮内で細胞間隙に存在し、網目構造、ゲル状を呈しているタンパク質と糖質からなる不溶性の高分子会合体を称している。構成成分の化学的特徴からコラーゲン線維、エラスチン線維、基質の3つに大きく分けられる。

細胞外マトリックスは真皮の構成細胞である線維芽細胞によって合成され、同時に線維芽細胞が正常な代謝を行うために不可欠な成分と考えられている。

（1）コラーゲン（膠原線維）

真皮乾燥重量の約70％を占める主成分とも言えるコラーゲンは乳頭層では細い線維として疎らに存在しているが、網状層ではよく発達した太い束の線維として密に認められる。

3本のコラーゲンポリペプチド鎖（α鎖）が集合してコラーゲン細線維を形成し、細線維どうしが会合してコラーゲン線維となり、生体内ではこの多数のコラーゲン線維が縦横に走行し、あるいはコラーゲン線維が束となった線維会合体として存在して機能している。コラーゲン線維は強靱で、線維の走行方向に沿って働く張力には強く抵抗するが、伸縮性は劣っている。

真皮は皮膚構造の支持体として力学的役割を担っているが、この機能を果たしているのがコラーゲンであり、エラスチンである。真皮にはコラーゲンがエラスチンよりも圧倒的に多い量が存在していることを考慮すると、真皮の構造と機能の維持に対して支持組織として極めて大きな役割をコラーゲンが担っていると言える。

老化した皮膚では真皮層は薄くなっているが、これはコラーゲン架橋の減少によるものである。光老化ではコラーゲン線維の形成が不全となり、断裂などが観察される。また老化皮膚では皮膚の硬化が観察されるが、これもコラーゲン線維の架橋の変性によるものと考えられている。

(2) エラスチン（弾性線維・弾力線維）

コラーゲン線維と比較すると、強靱性は劣るが、弾力性に富んでいることから弾性線維と呼ばれる皮膚の弾力性に影響を与える不溶性の線維タンパク質である。真皮成分としては2～4%に過ぎない皮膚エラスチンは線維芽細胞によって合成・分泌され、その周囲を糖タンパク質の細い線維に取り囲まれ、分子間架橋で網目構造を形成することでゴムのような弾力を与えるという皮膚にとって重要な機能と役割を果たしている。また基底膜から皮下組織へと伸びる連続的なネットワークをつくっていて、皮膚の弾力性の維持に関与しており、皮膚のはりを保ってもいる。老化皮膚ではエラスチン線維の変性が顕著であり、皮膚のたるみやしわの発生にも関与している。

エラスチン線維は真皮深部（網状層）では太く、網状層ではコラーゲン線維束の間に存在し、皮表に対して平行に走っている。真皮上部では細く、走行は表皮に対して垂直方向となる。そして基底膜と接することによって、基底膜と真皮を結合する役割を担っている（オキシタラン線維）。

(3) 基質

真皮の中で線維と細胞の間には、糖やタンパク質を含むゲル状の無定型物質が存在しており、これを基質と呼んでいて皮膚の柔らかさや真皮の水分保持などの機能を果たしている。

基質にはプロテオグリカンと糖タンパク質の2種類が存在する。

プロテオグリカンは軸タンパク質にムコ多糖（グリコサミノグリカン）の側鎖が多数伸びた複合体構造をしており、このムコ多糖の周囲に多くの水分子を捕えている。真皮の主成分である水が拡散しないように、このムコ多糖がコロイド状態に維持して組織の形態を保っているのである。

真皮のムコ多糖としてはヒアルロン酸とデルマタン硫酸が存在し、前者は乳頭層に多く存在して水分保持に作用し、後者はコラーゲン線維に会合して存在し、コラーゲン線維の太さを制御するなど組織支持の機能を有している。

糖タンパク質のフィブロネクチンはコラーゲン、エラスチン、ヘパリンと結合して細胞の分化・増殖を誘導し、線維を安定化することによって皮膚の弾力性維持に寄与している。また細胞の増殖や創傷治癒などにも関与している。

（4）細胞成分：線維芽細胞（ファイブロブラスト）

　線維芽細胞は真皮に存在して紡錘状の形状を示す。コラーゲン線維を構成するコラーゲン前駆体、エラスチン線維を構成するエラスチン前駆体や、グリコサミノグリカンなどの基質を産生する細胞である。また、タンパク質分解酵素プロテアーゼや阻害物質を分泌して結合組織成分の生成・分解を制御している。

　皮膚が損傷すると、周囲から線維芽細胞が遊走、増殖してコラーゲンを合成することによって治癒への働きかけをしている。

　また、線維芽細胞はコラーゲン線維を束ねて真皮の構造維持にも関与している。

　このほか真皮には細胞成分として、免疫に関与している組織球、肥満細胞（マストセル）、形質細胞、真皮樹状細胞などが存在している。

5. 皮下組織

　真皮の下方にある層で中性脂肪が蓄えられ、物理的外力に対するクッションの役割を果たしている。脂肪細胞で大部分が構成され、脂肪細胞質内には大量の脂肪が存在していて、保湿や外力に対する緩衝作用を示す。また脂質の合成、貯蔵、放出などを行うことでエネルギー代謝の一翼を担っている。その主成分はトリグリセリドでそれを構成する脂肪酸はオレイン酸やパルミチン酸が主なものである。

　身体の形状を特徴づける重要な要素となり、他にエネルギー貯蔵として作用し、また物理的障害に対して防御作用を示す。

6. 皮膚付属器

　皮膚には毛、爪、皮脂腺などの皮膚付属器が存在する。

　毛髪の毛包の基底部分には毛母細胞と毛乳頭細胞の二つの組織が存在する。毛母細胞は皮膚のケラチノサイトにあたる細胞で毛乳頭から栄養素や生理活性物質を受け取って盛んに細胞分裂を行う。細胞分裂した毛母細胞が分化してケラチン線維などを生成して強固な毛となる。この毛母細胞の増殖を

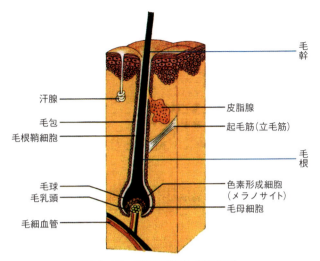

図 4-15　毛髪の構造（模式図）

制御しているのが毛乳頭細胞である（図 4-15）。
　毛髪は成長期、退行期、休止期からなるヘアサイクル（毛周期）を繰り返しているが、ヒト毛髪の場合、成長期は 5〜6 年、退行期が 2〜3 週間、休止期は 2〜3 ヶ月である。毛髪は、手のひら、足の裏、唇、乳首、陰部などの組織を除いた体全体に生えているが、発生場所により長さや太さが違っている。
　爪は手足の指の背面から生じる角層の薄板で、指の先端の保護などの役割を担っている。爪は硬いケラチンが主成分で他に脂質や水分が含まれる。爪の生育は 1 日に 0.1〜0.15 mm とされるが個人差があり、高齢者では遅くなる。手と足では手の爪の伸長速度のほうがかなり速いとされる。
　皮脂を産生する器官を皮脂腺と呼んでいる。毛包（毛根を包み込んでいる組織）に付属する形で体内に広く分布している。皮膚表面に存在する皮脂には皮脂腺由来のものとケラチノサイト由来のものが共存しているが、ほとんどは皮脂腺由来のもので約 95％ を占めている。その多くは中性脂肪とその分解物で、その他、脂肪酸、スクワレン、ワックスエステルなどが含まれているが NMF や細胞間脂質に比べると皮膚の水分保持に関する寄与は少ないとされる。皮膚表面に皮脂のフィルムをつくり、角層に適度な湿度、なめらかさを与えている。また中性脂肪が分解された遊離脂肪酸により皮膚表面は

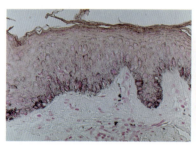 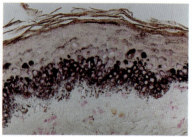

しみのない肌　　　　　　　しみのある肌

図 4-16　しみのある皮膚の染色写真

提供：弘前大学医学部皮膚科教室花田教授

弱酸性（pH5.5～7.0）に傾き、外界の物質に対する緩衝作用、殺菌作用を示している。

7．主な皮膚トラブルと有効成分

　皮膚は外界に接している臓器であることから、絶えず外界からの刺激を受けている。これらの刺激に抵抗するために角化という遺伝子レベルの仕組みによって角層バリア機能を獲得してきた。そして単に外界と体内を隔てる壁としての角層バリア機能だけでなく、真皮と皮下脂肪の機能によって弾力のある健康的は皮膚を保有することが可能となってきた。しかし、老化による機能低下や、紫外線などの強い外部刺激に絶えず晒されることによって皮膚には種々のトラブルが発生し、美容上も多くのトラブルの原因となってきている。

　ここではいくつかの皮膚トラブルを取り上げ、皮膚トラブルの発生要因などについて記載することにしたい。

7-1．しみ

　色素産生細胞であるメラノサイトがメラニンを産生した結果、皮膚に褐色の色素が沈着した状態をしみと称する（図 4-16）。

　皮膚が紫外線に暴露すると、エンドセリンなどの情報伝達物質の働きに

よってメラノサイトの小胞体であるメラノソームでメラニンが生合成される。メラノソームはメラノサイトの樹状突起部分に移動しながらチロシンを出発物質としてチロシナーゼなどの酵素反応や自動酸化反応によってメラニンを合成する。そして樹状突起部に到達する頃にはメラニン合成の最終段階となるstageⅣになり、メラノソームは合成したメラニンを多量に蓄積し肥大化した状態となっている。その後、近隣のケラチノサイトにメラノソームは移送され、次いでメラノソームの膜成分が分解されることでケラチノサイトの中にメラニンが遊離することになる。このメラニンは紫外線の有害な光エネルギーを熱エネルギーに転換することで紫外線がケラチノサイトに与える障害の発生を防ぐことになるが、同時にメラニンの影響を受けて皮膚は黒化する。

　紫外線暴露が終ると、メラニンの生合成も停止する。メラニンを受け取り黒化したケラチノサイトもやがてターンオーバーによって皮膚外に排出される。そして皮膚の黒化も回復する。しかし紫外線の暴露が終っているにもかかわらずメラニンの継続産生が続いたり、メラニンが過剰に産生されたり、メラニンを含んだケラチノサイトがターンオーバーで排出されなかったりすると部分的な色素沈着が発生する。これをしみと呼んでいる。

　しみの発生を抑制、軽減するために有効成分を配合した美白化粧品が使用される。美白化粧品（医薬部外品も含む）に使用される有効成分の主なものを**表4-2**に掲げる。

7-2. しわ

　加齢とともに皮膚表面に生じる溝状の筋目をしわと称している。しわは以下の3種類に分類されている（**図4-17**）。
①線状じわ：目尻や眉間に生じる水平なしわで自然老化、光暴露で強調される。
　　・しわ：皮溝や小じわより直線性があり、深くて明解な溝。
　　・小じわ：皮溝と同じ深さのしわで、本数が多く目立たない細かい溝を有す。
②図形じわ：日光露出部位に発生する、溝の交差による三角形や長方形模様が顕著で、光老化を反映。
③縮緬じわ：弛緩した皮膚に発生する細かなヒダや縮れたしわで自然老化を反映し光老化で強調される。

表 4-2　主な美白化粧品・医薬部外品に使用される有効成分

有効成分	起源など	機能
アルブチン	コケモモ、ウワウルシなどの葉に含まれるヒドロキノンの配糖体	チロシナーゼ活性を拮抗阻害
アスコルビン酸グルコシド	不安定なビタミンCに糖を結合	メラニン合成の酸化過程を抑制
リン酸アスコルビルMg	不安定なビタミンCのリン酸エステル	メラニン合成の酸化過程を抑制
エラグ酸	イチゴ、リンゴなどに存在するポリフェノール化合物	チロシナーゼ活性阻害 抗酸化
トラネキサム酸	プラスミノーゲンをプラスミンに変換する酵素の阻害作用とプラスミンによる血栓溶解を阻害する作用を有する	メラノサイトの不活性化
コウジ酸	発酵代謝産物	チロシナーゼ活性の非拮抗阻害、酸化重合抑制
ルシノール	レゾルシンの配糖体	チロシナーゼ活性を拮抗阻害
カモミラ ET	カミツレの花から抽出	メラノサイトの増殖抑制、エンドセリンの発生抑制
マグノリグナン	ホオノキの樹皮に含まれるマグノロール類似構造を持つ	チロシナーゼの成熟抑制
リノール酸	アマニ油やサフラワー油に多く存在する直鎖不飽和脂肪酸	チロシナーゼ合成抑制

　しわの形成には遺伝やホルモンなど内的な要因と、日光暴露、温度、湿度などの外的要因が深く関連しているとされている。

　日光に長期暴露した皮膚では深いしわが形成される。加齢した皮膚では若年層の皮膚に比べて乾燥・萎縮の度合いが増加し、弾力性が減少する。表皮は薄くなり、表皮と真皮の境界の凹凸が扁平化する。真皮も委縮し、コラーゲン線維やグリコサミノグリカンなどが減少する。この一方、エラスチン線維が太くなり走行性が不規則になる。この一連の変化がしわの形成に関連していると想定されている。

　皮膚が繰り返し折り畳まれる部位（目尻など）でしわが発達することから、表情筋などの働きに伴って生じる一時的な変性もしわの生成要因として挙げ

線状じわ	図形じわ	縮緬じわ
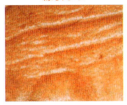	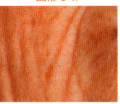	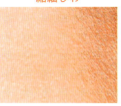
目尻にできるカラスの足跡や額の水平方向にできるしわ。年をとった顔に特徴的なもので日光にあたった部分にできる。	線が交差して三角形や長方形模様が顕著になったもの。高齢者の頬、首の後ろなどに見られる。日光の当たる部分にできる。	衣服に包まれて日光の当たらない部分にできる。高齢になるほど増える。

図 4-17　しわの種類

られる。さらに、角層水分量が少なく、柔軟性を失った皮膚では小じわができやすいとする報告が認められており、水分保持力の低下もしわ生成の要因として挙げられている。

　化粧品の効能効果の範囲においては、「乾燥による小ジワを目立たなくする」の効能訴求が認められている。これは2000（平成12）年に新しく認められた効能効果であるが、この効能効果を標榜する際は、日本香粧品学会の「新規効能取得のための抗シワ製品評価ガイドライン」に基づく試験などを行って、効果が確認された製品のみ標榜が可能となることが決められている。

　表 4-3に主な抗しわ剤を記載するが、すべての薬剤が上記のガイドラインによって、抗しわ効果が認められたものではない。

7-3. たるみ

　老化により、皮膚のはりが失われることにより重力方向に垂れ下がる皮膚の膨らみのことで、顔面では眼や口の周囲や頬に認められる。

　顔面では表情筋が皮膚と皮膚、あるいは皮膚と骨に結びついている。この表情筋に皮下脂肪がぶら下がる形で付着している。健常な皮膚では皮膚のはりが皮下脂肪を外側から押さえ、表情筋が皮下脂肪を強く支えているので、皮下脂肪が重力方向に垂れ下がることは少ない。しかし、老化が促進すると、

表 4-3　主な抗しわ剤の起源と機能

物質名	起源・構造	機能
α-ヒドロキシ酸（AHA）	乳酸、リンゴ酸などの通称	衰えた皮膚代謝機能を改善。
レチノイン酸	ビタミンA酸	角層剥離作用、コラーゲン生成促進作用を有する。
レチノイン酸トコフェロール	ビタミンA酸とビタミンEを結合させたもの	線維芽細胞に作用してコラーゲン合成を促進。
レチノール	ビタミンAアルコール	ヒアルロン酸の産生を促進して表皮の水分量を高める。 表皮で作用する。 医薬部外品主剤として認められている。
コエンザイムQ10	ユビキノンと表示される	強い抗酸化作用を有し活性酸素を除去する。
ニールワン	アミノ酸誘導体	コラーゲン・エラスチンを分解するエラスターゼ活性を抑制。 真皮で作用する。 医薬部外品主剤として認められている。

皮下脂肪の量が増加して表情筋が支えることが難しくなり、かつ皮膚のはりも低下して外側からの力も低下する。この結果、皮膚の弱い部位に皮下脂肪が垂れ下がり、皮下脂肪の膨らみが観察されるようになる。この現象をたるみと称している（**図4-18**）。

　現在、美容科学的には皮膚を切除したり高分子化合物を挿入したりする方法でたるみを改善することが行われている。またマッサージによるたるみ改善の可能性も指摘されている。

　日常の皮膚の手入れで、発生したたるみを改善する方法は現時点では明らかにはされていない。しかし紫外線A波長の照射でたるみ様の皮膚の膨らみが発生することが明らかになっていることから紫外線防御を行って日光暴露を避けることが将来のたるみの発生を予防できるという可能性が示唆されている。また抗炎症剤の使用でたるみを改善する可能性も指摘されている。さらに表情筋を支えている皮膚、とくに真皮の機能低下が要因に一つとして挙げられていることから真皮の機能を正常化する方法も提案されている。

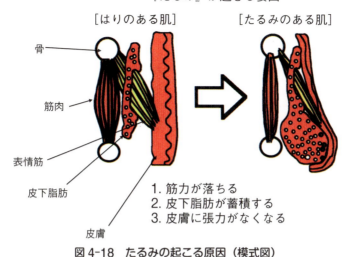

図 4-18　たるみの起こる原因（模式図）

表 4-4　たるみの要因と対応方法

要因	対応方法
紫外線暴露によるたるみ発生	紫外線防御剤、抗炎症剤などの使用
皮膚の機能低下によるたるみ発生	コラーゲン産生促進剤、保湿剤などの使用

表 4-4 にたるみの発生要因と対応方法をまとめた。

7-4. くすみ

　日本化粧品工業連合会効能効果専門部会により提案された「肌のくすみの定義」では、肌のくすみは、ある特定の視覚的現象であり、顔全体又は目の周りや頬などの部位に生じ、肌の赤みが減少して黄みが増し、肌のつやや透明感が減少したり、皮膚表面の凹凸などによる影によって明度が低下して暗く見える現象、としている。

　この発生要因としては下記の事項が、単独あるいは複数が関与する可能性が指摘されている。

表 4-5　くすみの発生要因と対応

発生要因	対応
血行不良による赤みの低下	新陳代謝を高めて血行促進
メラニン沈着	紫外線を防御し、メラニンの過剰産生を防ぐ
肌の弾力低下により生じる凹凸による影	真皮機能の活性化、肌の弾力を復活・維持
皮膚の肥厚による透明性の低下	ターンオーバーの亢進、つや・透明感を復活
皮膚表面での乱反射によるつやの低下	保湿できめを整える

①血行不良による肌色の赤みの減少

②メラニン沈着

③皮膚の弾力などの低下による皮膚表面の凹凸による影

④皮膚肥厚による透明性の低下

⑤皮膚表面での乱反射によるつやの低下

⑥加齢に伴う皮膚の黄色化

　したがって、くすみの発生を予防し、その程度を軽減するには**表 4-5** に掲げる対応が必要と思われている。

　表 4-5 にくすみの発生要因と対応策をまとめた。

7-5. くま

　くまとは目の周り、すなわち眼瞼の一部又は全体が黒みがかっている現象であり、その要因としては皮膚血流の停滞と色素沈着によるものが考えられている。眼瞼皮膚の厚さは薄く、皮下の結合組織が細く粗く伸縮性に富んでいる。このような特徴から真皮や皮下の状態が容易に反映されて皮膚色として観察される部位ということになる。

　疲労時には目の周りの脂肪組織が減少することなどに起因して皮下血管が透過されて皮膚色が青みを帯びるようになり、あるいは目の周りが皮膚の厚さが薄いことから、生理前の皮膚でのうっ血の状態が透けて見えるようになってくまとして認識される。

　眼瞼皮膚では汗腺がなく、また皮脂腺も少ないので、保湿機能も顔の他の部分に比べると低く、皮膚バリア機能も著しく低いという部位である。この

表 4-6　くまの発生要因と対応

発生要因	対応
血行不良による赤みの低下	血行促進剤
メラニン停留による皮膚の黒化	紫外線防御、美白剤
眼瞼部位での表面の凹凸化	保湿剤、肌荒れ改善
真皮状態の改善	コラーゲン産生促進など

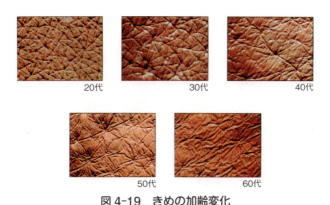

図 4-19　きめの加齢変化

ことから目の周りではきめが乱れ、小じわが発生しやすいが、このような形態変化もくまを目立たせる要因になっていると考えられる。

表 4-6 にくまの発生要因と対応をまとめた。

7-6. きめの乱れ

　皮膚表面を顕微鏡で観察すると、毛穴を中心に縦横放射状に走る溝（皮溝）と、皮溝によって囲まれた隆起部分の皮丘からなる紋様（皮紋）を見ることができる。この皮紋の状態はきめと呼ばれ、年齢、肌状態によって大きく異なる。

　若いヒトの肌はきめが細かく、皮溝の異方性はあまり見られず均質である。しかし加齢に伴い皮丘の扁平化と皮溝の減少や消失が観察されるようになる（**図 4-19**）。特に紫外線に暴露される部位において、この変化は顕著に観察することができる。若いヒトの皮膚でも季節によってきめの状態に変化

が認められる。すなわち、春から秋にかけてはきめの状態が整っているが、空気が乾燥する冬期になると皮溝の消失や角層の一部の剥離（スケーリング）などが観察されることが散見される。

きめは角層水分量に深く関係しているとされる。すなわち、加齢や乾燥、紫外線の暴露に伴い皮膚保湿機能が低下し、角層水分量が通常の20〜30%から10%以下になると、皮膚がカサカサしてひび割れが発生する。表皮ターンオーバーが乱れ、重層化するために皮溝は浅く不明瞭になる（きめが乱れる）。

保湿剤などを適切に使用することによって上記の肌の乱れは改善する。

7-7. 肌荒れ

皮膚の表面状態が乱れている状態を、肌荒れと称している。

健常な皮膚では皮溝・皮丘によって形成されるきめは小さく規則的であるが、肌荒れが発生するときめが乱れて目で見えるスケーリング（鱗屑：肌荒れなどによって角層がかたまりのまま剥がれること）が発生する。

肌荒れは刺激性を有する化学物質に接触したり紫外線に暴露したりすると、数時間後又は数日後に発生する。このことはきめが乱れるといった皮膚表面だけの現象ではなくて、皮膚内でも大きな変化が生じていることを明らかにしている。すなわちケラチノサイトの異常増殖が発生し、不全角化やターンオーバーの速度が亢進されて、この結果、目で見える鱗屑を発生したりして、肌荒れを実感する。冬期には大気の乾燥が角層水分量を減少させて、この結果、角化が乱れ細胞間脂質の減少、バリア機能の低下、不全角化、NMFの減少、角層水分量の低下などが発生し、肌荒れに通じる。

肌荒れの予防や軽減をする方法としては、化粧品の使用が最も容易な手段として挙げられる。すなわち保湿することによって、皮膚はうるおいを取り戻すことができ、この結果、皮膚の柔軟性が増し、角質の保湿機能が高められ、角層水分量が高いレベルに維持されてスムーズな角層剥離ができるようになる。

また、肌荒れに付随して発生するとされる微弱炎症反応はプラスミノーゲンが関与していることから、プラスミノーゲンの活性を抑制することも肌荒れ状態を回復させる手段として提案されている。

表 4-7　肌荒れ改善方法

機能	成分
失われた水分を補給	グリセリン、アミノ酸などの保湿剤 脂質などの油分 抗炎症剤（グリチルリチン酸誘導体、アラントイン）
角層の働きを回復	ビタミン類 プラスミノーゲン活性阻害剤として作用するトラネキサム酸など

　バリア機能を高めるために細胞間脂質の産生・分泌を促進し、かつ表皮の異常な増殖反応を抑制することも、肌荒れ改善の別の方法である。さらに、細胞間接着物質のデスモソームの分解を促すことで、細胞の接着力を低下させてスケーリングの発生量を低下させる方法も提案されている。

参考図書
本章の作成に際しては下記の図書を参考にし、引用させていただきました。
1. 清水宏『あたらしい皮膚科学 第3版』中山書店
2. 武田克之・原田昭太郎・安藤正典 監修『化粧品の有用性―評価技術の進歩と将来展望―』薬事日報社
3. 光井武夫『新化粧品学』南山堂
4. 田上八朗・杉林堅次・能崎章輔・宿崎幸一・神田吉弘『化粧品化学ガイド』フレグランスジャーナル社
5. 日本化粧品技術者会編『化粧品事典』丸善

第5章 化粧品原料

化粧品原料

　化粧品や薬用化粧品には、シャンプー、リンス等の洗髪化粧品、育毛剤、ヘアトニック等の毛髪化粧品、化粧水、乳液、クリーム等の基礎化粧品、リキッドファンデーション、固形おしろい等のベースメイク化粧品、口紅、マスカラ、ネイルエナメル等のポイントメイク化粧品及び染毛剤や浴用剤等々、多くの化粧品類及び医薬部外品類がある。中にはこれらに共通の原料もあるが、その化粧品特有の原料もあり、原料の種類は多く、現在約14,000の原料の表示名が日本化粧品工業連合会（粧工連）の「化粧品の成分表示名称リスト」に収載されている（化粧品の成分表示名称リストNo. 33現在）。

　化粧品原料の分類は、純然に化学構造の面から分類する方法や、その原料の持っている特性・機能の面から分類する方法等がある。2012（平成24）年に粧工連が公表した「化粧品原料の規格作成の手引き（第2版）」に分類されている原料は、炭化水素類にはじまり無機・有機表面処理物に至る27分類である。本章では、このうち化粧品全般によく用いられている原料群の特徴と使用される化粧品について要点を記載した。

1. 炭化水素

　読んで字の如し、炭素と水素からなる化合物でその多くは石油を起源にしており、そのため鉱物系物質で以前は毛嫌いされた成分である。その理由としては、発癌性が疑われる多環系芳香族を不純物として含有している可能性があったからである。しかし、炭化水素は精製が容易で無色、無味、無臭のものが得られやすいうえに化学的に不活性で変性のおそれがなく、形状も揮発性の液体成分（イソドデカン等）から低粘性〜高粘性の液体成分（流動パラフィン・ミネラルオイル、ポリイソブテン等）、ペースト状のワセリン及び固形成分のパラフィンワックス、セレシン、マイクロクリスタリン等多くの化粧品に種類を問わず使用されている。

また、サメや植物から採取されたスクワレンを水素添加したスクワランは多くの化粧品に配合されている。

1-1. 揮発性炭化水素

環状シリコーンが一時揮発性成分として徴用されていたが、その一部に生殖毒性が疑われ、その代用として使用されるようになった。また、「落ちないマスカラ」のように塗布後、揮発するためにその機能を発揮するような製品に使用されている。

1-2. 液体炭化水素

スクワランと流動パラフィン（ミネラルオイル）がその代表例で、スクワランは飽和炭化水素であるが炭素鎖の中間に4個のメチル基を持っているので、凝固点は非常に低く、ミネラルオイルに比べ脂ぎった感じがなく、クリーム、乳液等の基礎化粧品や多くのメークアップ化粧品に用いられている。ミネラルオイルは、その溶媒効果や摩擦効果を促進する特性を利用しクレンジング・マッサージ化粧品に用いられるのみならず、疎水性皮膜を形成し水分の蒸発を抑制する効果を期待し、保湿クリームやベビー化粧品に用いられている。

1-3. 固形炭化水素

クリーム等の硬度調整剤としても用いられるが、口紅の形成剤として使用されることが最も多く、必要不可欠な成分である。このワックスの選定・組み合わせにより硬度、使用感、艶等に大きな影響を及ぼす。なお、炭化水素は日本化粧品原料集に約15成分がリストされているが、その粘土、硬度によりグレードが多数あり、製剤化にあたっては目的に応じて選択する必要がある。

2. 油脂・ロウ・エステル類

一般に、天然のエステルを油脂・ロウと称し、その中で液体のものを油脂、固形のものをロウと称している事例が多いが、油脂とロウとでは化学構造上

異なるものである。

　油脂は脂肪酸とグリセリンのトリエステル（トリグリセライド）であり、ロウは脂肪酸と一価アルコールとのエステルである。

　ゆえにポマード（1960〜1970年代に流行した男性用整髪料）の主要原料である「木ロウ」は、その主成分がパルミチン酸のトリエステルであるので、化学構造上は油脂である。また、基礎化粧品やメークアップ化粧品に使用されるホホバ油は不飽和高級アルコール（C20：1、C22：1）と不飽和脂肪酸（C20：1）を主成分とするエステルで化学構造上はロウに分類される。

　油脂は現在、水素添加したものも含め約110成分が日本化粧品原料集にリストされ、ロウは約20成分である。

　油脂・ロウ類に共通した機能は、皮膚及び毛髪にエモリエント性、滑沢性、光沢を与えることである。皮膚に疎水性皮膜を形成し、外部からの有害物の侵入及び水分の蒸散を抑制し、皮膚の乾燥を防止する等の効果が期待される。

　一方、合成エステルは日本化粧品原料集に多数あり、油脂・ロウの約2倍リストされている。天然の油脂は、その主成分が飽和/不飽和脂肪酸とグリセリン、ロウは飽和/不飽和脂肪酸と飽和/不飽和アルコールが主であり、奇数及び側鎖の成分がほとんど含まれていない（例外としてはラノリンが挙げられるが、反芻動物のためBSE問題後、あまり使われなくなっている）。油脂・ロウも種類が多くあるが、その使用感が脂ぎっているなど、天然物のため、常に一定の品質を確保しにくい。酸敗しやすい等の理由から、これら天然系油脂の欠点を補うために、合成エステルは、主に側鎖の脂肪酸、オキシ脂肪酸及び側鎖アルコールを任意の位置に付加し、低粘性から高粘性のエステルを提供している。これらは一般に合成品であるため、臭いも色もほとんどなく、品質も一定である。合成エステルは、天然油脂・ロウの機能特徴以外に、他の配合油性原料である油性基剤との相互混和性の向上と使用上における展延性の付与及び油性基剤の皮膚上における通気性の向上（側鎖成分は通気性が向上すると言われている）等が特徴として挙げられる。

　油脂・ロウ・エステルは、ほとんどの化粧品の使用感や品質に大きな影響を与えるので、その製品特性に合わせて選定する必要がある。例えば、年配者が使用するようなクリームには、柔軟性や疎水性皮膜形成を期待し、天然油脂の配合が考えられ、若年層が使用するようなクリームやサンスクリーン

剤には、アッサリした使用感を期待し、低粘性の合成エステル等の配合が考えられる。口紅には、成型の目的で配合されるカルナウバロウ、キャンデリラロウ及びセレシン等のロウ以外に、艶を付与し、使用感を向上させる目的で天然油脂類の他に高粘性の合成エステルの配合等が考えられる。

3．脂肪酸

　天然と合成由来があるが、天然は動物脂肪や植物油を分解して得られ、一般的に偶数個の炭素を有し、鎖長は C8〜C24 で飽和、不飽和がある。天然の側鎖脂肪酸の代表は、イソステアリン酸である。

　一般に高級脂肪酸とは、C12 のラウリン酸、C14：ミリスチン酸、C16：パルミチン酸及び C18：ステアリン酸が化粧品原料として最も多く用いられている。その使用目的の多くは、石けん乳化（アニオン活性剤）としてである。以前、バニシングクリーム（塗布していくと白色が消滅＝バニシングしていくようになることに由来）の主原料として、パルミチン酸、ステアリン酸が用いられていた。現在は、C12〜C16 脂肪酸と水酸化ナトリウムによる固形石鹸、及び C12〜C18 と水酸化カリウムによるウォッシング（クレンジング）化粧料の主要原料となっている。別に、これ以外にベヘン酸を加え、乳液、クリーム等の硬度調整剤として用いられている。また、それ以外の炭素数 10 以下脂肪酸、側鎖を含む合成脂肪酸は、合成エステルの原料として広く用いられている。

4．アルコール

4-1．低級アルコール

　化粧品で用いられる低級アルコールは、イソプロピルアルコールとエタノールであるが、エタノールの使用頻度が圧倒的に多く、化粧水等の水物化粧品には配合されている例が多い。これは、エタノールが皮膚面からの蒸発に際し気化熱を奪うため、清涼感を与え、収れん作用によって一時的に皮膚を引き締める効果があるからである。

第 5 章　化粧品原料　117

4-2. 高級アルコール

炭素数６以上の一価アルコールの総称である。化粧品に主に配合されるのはセタノール、セトステアリルアルコール及びステアリルアルコールである。これらは、それ自体に乳化力はないが、分子構造上末端に水酸基を有するので乳化助剤として用いられる例が多い。特に、セトステアリルアルコールは乳化助剤として優れていると言われている。

また、ステアリルアルコールやベヘニルアルコールは粘度調整剤として、ヘアコンディショナー等に用いられている。

側鎖のイソステアリルアルコール及びオクチルドデカノールは凝固点が低く、油性感が少なく、皮膚上の感触も良いため、乳化化粧品に限らず、口紅をはじめとするメークアップ化粧品にも用いられている。

5. 多価アルコール

上記「アルコール」が一つの水酸基を有する一価アルコールであるのに対して、複数の水酸基を有するのが多価アルコールである。代表例としてグリセリン、プロピレングリコール（PG）、1,3-ブチレングリコール（BG）が挙げられる。化粧品配合の主要目的は保湿であり、グリセリンがその代表で、必要不可欠の保湿剤と言っても過言ではない。ゆえに、非常に多くの保湿を謳う化粧品に使われている。PG も以前は多用されたが、1980 年指定の表示成分に指定されてからその使用頻度は減少し、それに取って代わったのがBG である。BG は保湿剤として配合する以外に、植物エキスの抽出溶媒及び希釈溶媒としても用いられている。保湿剤としての効能以外に抗菌性を有するということで、上記以外に 1,3-プロパンジオール、ヘキサンジオール、ペンチレングリコール等が最近用いられる。確かにこれら自体に抗菌性を有するものもあるが、防腐剤はそれ自体水に溶けづらいものが多く、これら多価アルコールを配合することにより、水溶性が向上し、その結果、防腐力が上がると考えたほうが良い。つまり、多価アルコールのみに過度な防腐力を期待しないほうが良い。

6. 界面活性剤

　界面活性剤は、化粧品の種類に関係なくほとんどの化粧品に配合されることから、化粧品製剤化に必要不可欠な原料と言っても過言ではない。分類方法も種々あるが、多く用いられているのがイオン型による分類である。すなわち、イオン性界面活性剤（アニオン界面活性剤、カチオン界面活性剤及び両性界面活性剤）と非イオン界面活性剤の4分類である。最近では、これに高分子界面活性剤、シリコーン系界面活性剤及び天然界面活性剤を入れている場合もある。これら界面活性剤は、現在、粧工連の「化粧品の成分表示名称リスト」に1,000成分以上収載されており、化粧品原料の大きな柱となっている。中でも非イオン界面活性剤は約800成分が収載され、それに次いでアニオン活性剤が収載されている（規格作成集の手引きの分類では、シリコーン系界面活性剤や高分子系界面活性剤は、活性剤という機能でなく、シリコーン化合物、高分子化合物として分類されている）。

6-1. 界面活性剤の使用目的と応用

1) **乳化作用**：クリーム、乳液等の基礎化粧品は、水を含む水溶性成分と油性成分が基剤となり構成されているが、当然これらのみでは分離し製剤化することはできない。それを均一に混合する目的、すなわち乳化するために用いられるのが界面活性剤である。このために主として用いられるのがアニオン及び非イオン界面活性剤である。これら一種類の活性剤で乳化する例も多いが、アニオンと非イオンを併用、最近ではクロスポリマーの高分子化合物や他の水溶性高分子を併用することにより、活性剤の量を減らし、安定な乳化物を提供している例が多い。

2) **可溶化作用**：可溶化の代表例として、化粧水中の香料の配合が挙げられる。香料の主成分は一般に精油であり、水に溶けづらい。そのために活性剤を配合して澄明な化粧水とするのである。一般に、HLB15以上の非イオン活性剤が用いられることが多いようである。

3) **分散作用**：乳化ファンデーション等の製品は、油溶性成分、水溶性成分及び粉体成分から構成されるが、乳化のみならず粉体類が合一することなく均一に混じり合う・分散することを目的として配合されるのが活性

第5章　化粧品原料　119

剤である。その他に、口紅、ネイルエナメル及び粉体製品の顔料の分散等に用いられる。

4) **洗浄・起泡作用**：石けん、シャンプー、洗顔クリーム等の製剤化に用いられる。主にアニオン活性剤が用いられる。代表例は、炭素数12～18の脂肪酸に水酸化ナトリウムや水酸化カリウムからなる脂肪酸石けんである。これらは「石けん素地」として広く汎用されている。最近では、アニオン活性剤の中でも、刺激が少なく起泡力もあり、弱酸性のアシルグルタミン酸塩や両性界面活性剤も用いられている。

5) **帯電防止作用**：洗髪後にサラサラした質感を与え、櫛通りを良くし、それを持続する目的でヘアリンス等に配合するもので、カチオン活性剤が用いられる。また、カチオン活性剤は一般に殺菌性が強いので、洗い流す製品のみに使用するなど、安全性を確認する必要がある。

6-2. 界面活性剤の種類（「化粧品の成分表示名称リスト」収載成分例）と用途

1）アニオン活性剤

・脂肪酸石けん　$RCOOM$（M：カリウム、ナトリウム、トリエタノールアミン）
　収載成分例：カリ石けん素地、ミリスチン酸 K、ヤシ脂肪酸 TEA　等
　用途：固形石けん、洗顔クリーム、ボディシャンプー、クリーム、乳液
・アルキル硫酸エステル塩　$ROSO_3M$
・アルキルエーテル硫酸エステル塩　$RO(C_2H_4O)nSO_3M$
　収載成分例：セチル硫酸 Na、ラウリル硫酸 Na、ラウリル硫酸 TEA　等
　　　　　　：（C12,13）パレス-3 硫酸 Na、ラウレス硫酸 TEA　等
　用途：洗浄力、起泡力が優れており、洗顔クリーム、シャンプー、歯磨類
・アルキルリン酸塩　$(RO)aP(O)(OM)b$　$a+b=3$
・ポリオキシエチレンアルキルエーテルリン酸エステル塩　$[RO(C2H4O)n]aP(O)(OM)b$

収載成分例：セチルリン酸 K、ラウリルリン酸 Na、ラウリルリン酸 2Na　等

　　　　　　　　：ジ（C12-15）パレス-6 リン酸、ラウレス-2 リン酸　等

用途：シャンプー、洗顔料、ボディシャンプー

・N-アシルサルコシン塩　$RCON（CH_3）CH_2COOM$

収載成分例：ラウロイルサルコシン Na、パルミトイルサルコシン Na 等

用途：洗顔料、シャンプー、ハンドクリーム、ローション

・N-アシルグルタミン酸塩　$RCONHC（CH_2CH_2COOM）HCOOM$

収載成分例：ココイルグルタミン酸 K、ミリストイルグルタミン酸 Na 等

用途：洗顔料、弱酸性洗浄料、ボディシャンプー

これ以外にも、アシルタウリン糸、アルキルカルボン酸塩類等、多くの種類がある。

2）カチオン活性剤

・アルキル 4 級アンモニウム塩

収載成分例：ステアラルコニウムクロリド、ジセチルジモニウムクロリド　等

用途：リンス、トリートメント、リンスインシャンプー

他にも、脂肪酸アミドアミン塩、環式 4 級アンモニウム塩、及び殺菌剤として有名な塩化ベンザルコニウム、塩化ベンゼトニウム等がある。我が国では使用の主目的は帯電防止であるが、EU 等では殺菌剤として用いられる場合が多い。そのため、その国のポジティブ成分となっているカチオン活性剤があるので注意を要する。

3）両性界面活性剤

・グリシン型

収載成分例：ココアンホ酢酸 Na、ココアンホジ酢酸 2Na　等

用途：洗顔クリーム、シャンプー、ボディシャンプー

・ベタイン型

第 5 章　化粧品原料　121

収載成分例：コカミドプロピルベタイン、ラウリルヒドロキシスルタイン　等

用途：シャンプー、コンディショナー、ヘアダイ

4）非イオン界面活性剤

　非イオン界面活性剤は、活性剤の中で最も種類も多く、以下の活性剤が目的に応じて使用されている。

- ・プロピレングリコール脂肪酸エステル（イソステアリン酸 PG、ステアリン酸 PG 等）
- ・グリセリン脂肪酸エステル（ステアリン酸グリセリル、ステアリン酸グリセリル（SE）等、ステアリン酸グリセリル（SE）は、他の活性剤（アニオン、非イオン）を配合し、乳化しやすくしたもので自己乳化型と言われている。
- ・ポリグリセリン脂肪酸エステル（ジステアリン酸ポリグリセリル-3、ジステアリン酸ポリグリセリル-6、ジステアリン酸ポリグリセリル-10 等）
- ・ポリオキシエチレングリセリン脂肪酸エステル（PEG-6（カプリル/カプリン酸）グリセリル、ステアリン酸 PRG-10 グリセリル等）
- ・ソルビタン脂肪酸エステル、ポリオキシエチレンソルビタン脂肪酸エステル（ステアリン酸ソルビタン、オレイン酸 PEG-40 ソルビタン等）
- ・ポリオキシエチレンアルキルエーテルは、非イオン活性剤の中でも種類が多く、高級アルコールと酸化エチレンのエーテル結合で、酸、アルカリ、加熱などの条件下で加水分解されにくい特徴がある。（セテス-5、セテス-10、セテス-20 等）
- ・ポリオキシエチレンポリオキシプロピレンアルキルエーテルは、俗にブロック型と言われる活性剤で、起泡力が小さいのが特徴であり、酸化エチレンと酸化プロピレンの比率と付可モル数により種々存在。（PEG/PPG-3/17 コポリマー、PEG/PPG-200/70 コポリマー等）

　用途：用途は上記に記載したように広く、香料や色素の可溶化、クリーム、乳液の乳化、洗顔クリームの乳化助剤、粉体配合成分における分散剤としての配合等で、使用にあたっては、1944（昭和 19）年に Griffin

が提唱した、親水性—新油性バランス HLB 法（hydrophilic-lipo-philic balance）が重要であると言われている。

各界面活性剤の HLB（親水性–親油性バランス）は、原料メーカーのパンフレットに記載されている。HLB 法では、被乳化油成分の所要 HLB 値がわかれば、同じ HLB 値を持つ乳化剤を選択することにより、ほぼ満足（70〜80%）いくエマルションを再現良く調整できると言われている。

一般に、HLB：1〜3 は異なる油性成分の混合に、HLB：4〜6 は W/O 型エマルションの乳化に、HLB：8〜16 は O/W 型エマルションに、HLB：13〜15 は洗浄剤に、HLB：13〜18 は可溶化剤に、それぞれ適していると言われている。

7. 高分子化合物

高分子化合物は、大きく分けて天然高分子、半合成高分子及び合成高分子の 3 つに分類される。

天然高分子は、植物、動物及び微生物に分類され、同一成分、例えばヒアルロン酸 Na は動物（ニワトリの鶏冠）と微生物（*Streptococcus*）と由来が異なる成分もある。そして、構成している化合物からタンパク質、糖類などに分類され、主として増粘剤や保湿剤として化粧品に用いられる例が多い。

・**代表例（表示名称）**

動物由来：イガイグリコーゲン、キトサン、セラック、ハチミツ、ラクトフェリン等

植物由来：アラビアゴム、アルギン酸、クインスシード、タマリンドガム等

微生物由来：キサンタンガム、酵母多糖体、ジェランガム、プルラン等

合成高分子は、主に保湿や粘度調整の目的で使用され、増粘・保湿の目的で使用される代表例としてポリエチレングリコール（PEG）等があり、乳化助剤及び皮膜形成剤の目的でアクリル酸系高分子化合物等がある。粉体として滑かな使用感を期待されるナイロン末や、メークアップ製品のラメ剤として使用される積層フィルム末等が、合成高分子の代表例として挙げられる。

これらは、化粧品の種類に関係なく、現在の化粧品原料において重要な位置付けとなっている。

・**代表例（表示名称）**

PEG-32、PEG-2M、PPG-20、カルボマー、PVP、アクリル酸アルキルコポリマー、アクリレーツ/アクリル酸（C10-30）クロスポリマー、ナイロン-6、（PET/Al/エポキシ樹脂）ラミネート　等

半合成高分子は天然高分子化合物の誘導体で、使用される天然成分として植物由来のセルロース、動物由来のコラーゲン、ケラチンなどがある。セルロースのエーテル誘導体は結合剤、増粘剤などに、その他の多くはカチオン化誘導体としてコンディショニング剤等に用いられる。

・**代表例（表示名称）**

アルギン酸Ca、ヒドロキシプロピルセルロース、メチルセルロース、イソステアロイル加水分解コラーゲン、ヒドロキシプロピルトリモニウム加水分解コンキオリンタンパク　等

8. シリコーン化合物

シリコーンは、シロキサン結合（-Si-O-Si-）のケイ素を主としてメチル基等の有機基が結合した化合物の総称で多種類存在し、現在の化粧品製剤化には欠かせない原料となっている。化粧品で使用されるシリコーン化合物としては、メチルポリシロキサン、メチルフェニルポリシロキサン、環状ジメチルシリコーン、メチルハイドロジェンポリシロキサン、アミノ基や酸化エチレン、酸化プロピレンを付加した変性シリコーン等が挙げられる。

8-1. メチルポリシロキサン

表示名称は「ジメチコン」で、重合度の大きさにより、粘性の低いものから非常に高粘度の水飴状のものまである。化粧品には、油性成分、消泡剤として用いられ、無臭、無色で最終製品の外観を損なわない。また、撥水性、滑り性に優れ、使用感が改善される。気体透過性に優れ、皮膚呼吸を妨げず、生理的には不活性であり、刺激性、毒性が低い。

基礎化粧品、メークアップ化粧品の油溶性成分として広く用いられる。コ

ンディショナーとして艶出し、櫛通り改善等の目的でも使用されるが、最近、これで処理した頭髪は染毛しづらいという理由で使用が軽減している。

8-2. メチルフェニルシリコーン

表示名称は「ジフェニルジメチコン」「フェニルジメチコン」及び「フェニルトリメチコン」で、用途はメチルポリシロキサンと同様であるが、フェニル基が導入されているため、他の化粧品油溶性成分との相溶性がメチルポリシロキサンより優れている。

8-3. 環状ジメチルシリコーン

表示名称は「シクロメチコン」で、揮発性、低粘性でさっぱり感を与える等の理由からサンスクリーン剤などに使用される。また、整髪料や制汗剤などにも使われるが、加熱器等のノズルを閉鎖する問題もある。また、高重合シリコーンや皮膜形成シリコーン剤の溶剤としても用いられている。しかし、一部の環状シリコーンには生殖毒性が疑われ、使用頻度は減少傾向にある。それに代わって揮発性炭化水素が多用されるようになってきた。

8-4. メチルハイドロジェンポリシロキサン

表示名称は「メチコン」で、粉体に撥水性、流動性、潤滑性を付与する目的で、粉体表面処理剤として使われる。

8-5. 変性シリコーン

変性シリコーンと一口で言っても、アルキル変性シリコーン（ステアリルジメチコン等）、アミノ変性シリコーン（アミノプロピルジメチコン等）、これらの変性シリコーンはシリコーンの特性とその付加物の特性を備え、主に毛髪の柔軟剤やコンディショニング剤として用いられている。酸化エチレンや酸化プロピレンを付加重合した変性シリコーンは、毛髪への櫛通りの良さ、さっぱり感の付与及びべたつき防止などのシリコーン特有の特徴を利用して化粧品に利用されている。特にシリコーン系基剤を多く含む W/O 製剤の乳化剤として広く用いられており、「PEG-10 ジメチコン」「PEG/PPG-20/20 ジメチコン」等が表示名として挙げられる。

第 5 章 化粧品原料 125

9. 植物由来成分

　古来より、我が国では多くの植物が漢方薬として用いられてきた。西洋では主にアロマテラピーとして用いられている。近年、これらの効能効果を期待して、植物由来成分が多くの化粧品に配合されるようになった。ただし、第3章でも記したが、化粧品は医薬品的な効能・効果を謳うことができないので注意が必要である。事実、外原規に収載されている植物エキスを配合する場合、その配合目的は、ほとんどが「湿潤剤」か「保湿剤」である。全成分表示制度になってから植物由来成分は非常に増え、現在「化粧品の成分表示名称リスト」に収載されている全化粧品成分の約1割位までになっている。

　ただし、植物成分の中には医薬品に相当すると考えられるものもあり、使用にあたっては注意を要する（化粧品基準において医薬品は禁止成分である）。また、絶滅危惧種（ワシントン条約）に抵触する植物もあるので、その配合や配合された製品の輸出入にも注意を払う必要がある。

　特に問題なのは、その植物抽出物の主成分も知らずに、イメージや名称が良いという理由だけで使用している場合があることだ。**表5-1**に、外原規収載植物エキスの確認試験より、想定される成分の確認試験例を示した。新規植物成分の確認にあたっては、原料メーカーからの情報を参考にしていただきたい。

10. その他の化粧品原料

　上記1〜9以外にも化粧品には各種多様な原料があり、その中でも重要と思われる原料群について下記に示した。

10-1. 薬用化粧品中の有効成分

　化粧品は、使用期限を表示しない場合、3年以上品質が安定していることが求められる。これは製品としての外観、臭いを損なわず、成分が分離していないこと等であるが、薬用化粧品はそれ以外に目的とした有効性を発揮する成分を配合し、それ自体が安定であることが承認に際しての適応条件となっている。そのため、配合有効成分の製造時及び経時による定量は必要不可欠となっている。

表 5-1　植物エキス等の確認試験例

確認成分	確認試験例	試薬・試液
還元糖	本品 2 mL をとり、フェーリング試液 2 mL を加え、3 分間加熱するとき、淡赤色～赤褐色の沈殿を生じる。	フェーリング試液
サポニン	本品の水溶液（1→50）を振り混ぜるとき、持続性の微細な泡を生じる。	起泡試験
ステロイド	本品 0.2 g をとり、無水酢酸 2 mL を加え、水浴上で 2 分間加温した後、ろ過する。ろ液 1 mL に硫酸 0.5 mL を穏やかに加えるとき、両液の接界面は、赤褐色を呈する。	Liebermann-Burchard 反応
フラボノイド	本品の水溶液（1→10）1 mL をとり、リボン状マグネシウム 0.1 g 及び塩酸 1.0 mL を加えて放置するとき、液は、淡赤色～赤色を呈する。	リボン状マグネシウム、塩酸
タンニン	本品の水溶液（1→10）1 mL に塩化第二鉄試液 1～2 滴を加えるとき、液は、黒色～暗緑色を呈し、黒色～暗緑色の沈殿を生じる。	タンパク質、塩基性物質金属などと強い親和性を持ち、それらと難溶性沈殿を生じる。
タンニン以外のフェノール性物質	本品の水溶液（1→6）6 mL をとり、塩化第二鉄試液 2～3 滴を加えるとき、液は、淡黄褐色を呈する。	塩化第二鉄
炭水化物	本品の水溶液（1→1000）5 mL にヨウ素試液 1 滴を加えるとき、液は、淡赤褐色～淡赤紫色を呈する。	ヨウ素試液
タンパク・ペプチド類	本品 1 mL をとり、水酸化ナトリウム試液 1 mL を加えてよくかき混ぜる。これに硫酸銅溶液（1→100）2～3 滴を加えるとき、液は、青色を呈する。	アルカリにし、硫酸銅溶液を滴加
アントシアニン	本品 0.5 mL にエタノール 5 mL を加え、振り混ぜて得た赤色溶液に水酸化ナトリウム試液を 1 滴加えるとき、液は、青紫色を呈し、希塩酸を加えて酸性とするとき、液は、再び赤色を呈する。ただし、本品がワセリンようの場合は、エタノール溶液（1→1000）2 mL に希水酸化ナトリウム試液 2 mL を加えるとき、液の色は青色を呈し、希塩酸で酸性とするとき、液は、再び赤色を呈する。	pH による色調の変化

表5-2 いわゆる薬用化粧品中の有効成分リスト

薬用化粧品の種類	成分名	規格 01	規格 24	規格 51	備考
1. 化粧水	アスコルビン酸	3～5		3～5	
	ε-アミノカプロン酸			0.1	
	アラントイン		0.05～0.2	0.05～0.2	
	イオウ	0.2～1			
	イソプロピルメチルフェノール			0.05～0.1	
	エストラジオール			0.0018～0.002	
	感光素201号			0.003～0.005	
	d-カンフル	0.1		0.1	
	dl-カンフル	0.5～0.7		0.5～0.7	
	グリチルリチン酸			0.1	
	グリチルリチン酸ニカリウム（グリチルリチン酸ジカリウム）		0.05～0.5	0.05～0.5	
	グリチルリチン酸モノアンモニウム			0.05～0.5	
	β-グリチルレチン酸			0.05	
	グリチルレチン酸ステアリル			0.05～0.1	
	サリチル酸	0.05～0.7		0.05～0.7	
	酸化亜鉛	2		2	
	トコフェロール酢酸エステル（酢酸DL-α-トコフェロール）	0.02～0.15		0.02～0.15	
	トコフェロールニコチン酸エステル（ニコチン酸dl-α-トコフェロール）	0.1		0.1	
	ニコチン酸アミド	0.1～5		0.1～1	
	尿素	5		5	
	ハッカ油	0.4			
	D-パントテニルアルコール			0.1～0.3	
	ヒノキチオール			0.003	
	ピリドキシン塩酸塩（塩酸ピリドキシン）	0.02～0.5		0.02～0.5	
	l-メントール	0.9		0.9	
	dl-メントール	0.2		0.2	
	ユーカリ油	0.2			
	レゾルシン		0.1	0.1	

表 5-2　いわゆる薬用化粧品中の有効成分リスト（つづき）

薬用化粧品の種類	成分名	規格			備考
		01	24	51	
2．クリーム、乳液、ハンドクリーム、化粧用油	アラントイン		0.05〜0.5 (0.1)	0.05〜0.5 (0.1)	
	イオウ	0.06〜2.8			
	イソプロピルメチルフェノール			0.05〜0.1 (0.1)	
	エストラジオール		0.002	0.002	
	γ-オリザノール			0.05〜0.1	
	感光素201号			0.003	
	dl-カンフル	0.3〜0.7 (0.35)		0.3〜0.7 (0.35)	
	グリチルリチン酸			0.1	
	グリチルリチン酸二カリウム（グリチルリチン酸ジカリウム）		0.05〜0.2 (0.1〜0.2)	0.05〜0.2 (0.1〜0.2)	
	グリチルリチン酸モノアンモニウム			0.05〜0.1	
	β-グリチルレチン酸			0.02〜0.1 (0.02〜0.1)	
	グリチルレチン酸ステアリル			0.05〜0.3 (0.05〜0.3)	
	サリチル酸	0.1〜1.5		0.1〜1.5	
	酸化亜鉛	0.5〜10		0.5〜10	
	ジカプリン酸ピリドキシン			0.5	
	ジパルミチン酸アスコルビル			15	
	トコフェロール酢酸エステル（酢酸DL-α-トコフェロール）	0.3〜0.5 (0.05〜0.5)		0.3〜0.45 (0.05〜0.5)	
	トコフェロールニコチン酸エステル（ニコチン酸dl-α-トコフェロール）	0.1 (0.2〜0.5)		0.1 (0.2〜0.5)	
	ニコチン酸アミド	0.1〜3.5 (0.1)		0.1〜3.5 (0.1)	
	尿素	3〜5		3〜5	
	D-パントテニルアルコール			0.1〜0.3	
	ビタミンA油	170000〜250000 IU/100 g		170000〜250000 IU/100 g	
	ヒノキチオール			0.003	
	ピリドキシン塩酸塩（塩酸ピリドキシン）	0.05〜0.24		0.05〜0.24	
	ベンザルコニウム塩化物（塩化ベンザルコニウム）	0.05		0.05	

第 5 章　化粧品原料　129

表5-2　いわゆる薬用化粧品中の有効成分リスト（つづき）

薬用化粧品の種類	成分名	規格 01	規格 24	規格 51	備考
2. クリーム、乳液、ハンドクリーム、化粧用油	l-メントール	0.5 (0.5)		0.5 (0.5)	
	レチノールパルミチン酸エステル （パルミチン酸レチノール）	30000～ 250000 IU/ 100 g		30000～ 250000 IU/ 100 g	
	リボフラビン	0.01			
	レゾルシン		0.1～0.4	0.1～0.4	
3. ひげそり用剤	イソプロピルメチルフェノール			0.1	
	グリチルリチン酸二カリウム （グリチルリチン酸ジカリウム）		0.048～0.25	0.048～0.25	
4. 日やけ止め剤	グリチルリチン酸二カリウム （グリチルリチン酸ジカリウム）		0.05	0.05	
	グリチルレチン酸ステアリル			0.05～0.3	
	トコフェロール酢酸エステル （酢酸 DL-α-トコフェロール）	0.2		0.2	
5. パック	アラントイン		0.1～0.2*	0.1～0.2*	*洗い流す用法の場合は 0.1～0.2
	イオウ	2～3*			*洗い流す用法の場合は 1.5
	エストラジオール		0.0018～0.002	0.0018～0.002	
	感光素 201 号			0.003*	*洗い流す用法の場合は 0.002
	グリチルリチン酸二カリウム （グリチルリチン酸ジカリウム）		0.05～0.1*	0.05～0.1*	*洗い流す用法の場合は 0.05～0.1
	グリチルリチン酸モノアンモニウム			0.1*	*洗い流す用法の場合は 0.1～0.2
	β-グリチルレチン酸			0.05～0.1	
	グリチルレチン酸ステアリル			0.05～0.1*	*洗い流す用法の場合は 0.05～0.1
	サリチル酸	0.1*		0.1*	*洗い流す用法の場合は 0.1
	トコフェロール酢酸エステル （酢酸 DL-α-トコフェロール）	0.01～1*		0.01～1*	*洗い流す用法の場合は 0.02～0.5

表 5-2　いわゆる薬用化粧品中の有効成分リスト（つづき）

薬用化粧品の種類	成分名	規格			備考
		01	24	51	
5. パック	トコフェロールニコチン酸エステル（ニコチン酸 dl-α-トコフェロール）	0.1*		0.1*	＊洗い流す用法の場合は 0.1
	D-パントテニルアルコール			0.1～0.3*	＊洗い流す用法の場合は 0.1
	レゾルシン		0.1*	0.1*	＊洗い流す用法の場合は 0.1
6. 薬用せっけん（洗顔料を含む）	アラントイン		0.05～0.1	0.05～0.1	
	イオウ	0.39～0.5			
	イソプロピルメチルフェノール			0.082～0.3	
	エストラジオール		0.0018	0.0018	
	感光素 201 号			0.003	
	グリチルリチン酸			0.1	
	グリチルリチン酸二カリウム（グリチルリチン酸ジカリウム）		0.05～0.3	0.05～0.3	
	グリチルリチン酸モノアンモニウム			0.1	
	β-グリチルレチン酸			0.05	
	グリチルレチン酸ステアリル			0.05～0.3	
	サリチル酸	0.2～0.5		0.2～0.5	
	トコフェロール酢酸エステル（酢酸 DL-α-トコフェロール）	0.5		0.5	
	トリクロサン			0.1～0.3	
	トリクロロカルバニリド			0.12～1	
	トリクロロヒドロキシジフェニルエーテル			0.2～0.24	
	濃ベンザルコニウム塩化物 50	0.47			
	ベンザルコニウム塩化物（塩化ベンザルコニウム）	0.1		0.1	

（留意事項）
1. 「規格コード」とは、次のとおりであること。
　　01：日本薬局方
　　24：日本薬局方外医薬品規格 2002
　　51：医薬部外品原料規格 2006
2. 分量は、特に定めるもののほか、質量百分率、体積百分率、質量対容量百分率又は容量対質量百分率を示すこと。
3. 「規格コード」欄における（　）内の数値は、専ら口唇に用いる薬用化粧品の有効成分としての規格及び分量の前例を示すものであること。
4. 「備考」欄に条件が付されている場合は、当該条件に従うこと。

第 5 章　化粧品原料　131

表5-3 「薬用シャンプー」と「薬用リンス」の有効成分

No.	有効成分の名称	配合量（%）
\multicolumn{3}{c}{薬用シャンプーの有効成分}		
1	イソプロピルメチルフェノール	0.2
2	イソプロピルメチルフェノール グリチルリチン酸ジカリウム	0.1 0.1
3	塩化ベンザルコニウム液（50%）	2
4	グリチルリチン酸ジカリウム	0.1〜0.15
5	グリチルリチン酸ジカリウム サリチル酸	0.1 0.1
6	酢酸 DL-α-トコフェロール トリクロロカルバニリド	0.1 0.3
7	酢酸 DL-α-トコフェロール サリチル酸	0.1 0.1
8	サリチル酸	0.1〜2
9	ピリチオン亜鉛水性懸濁液（50%）	0.8〜1.6
\multicolumn{3}{c}{薬用リンスの有効成分}		
No.	有効成分の名称	配合量（%）
1	イソプロピルメチルフェノール	0.1
2	イソプロピルメチルフェノール グリチルリチン酸ジカリウム	0.1 0.1
3	塩化ベンザルコニウム液（50%）	2
4	グリチルリチン酸三ナトリウム	0.2
5	グリチルリチン酸ジカリウム	0.1〜0.15
6	グリチルリチン酸ジカリウム サリチル酸	0.1 0.1
7	ピリチオン亜鉛水性懸濁液（50%）	0.48

　表5-2 に 2008（平成 20）年 12 月 25 日に厚生労働省医薬食品局審査管理課より通知（薬食審査発第 225001 号）された「いわゆる薬用化粧品中の有効成分リストについて」のリストを示し、表5-3 には 2014（平成 26）年 5 月 2 日付、薬食審査発第 1 号に通知された「薬用シャンプー」と「薬用リンス」の有効成分の種類と配合量を示した。

表5-4　日本とEUの使用可能防腐剤の比較

成分名（日本表示名称）	日本			EU
	粘膜に使用されず洗い流す製品	粘膜に使用されず洗い流さない製品	粘膜に使用される製品	
安息香酸	0.2			口腔以外の洗い流す製品：2.5 口腔品：1.7、その他：0.5
安息香酸塩類	合計として 1.0			
クロルクレゾール	0.5			0.2（粘膜に使用する製品は禁止）
クロロブタノール	0.1			0.5（エアゾール製品は禁止）
サリチル酸	0.2			0.5（酸として）シャンプーを除き3歳以下の子どもには使用禁止
サリチル酸塩（Na）	合計として 1.0			
ソルビン酸及びその塩類（K）	合計として 0.50			0.6（酸として）
デヒドロ酢酸及びその塩類（Na）	合計として 0.50			0.6（酸として、エアゾール製品禁止）
トリクロサン	0.1			0.3（歯磨き、ハンドソープ、シャンプー等）、0.2（口腔製品）
パラオキシ安息香酸4エステル類 エチルパラベン ブチルパラベン プロピルパラベン メチルパラベン メチルパラベンNa	合計として 1.0			一つのエステルで0.4、合計で0.8。ただしブチル、プロピルパラベンの配合は合計として0.14。及び3歳以下の子供や臀部に用いる製品には禁止。
フェノキシエタノール	1.0			1
シメン-5-オール	○	0.1	0.1	0.1
ベンザルコニウムクロリド	○	0.05	0.05	0.1
ベンゼトニウムクロリド	0.5	0.2	禁止	0.1（口腔製品禁止）
クロルヘキシジン 2HCl	0.1	0.1	0.001	0.3（クロルヘキシジンとして）
フェニルフェノール	○	0.3	0.3	0.2（フェノールとして）
フェニルフェノールNa	0.15	0.15	禁止	
グルコン酸クロルヘキシジン	○	0.05	0.05	0.3（クロルヘキシジンとして）
クロルキシレノール	0.3	0.2	0.2	0.5
クロルフェネシン	0.3	0.3	禁止	0.3
クロルヘキシジン	0.1	0.05	0.05	0.3
DMDM ヒダントイン	0.3	禁止	禁止	0.6
トリクロロカルバン	○	0.3	0.3	0.2
ジンクピリチオン	0.1	0.01	0.01	1.0（洗い流すヘア製品） 0.5（口腔製品を除くそれ以外）
ブチルカルバミン酸ヨウ化プロピニル	0.02			0.02（洗い流す製品） 0.075（脱臭・制汗剤） 0.01（それ以外の製品）
ポリアミノプロピルビグアナイド	0.1			0.3
メチルイソチアゾリノン	0.01	0.01	禁止	0.0015（洗い流す製品のみ）
イミダゾリジニルウレア	0.3	禁止	禁止	0.6
ピロクトンオラミン	0.05	0.05	禁止	1.0（洗い流す製品） 0.5（それ以外）

第5章　化粧品原料　133

当然、これら以外にも各企業が申請し承認を受けた有効成分があることは言うまでもない。2016（平成28）年、7、8年ぶりに新規の有効成分・抗シワ剤が承認された。

10-2. ポジティブ成分

　化粧品基準では防腐剤、紫外線吸収剤及び法定色素が我が国のポジティブ成分として規制を受けているが、これらも化粧品においては重要な原料である。防腐剤は製品の防菌・防カビのために用いられ、紫外線吸収剤はサンスクリーン剤の主要原料となっているが、それ以外に製品の耐光安定剤としても重要である。法定色素は、口紅をはじめとするメークアップ化粧品には必要不可欠な原料となっている。

　ポジティブ成分の使用にあたっては、化粧品基準（第2章「化粧品の法規制」）を十分に理解し、ポジティブリストか否か、配合上限以下か、粘膜に使用されることがある製品・洗い流し専用製品等その製品に配合可能か否か等を把握することが重要である。

　なお、日本以外の国でもこのポジティブ方式を採用している国が多いが、個々の成分についてはかなり異なる部分もあり、輸出入製品については注意を要する。**表5-4**に、使用可能な防腐剤について、日本と、多くの国が準じているEUの比較を示した。当然のことながら、この表に示していない日本のみ、EUのみの防腐剤（ポジティブ成分）もある。

参考文献

- 廣田博『化粧品のための油脂・界面活性剤』幸書房
- 田村健夫，廣田博『香粧品科学 理論と実際』フレグランスジャーナル社
- 光井武夫『新化粧品学』南山堂
- 『医薬部外品原料規格 2006 統合版』薬事日報社
- 化粧品原料の規格作成の手引き（第二版）日本化粧品工業連合会
- 化粧品原料検討会編『化粧品・医薬部外品成分表示名称ガイドブック』薬事日報社
- 『化粧品・医薬部外品製造販売ガイドブック 2017』薬事日報社
- 日本化粧品工業連合会編『日本化粧品成分表示名称事典』薬事日報社

・『新化粧品ハンドブック』日光ケミカルズ株式会社
・日本化粧品工業連合会編『日本化粧品原料集 2007』薬事日報社

第6章　微生物試験と原料試験からの品質保証

　化粧品の品質保証と一口で言っても、化粧品の機能の品質保証、安全性の面での品質保証、及び安定性や品質一定な化粧品の品質保証等、様々である。一般に10種類以上の原料を配合し、非無菌条件下で秤量・製造及び充填を行い、ロットぶれがなく、一定の品質を提供し上市することは、そんなに容易なことではない。本章では、品質保証関連のうち、微生物関連と化粧品原料の2点に絞り、日本化粧品工業連合会（粧工連）が会員各位に公表した尊守すべき通知を参考に、基本的な部分のみを記した。

1. 化粧品と微生物

1-1. 化粧品微生物の変遷

　我が国の化粧品微生物問題が公的に取り上げられたのは、1972（昭和47）年9月、粧工連の通知「目の周辺に使用する化粧品の細菌汚染防止のための製造管理及び試験に関する規準」の制定に始まる。この通知本文では「化粧品のうち特に目の粘膜の周辺に使用され、製造中、加熱工程処理の少ないアイライナー等は重要な品質管理が必要とされる」とし、基準は病原細菌を含まず1,000/g or mL以下という、現代の基準から考えると緩いものであった。しかし、アイライナー以外にも、毎年の回収事例の中には、微生物汚染が原因の事例が見られる。回収は建前上自主回収になっているので、企業の自己判断で回収されたと思われるが、化粧品基準（厚生省告示第331号）の第1条の総則において「化粧品の原料は、それに含有される不純物等も含め、感染のおそれがある物を含む等、その使用によって保健衛生上の危険を生じるおそれがある物であってはならない」と規定されているため、保健衛生上問題ありとして回収されたものと思われる。

　ちなみに、当時の化粧品種別許可基準では、マスカラ等はメークアップ化粧品でありアイライナーと異なり、この通知の対象外であった。この通知が発出されたきっかけは、1960年代にアメリカで眼の不調を訴える女性が使

表 6-1　化粧品及び薬用化粧品等の医薬部外品の微生物限度値

製品 ＼ 項目	専ら3歳未満の乳幼児に使用する製品、専ら目の周りに使用する製品及び専ら粘膜に使用する製品	左記以外の製品
生菌数（注1）	1×10^2 CFU 以下/g 又は mL（注2）	1×10^3 CFU 以下/g 又は mL（注3）
特定微生物　大腸菌　緑膿菌　黄色ブドウ球菌　カンジダ・アルビカンス	いずれも陰性/1 g 又は 1 mL	いずれも陰性/1 g 又は 1 mL

（注1）好気性中温性の細菌数と真菌（カビ及び酵母）数の合計
（注2）微生物試験結果のばらつきを考慮し、試験結果が 200 CFU/g 又は mL を超えた場合に、限度値を超えたと判断する。なお、CFU は、Colony Forming Unit の略である。
（注3）微生物試験結果のばらつきを考慮し、試験結果が 2000 CFU/g 又は mL を超えた場合に、限度値を超えたと判断する。

用しているマスカラ、アイライナーから緑膿菌が検出されたことである。日本でも、1971（昭和 46）年にアイライナー 215 検体を調べたところ、7.2%に 1,000,000 以上の生菌数が検出され、上記の通知に至ったわけである。

2000 年代になると、この日本のアイライナーのみ 1,000 以下という基準はかなりお粗末なものとなり、2015（平成 27）年、粧工連は国際標準化機構の ISO17516（Cosmetics-Microbiology-Microbiological limits：化粧品-微生物-微生物限度）に準拠し、43 年ぶりに、**表 6-1** に示す基準に改定したのである。

表 6-1 からもわかるように、本基準は、粘膜に使用しなくても目の周りに使用する製品すべて、及び油性成分のみで作られ粘膜に使用される口紅も対象となっている。そのため、以前の通知と比較すると、より多くの試料を試験しなくてはならない。しかし、粧工連では、微生物限度値に係る Q & A において、以下のように示している。

Q5：製品の出荷前に、微生物試験を省略することは可能か。

A：製品が基準に合致することが他の方法で保証できる場合は、試験の省略は可能である。例えば ISO29621（Cosmetics-Microbiology-

表 6-2　低リスク製品例

物理-化学的因子	限度	製品例
pH	≦3.0	ピーリング剤（グリコール酸）
pH	≧10.0	ストレートパーマ剤
エタノール及び他のアルコール類	≧20%	ヘアスプレイ、トニック、パフューム
水分活性（a_W）	≦0.75	リップバーム、口紅、油性ほほ紅
充填温度	≧65℃	
主に溶剤製品		ネイルエナメル
酸化製品		染毛剤
クロルヒドロキシ Al	≧25.0%	制汗剤

Guidelines for the risk assessment and identification of microbiologically low-risk products：微生物学的低リスク製品評価ガイドライン）で、試験省略可能な例が示されているが、これに限定されるものではない。また、製品の保存効力試験結果、過去蓄積された微生物試験結果を参考に試験を省略することが可能である。

この低リスク製品の例を**表 6-2**に示した。ただし、自社の製品がこの表に示す通りであるかどうかを確認する必要はあるだろう。

1-2. 検出微生物

化粧品で問題となる微生物は、細菌類と真菌類（カビ、酵母）である。それも細菌、真菌のすべてではない。いわゆる、指定された条件下で繁殖される微生物のみである。例えば、細菌の中でも空気（酸素）を全く必要としない嫌気性菌（成人の腸内はこのような嫌気性菌のほうが優勢を占めている）や塩濃度が高いほうが繁殖する菌、40℃以上のほうが繁殖する菌等は、規制の対象外となっている。すなわち、好気性から通性嫌気条件で培養温度は30〜35℃、使用培地は SCD（Soybean Casein Digest Medium）かSCDLP（SCD 培地にレシチンとポリソルベート 80 を配合した培地）において 48〜72 時間培養して検出された菌のみを見ているのである。

また、真菌類は主たる栄養源が炭水化物（炭素源）であり、デンプンやブ

ドウ糖が用いられ、細菌用培地とは明らかに異なる。真菌の培養に際しては、真菌専用培地を用いなくてはならない。培養温度期間は一般に25℃、7日間である。これらの細菌・真菌の条件下で発育する菌を総じて一般生菌数と呼んでいる。しかし、気を付けなくてはいけないのは、細菌用培地、真菌用培地には、細菌のみ、真菌のみが発育するのではないということである。真菌用培地に真菌のみの発育を期待するのなら、クロラムフェニコールのような抗生物質を添加するのが普通である。

　ISO17516では、特定細菌として大腸菌（*Escherichia coli*）、黄色ブドウ球菌（*Staphylococcus aureus*）及び緑膿菌（*Pseudomonas aeruginosa*）を指定し、これらの検出を認めていない。一概には言えないが、一般的に、化粧品の微生物限度値である100/g や1,000/g 以下の生菌数の場合、これらの特定菌である可能性は低いと思われる。これらの特定菌では汚染試料がはるかに多い菌数で検出されるのが普通である。ただし、検出された菌は、第一段階として、鏡検、グラム染色し各菌の確認培地（大腸菌（EMB培地、遠藤培地等）、黄色ブドウ球菌（マンニット寒天培地、スタフィロコッカス110培地等）、緑膿菌（NAC寒天培地、セトリマイド寒天培地等）を用いて確認し、疑わしい場合は、生化学試験等のさらなる試験を行い確認することになる。これ以外に、真菌の一種であるカンジダアルビカンスの同定はISO化され公表されている。ISO18416（カンジダアルビカンス）、ISO21150（大腸菌）、ISO22717（緑膿菌）及びISO22718（黄色ブドウ球菌）―これら特定菌はいずれも健康なヒトに常在しており、通常は毒性を示さないが、ある条件下で毒性を発揮する。いわゆる日和見菌（opportunistic）である。

　これらの菌が化粧品から検出されることは、かなり稀である。仮に大腸菌が検出されたなら、製造設備や作業員がかなり非衛生的であることを示している。大腸菌はすべての人間が保有していて、糞便には必ず含まれており、化粧品から検出されるということは、そのような環境下で作られたことを示す。黄色ブドウ球菌は食中毒としても有名だが、化膿菌としても知られた菌である。これが検出されたなら、作業員の手指等が損傷し、それにより製品が汚染されたとも考えられる。かように特定菌はヒトの常在菌であり、環境下に存在するため、化粧品から検出された場合は衛生面での指標菌となり

第6章　微生物試験と原料試験からの品質保証　139

得る。

　特定菌でなくても汚染菌が検出された場合、何が原因なのかある程度の推測がたつ場合がある。例えば、内胞子を有するグラム陽性桿菌は、乾燥に強く水分がなくとも長期に生存可能であるので、環境中か原料なら鉱物等の無機粉体が原因として疑われる。グラム陰性細菌は、水溶性原料、特に化粧品の主原料である精製水等が疑われる。これらのグラム陰性菌は、70～80℃で30分間処理すると死滅する場合が多い。

1-3．水の管理

　化粧品のうち、化粧水、乳液、クリーム等の基礎化粧品類やシャンプー・リンス等のヘアー化粧品類、また乳化型のマスカラ、アイライナー等のメークアップ製品類等、多くの製品は水が主原料になっている。化粧品で使用する水は、一般に水道水をイオン交換樹脂に通した精製水である。このイオン交換樹脂は微生物に殺菌効力のある塩素イオンが除かれており、長期に放置するとイオン交換樹脂に藻が出現する場合もあり、旧来より微生物の巣窟とされてきた。そのため、各社、樹脂の定期的交換、殺菌灯（UVランプ）及びメンブランフィルターを設置し、微生物汚染を予防している。気を付けるべきことは、以下の通りである。

1. 殺菌灯は、すべての菌に一様に効果があるわけではない。例えば、A菌は1秒通過で死滅するが、B菌は10秒通過でも死滅しない等、菌によって異なる。当然のことながら、殺菌灯には耐用時間があるので、定期的交換が必要となる。
2. メンブランフィルターは、通常0.45μmの孔径を用い、殺菌灯の後に設置される。ほとんどの微生物が捕捉されるが、捕捉される微生物は生菌・死菌の区別はなく、孔径が容易に詰まる場合があるので、その交換は小まめにしなくてはならない。

　適切に管理された精製水は、通常の培地（SCD寒天培地、標準寒天培地等）では、菌数が検出されないか、検出されても少数の場合が多い。この理由は、栄養源の少ない場所に生息する菌は、栄養源の豊富な培地で培養しても検出されにくいことにある。精製水のような試料は、R2A寒天培地を用い

140　第6章　微生物試験と原料試験からの品質保証

て培養すると、通常の栄養培地に比べて100〜10,000倍の菌が検出されると言われている。以下に、R2A寒天培地の組成と調整法を示した。このR2A寒天培地は、ほとんどの培地会社で取り扱われている。

・R2A寒天培地

精製水1Lあたり

ペプトン	0.5 g	リン酸一水素カリウム	0.3 g
酵母エキス	0.5 g	硫酸マグネシウム（7水塩）	0.05 g
カザミノ酸	0.5 g	ピルビン酸ナトリウム	0.3 g
ブドウ糖	0.5 g	寒天	15 g
溶性デンプン	0.5 g	滅菌後のpH	7.0〜7.4

本品18.2 gを精製水1Lに加えてよく振り混ぜた後、121℃で15〜20分間高圧蒸気滅菌する。

1-4. サンプリングと生菌数測定

微生物は基本的に目に見えず（検体中で発育したカビの菌糸は可視可能）、均一に分布しているわけではないので、サンプリングは生菌数測定の重要な第一歩である。例えば、粉体原料などは1バッチから数か所をサンプリングし、それらをよく混合した後にサンプリングをする。製品等は1ロット1検体ではなく、少なくとも充填初め、充填中間、充填後半の3か所ほどはサンプリングしたいものである。

粧工連の微生物限度試験法2017改正版で、生菌数試験法として、寒天平板混釈法、寒天平板塗抹法及びメンブランフィルター法を挙げている。それぞれ長所・欠点があるので、目的に応じて使用すれば良い。この中で最も用いられる方法は寒天平板混釈法であるが、マスカラ、アイライナー等の濃色のサンプルでは100倍希釈にしないと、培地が濃色になり菌数測定は容易でない。すなわち、現在の規制ではコロニー一つ検出されると不合格となる。そのため、検体のサンプリング及び培養シャーレ数等、考慮すべきことが多い。平板塗抹法で行う場合もあるが、この場合、塗抹に要する試料量は多くても0.1 gと混釈法の1割ほどであり、菌数測定での定量性に難があることが問題である。

使用する培地は、細菌においてはソイビーンカゼインダイジェスト寒天培

表 6-3　化粧品に配合される各種抗菌性成分の中和法/剤

中和法/剤	抗菌成分例
希釈	フェノール類（パラベン類、フェノキシエタノール類）、 アルコール類、ポリオール類（1,2-ペンタンジオール等）、 アルデヒド類、ソルビン酸（塩）
pKa 以上の pH に調整	安息香酸（塩）、デヒドロ酢酸（塩）、サリチル酸（塩）、 ソルビン酸（塩）
レシチン	4 級アンモニウム塩（塩化ベンザルコニウム等）、パラベン類、 ビグアナイド（PHMB）、イソチアゾリノン類（CIT、MIT 等）
ポリソルベート	4 級アンモニウム塩（塩化ベンザルコニウム等）、 ヨウ素化合物（IPBC 等）、パラベン類
Mg、Ca イオン	キレート剤（EDTA 等）
グリシン、ヒスチジン	ホルマリンドナー化合物（DMDM ヒダントイン等）
L-システイン	金属塩（Cu、Zn 等）

地（SCDA）か、抗菌剤を不活化するために SCDA にレシチン及びポリソルベート 80 を配合した SCDLPA 培地が用いられる。真菌類には、サブロー・ブドウ糖寒天培地、グルコース・ペプトン寒天培地及びこれらに抗菌成分を賦活化する目的で、細菌と同様にレシチン、ポリソルベート 80 を配合した GPLPA 培地とポテトデキストロース寒天培地等が粧工連の微生物限度試験では推奨されている。抗菌剤成分が配合されている化粧品には、正確に菌が検出できるように、抗菌成分とその中和の方法が提案されている（表 6-3）。

　図 6-1 は、試験菌として大腸菌を用い、抗菌剤イソプロピルメチルフェノール 0.07%、メチルパラベン 0.15% 及び非イオン活性剤・モノステアリン酸ポリオキシエチレンソルビタン（TS-10）0.5% をそれぞれ又は混合し 24 時間、33℃でブイヨン培養し、その濁度（Optical Density）を見たものである。

142　第 6 章　微生物試験と原料試験からの品質保証

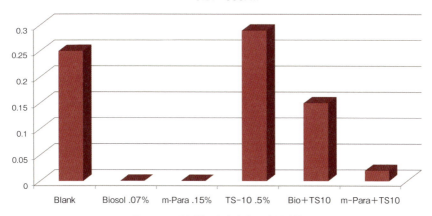

図6-1 不活化（試験菌：大腸菌）

TS-10：モノステアリン酸ポリオキシエチレンソルビタン
Biosol：イソプロピルメチルフェノール

　イソプロピルメチルフェノール、パラベンともTS-10のない状態では抗菌性を示すが、TS-10の存在下では、特にイソプロピルメチルフェノールにおいては、本来有する抗菌性の半分ほどであった。このように、界面活性剤（非イオン活性剤及び一部のアニオン活性剤）には抗菌成分の効力を低下させるものがあるので、注意が必要である。逆に言うと、このような防腐効力を阻害する賦活化作用を起こすような成分を配合している製品は、何のために抗菌剤・防腐剤を製品に配合しているかわからないことになる。

1-5. 微生物汚染に対する製品の考え方

　製品中に検出された生菌数は、原料入荷、秤量、混合、充填、梱包及び保存までの製造工程管理レベルを示している。それゆえに、原料、資材、環境などから微生物汚染の程度を調査し、その程度に基づいて製造プロセスがバリケード・微生物汚染から防御されていることが必要である。
　微生物は多くの場所に偏在しており、他の化粧品有害物質（鉛、ヒ素等）と異なり、条件さえ整えば増殖する。当然のことだが、製品の微生物試験は各社が行っている必須の化粧品試験の一つである。

最終製品の生菌数管理や特定微生物の管理のためには、ロットごとの微生物試験よりも製造工程のバリデーション（作業プロセスなどが適切であるか科学的に検証すること）のほうが大きな意味を有することを認識しなくてはならない。

本文に示したように、微生物に関連した多くの国際規格（IS）がある。前述した以外にも下記の国際規格があり、化粧品の微生物試験には参考となる。

・ISO11930：2012　化粧品の抗菌性評価
・ISO18415：2017　特定菌・非特定菌の検出
・ISO21148：2017　一般微生物試験法
・ISO21149：2017　好気性中温細菌の検出

2017（平成29）年末時点では以上である。なお、正式な題目は原文より確認していただきたい。原文は、一般財団法人日本規格協会のウェブストアで入手できる。

2．化粧品原料と品質保証

2-1．日本の化粧品原料の変遷

2001（平成13）年4月、化粧品基準が導入され、化粧品原料の規格をまとめた「化粧品原料基準」「化粧品配合成分規格」が廃止され、従来、これらの規格に合致した原料のみを使用していたのが、企業責任の名の下に自由に配合することが可能となった。

この化粧品原料基準及び同年に発行した化粧品品質基準は、1965（昭和40）年発行の化粧品用原料標準規格の後を受け、1967（昭和42）年に厚生省より通知されたもので、「化粧品の品質の適正を確保し、これにより危害の発生を防止するため、化粧品の原料は一定の基準に適合していなければならない」として、原料面から化粧品の品質の確保を図ったものであり、世界的に見ても例のないものであった。現在、日本の化粧品の品質は世界一であると言われているが、それはこの化粧品原料基準・品質基準によるところが大きいと筆者は思っている。化粧品を一定の品質で提供するには、ロットによる規格にぶれのない原料を用いることが一番の近道だと考えている。そのた

めには、本書第 2 章の「6-1. 原料規格の必要性と作成方法」を熟読されたし。

2-2. 化粧品と GMP

　日本では GMP（Good Manufacturing Practice）は「製造管理及び品質管理基準」と訳され、品質保証に欠かせない制度となっている。ただし、法律的に化粧品は適用除外となっているが、諸外国では化粧品に適用となっている国が多いので注意が必要である。この化粧品 GMP は、当初、1981（昭和 56）年に粧工連の自主基準として始まり、独自のものであったが、2007（平成 19）年に化粧品 GMP の国際規格である（Cosmetics-Good Manufacturing Practices（GMP)-Guidelines on Good Manufacturing Practices）が制定されたことから、粧工連はこれを「化粧品の製造管理及び品質管理に関する技術指針」、化粧品 GMP として採用した。

　本章の主題である「原料」と「品質保証」について、この化粧品 GMP は以下のように定義している。

【品質保証（quality assurance）】

　製品が定められた判定基準を満たしていることを確証するのに必要なすべての計画的かつ体系的な活動

【原料（raw material）】

　バルク製品の製造に投入される物質又はバルク製品の製造に係る物質
　原料の購入については、次の事項に基づくこととしている。

　a）供給者の評価及び選定

　b）実施する選定の種類、判定の基準、欠陥又は変更の際の措置、輸送条件などの技術条件の設定

　c）支援及び監査などの会社と供給者の間の関係及び交流の設定

　原料と包装材料の識別及び状態については、次の事項に基づくこととしている。

　a）原料及び包装材料の容器は、原料及び包装材料並びにバッチの情報を識別するため、標示すること

　b）製品の品質に影響を及ぼす可能性のある欠陥を示す原料及び包装材料は、決定が出るまで保留すること

c) 原料及び包装材料は、合格、不合格及び隔離などの状態に従って適切な方法で識別すること。同程度の保障が確保されるものであれば、別のシステムをこの物理的な識別システムに置き換えても良い

出庫に際しては、設定された技術要件、経験及び供給者の知識、供給者の監査及び合意された供給者の経験方法がある場合にのみ、供給者の分析証明書に基づいて原料及び包装材料を受け入れることができると示しており、自社で原料の受入検査をしなくても、経験ある供給者の証明書で良しとしている。

事実、日本の化粧品会社は、原料試験の多くを供給会社が発行する試験表に委ねているところが多いようである。日本の大手原料会社は、化粧品原料基準、化粧品種別配合成分規格という規格の重要性を認識しているので、原料に付随する試験表は粧原基や外原規に準じているものが多く、問題は少ないようである。

2-3. 原料会社の試験表

今から数十年前に、アメリカのCTFA（現PCPC）は、Cosmetic Ingredient Composition Specificationのタイトルで、日本と同様に、代表的な原料の規格を示した。アボカド油について、CTFAと日本の外原規の規格を示した。

AVOCADO OIL

Definition：

Avocado Oil, also known as Alligator Pear Oil, is a clear, yellow to greenish, unctuous liquid obtain by pressing the dehydrated sliced fresh of the Avocado Pear, Persea americana Miller. Its fatty acid composition consists principally of about 42 to 81% oleic acids. Avocado Oil is slightly solution in water and alcohol, and is miscible with ether, chloroform and benzene.

TEST	SPECIFICATION
Color	As specified by the buyer
Odor	Characterristic odor with no suggestion of rancidity.
	As specified by the buyer
Identification	match to CTFA Spectrum-IR with no indication of foreign

	materials
Specific Gravity at 25/25℃	0.908 to 0.925
Refractive Index at 20℃	1.460 to 1.470
Acid Value	3.0 maximum
Unsaponificable Matter	2.0% maximum
Saponification Value	177 to 198
Hydroxy Value	9.5 maximum

アボカド油

　本品は、ワニナシ *Persea gratissima* Gaertn（*Lauraceae*）の果実から得た脂肪油である。

性　　状：本品は、淡黄色～暗緑色の液で、わずかに特異なにおいがある。

確認試験：本品につき、赤外吸収スペクトル測定法の液膜法により測定するとき、波数 2930 cm^{-1}、1740 cm^{-1}、1460 cm^{-1} 及び 1160 cm^{-1}付近に吸収を認める。

酸　　価：5以下（第1法、5 g）

けん化価：180～200

ヨウ素価：65～110

不けん化物：4%以下

純度試験

　（1）重金属：本品 1.0 g をとり、第2法により操作し、試験を行うとき、その限度は、20 ppm 以下である。ただし、比較液には、鉛標準液 2.0 mL をとる。

　（2）ヒ素：本品 1.0 g をとり、第3法により試料溶液を調製し、試験を行うとき、その限度は、2 ppm 以下である。

　以上、CTFA（米国）と外原規（日本）のアボカド油の比較を示したが、日本で保健衛生上重要と考える重金属（or 鉛）、ヒ素試験が CTFA ではない。また、色、におい等の性状が「バイヤーにより説明」となっており、日本のように明記されていない。日本においても局方では性状は参考となっているし、外原規の通則では性状は参考となっている。しかし、色やにおいは化粧品において非常に重要であり、購買の際の一要因となっている。常に、品質一定な性状の原料を配合することが、製品の品質保証には欠かせない。

　次に、日本の原料供給会社が外国から輸入した（カプリル酸/カプリン酸）グリセリルの試験表を以下に示す。

Property	Value	Unit	Method
Acid value	0.02	mgKOH/g	ph.Eur.2.5.1
Saponification.value	335	mgKOH/g	ph.Eur.2.5.6
Hydroxy value	3.1	mgKOH/g	ph.Eur.2.5.3
Color	40		ph.Eur.2.2.2
Unsaponiflable	≦0.3	%	ph.Eur.2.5.7
Water content	0.02	%	ph.Eur.2.5.12
Reflactive Index	1.4496		
Fatty acid C6	0.1	%	
Fatty acid C8	58.5	%	
Fatty acid C10	40.8	%	
Viscosity（20）	30	mPa・s	
Iodine value	≦0.1	mg/100 mg	
Ash	<0.01	%	ph.Eur.2.4.16
Heavy metal（Pb）	<10	mg/kg	ph.Eur.2.4.8

　この試験表にも性状がない。また確認試験（Identification）もない。この場合カプリル酸とカプリン酸の比率が示されている（おそらく、ガスクロマトグラフィーによる検出と思われる）ので、これを確認すれば良い。日本の場合、試験法はほとんど外原規一般試験法によるが、外国の場合は各社まちまちである。上記の場合、ヨーロッパ薬局方の試験法に準じているようだが、企業によっては自社試験法もある。この試験表は合格範囲が設定（公知）されていないことも問題である。

　ほんの一例を示したに過ぎないが、諸外国の原料試験は、従来の日本の試験法とはかなり異なる場合が多いので、供給会社の試験結果のみによる合否決定は慎重に行わなければならない。最も重要なことは、試験表を保存するだけでなく、データベース化してロット（バッチ）ごとにわかるように管理し、一定の製品品質保持に寄与するよう努めることである。

2-4. 規格に合致した原料

　外原規等の規格に合致している原料を使用すれば、常に一定の製品ができるのかと言うと、なかなか難しいと言わざるを得ない。**図6-2**に「ステアリン酸」の外原規規格と赤外吸収のスペクトルを示した。**図6-3**は、この規格

ステアリン酸
Stearic Acid

本品は、主としてステアリン酸（$C_{18}H_{34}O_2$：284.48）からなる。
性　　状：本品は、白色の個体で、わずかに特異なにおいがある。
確認試験：本品につき、脂肪酸試験法第2法により試験を行う。ただし、ガスクロマトグラフィー用ステアリン酸メチルのヘキサン溶液（1→500）を標準溶液とする。
融　　点：52～70℃（第2法）
酸　　価：192～215（第2法、0.5 g）
純度試験：重金属：≦20 ppm　ヒ素：≦2 ppm
強熱残分：≦0.10%

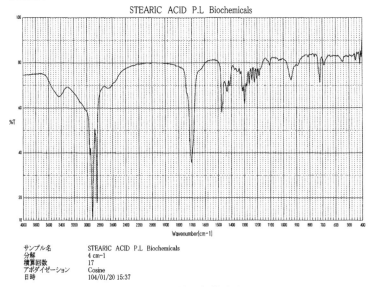

図6-2　ステアリン酸の規格とIRチャート

に合致している4種類のステアリン酸のガスクロマトグラムを示したものである。例えば、**図6-3**のNAA173KとNAA176の規格は同じであるが、C16パルミチン酸とC18ステアリン酸の配合比率が異なる。そのため、製品は粘度/硬度が異なってくることが予期される。同様に、「イソステアリン酸」もガスクロマトグラム上だけでも異なるものがある（**図6-4**）。

　表示名称「ミネラルオイル」は外原規名「流動パラフィン」と称し、以前は粘度の違いにより「軽質流動パラフィン」「中質流動パラフィン」及び「重質流動パラフィン」に分かれ、目的により使用されていた。**図6-5**に軽質と

第6章　微生物試験と原料試験からの品質保証　　149

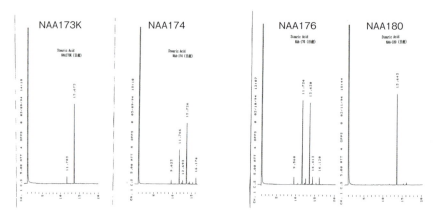

図6-3　ステアリン酸グレードの違いによるクロマトグラム

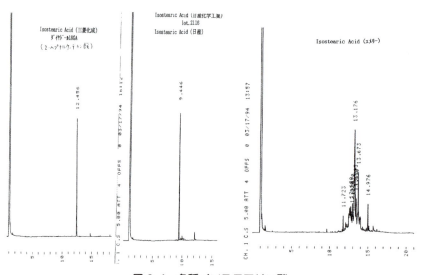

図6-4　各種イソステアリン酸

　重質流動パラフィンのガスクロマトグラムを示したが、この違いは粘度の測定によっても容易に判別できる。
　このように、同一会社の同一原料名で同一規格であっても、グレードによって異なる場合が多い。同一原料について価格の関係等で別会社に変更す

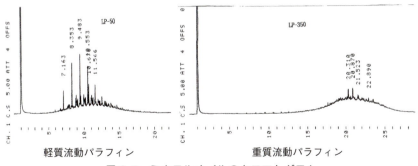

図 6-5　ミネラルオイルのクロマトグラム

表 6-4　セレシングレード違いによる口紅の硬度・融点の違い

	セレシン A		セレシン B		
ロット	001	002	003	004	005
原料融点	76.2 76.0	75.6 74.8	70.4 70.2 70.4	70.2 70.4 70.2	70.6 70.8 70.8
製品硬度	408.3	378.3	429 424 432	415 426 425	422 434 414

る場合は、慎重に調査しないと、本来の品質と異なる場合があるので注意を要する。

　また、規格が包括された原料（例：パラフィンワックス、カルボマー、シリコーン等）は、原料会社によりグレードも変わってくるので、原料の切り替えは決められた原料試験及び製品試験を行い決定されなくてはならない。

　表 6-4 に、口紅等のスティック形成剤として汎用される「セレシン」のグレード違いによる原料融点と、これを配合した口紅の硬度のロット間の違いを示した。セレシン A のサンプル数は少ないが、明らかにロット間のばらつきはセレシン B よりも大きい。ばらつきの少ないセレシン B を用いて作成した口紅の硬度が安定しているのがわかる。

2-5. 品質保証期限

　諸外国の化粧品を購入すると、多くに使用期限が記載されている。その期限は、製造後3年（36ヶ月）か30ヶ月が一般的である。一方、日本の化粧品のほとんどに期限は記載されていない。しかし、日本でも1980（昭和55）年9月、使用の期限を記載しなければならないとして、化粧品について以下の告示が出された（厚生省告示第166号）。

一　アスコルビン酸、そのエステル若しくはそれらの塩類又は酵素を含有する化粧品

二　前号に掲げるもののほか、製造又は輸入後適切な保存条件の下で3年以内に性状及び品質が変化するおそれのある化粧品

　その後、同年10月に「使用期限表示に関する事項」として、「アスコルビン酸含有化粧品であっても、製造又は輸入後適切な保存条件の下で3年を超えて性状及び品質が安定であるなら、使用期限の対象から除外される」という主旨の通知（薬発第1330号）が出された。これにより、日本では輸入品も含め使用期限を記載していない化粧品が多いのである。

　ちなみに、同通知では化粧品の性状及び品質の劣化の例として以下を示している。

（ア）　かび等が発生しているもの

（イ）　乳化されている化粧品であって成分が著しく分離しているもの

（ウ）　異臭を発しているもの

（エ）　変色の著しいもの

（オ）　アルコール・水等に溶解している化粧品であって、沈殿物が著しく生成しているもの

（カ）　成分が分解して有害物質が生成されているもの

（キ）　安定剤として使用される場合を除き、分解、揮散等によりアスコルビン酸、酵素等の配合成分の含有量、力価が著しく低下したもの

　以上である。すなわち、上記に該当する化粧品は使用期限を設定しなくてはならない。

おわりに

　第二次大戦後、「安かろう、悪かろう」だった日本製品の国際的評価を改善するために、先人たちは多くの困難を乗り越え「品質の日本」という国際評価を獲得した。これは我が国のTQC（Total Quality Control：統合的品質管理）手法の輝かしい成功であった。

　著名な国際標準化機構ISOの成り立ちには、1970年代、日本の工業製品が高品質を武器に国際競争力を獲得し、目覚ましい経済発展を遂げているのに対し、欧米先進諸国が停滞気味の経済発展を製品の品質という観点から見直すようになったことが関係していると言われている。この世界市場のボーダレス化、グローバル化により、我が国でも国際的に共通のルールである品質管理・品質保証が求められてきた。現在、ISOを無視して品質を語ることはできない。

　微生物関連以外で国際規格（IS）化された規格を下記に示す。題目を日本語で記したので、正式名を確認する場合は、参考文献に記したISOのウェブサイトより確認すること。購入の場合は、一般財団法人日本規格協会のウェブストアで入手できる。

- ・ISO10130：2009　HPLCによるニトロソジエタノールアミン（NDELA）の検出
- ・ISO12787：2011　クロマトグラフィーを用いた分析結果のバリデーション基準
- ・ISO15819：2014　HPLC-MS-MSによるNDELAの検出
- ・ISO16128-1：2016　自然・オーガニック化粧品　1. 成分定義
- ・ISO16128-2：2017　自然・オーガニック化粧品　2. 成分と製品の基準
- ・ISO22715：2006　表示と包装
- ・ISO22716：2007　GMP
- ・ISO24442：2011　UVA防御のin vivo測定
- ・ISO24443：2012　in vitroにおけるUVA防御測定
- ・ISO24444：2010　SPFのin vivo測定

ISは以上であるが、それ以外にTR（Technical Report：技術報告書）

第6章　微生物試験と原料試験からの品質保証　153

も報告されている。

　化粧品関連にも現在、多くの ISO が存在するが、どれも品質保証を「仕組み」として確立し維持する体制の構築を目的としている。当然、これらを実践維持することが必要不可欠であるが、その維持に終始するあまり、戦後「品質の日本」を実現した TQC を通じての品質の改善・改良を疎かにすることなく、消費者が求める安全、安定で機能性を有する化粧品の製造販売に努めていただきたい。お断りするが、本章では品質保証の中の一部である微生物試験と原料試験の基本的な箇所のみしか記していない。

参考文献

1）Fragrance Journal（20），1976
2）化粧品微生物限度試験法 2010 年度改訂版，日本化粧品工業連合会
3）化粧品微生物限度試験法 2017 年度改訂版，日本化粧品工業連合会
4）高橋 守 Fragrance Journal 5, 60-62,（2008）
5）ISO29621 Cosmetics-Microbiology-Guidelines for the risk assessment identification of microbiologically low-risk products, 日本規格協会
6）ISO22716 化粧品-GMP-GMP ガイドライン，日本規格協会
7）化粧品原料規格作成の手引き（第二版），2012，日本化粧品工業連合会
8）ISO TC217 https://www.iso.org/committee/54974/x/catalogue/p/1/u/0/w/0/d/0

第 7 章　日本の禁止成分と危害事例

　我が国も他国と同様に化粧品からの危害を防ぐ目的で、化粧品基準において禁止成分が設定されている。その禁止成分を、諸外国の実情とともに**表7-1**に示した。これ以外に医薬品成分（添加剤のみとして使用される成分及び旧種別収載成分は除く）、生物由来原料基準に適合しない成分及び第一種・第二種特定化学物質が禁止成分となっている。また、**表7-2**に各国の有害成分の上限値を示した。

　化粧品は、薬機法により「人の身体を清潔にし、美化し、魅力を増し、容貌を変え、又は皮膚若しくは毛髪を健やかに保つために、身体に塗擦、散布その他これらに類似する方法で使用されることが目的とされている物で、人体に対する作用が緩和なものをいう」と定義されている。医薬部外品である薬用化粧品にも「作用が緩和なもの」と明記されている。作用が緩和とは、副作用がなく安全であるということである。この章では、日本の化粧品史において危害が発症した事例とその対応、及び化粧品基準において禁止成分となっている一部の成分について記した。

1.　鉛及びその化合物

　鉛及びその化合物は、日本では禁止成分にリストされていないが、外原規等の公定書収載原料のほとんどすべてにおいて純度試験の鉛、重金属（鉛として）の項を設けて厳しく制限している。これは、自然界由来の原料には危害を加えるほどでないが極微量含まれている場合があるからである。EUでは禁止成分になっているが、これは原料に関する規制ではなく、故意に製品に鉛を配合してはならないことを示している。また、一部の国では染毛剤に限って配合上限を決め、酢酸鉛を認めている国もある。ちなみに、日本でも酢酸鉛を配合した例があるが、医薬該当品ということで発売中止となっている。また ICCR（化粧品規制協力国際会議）が化粧品中の鉛の上限値を10 ppm とする報告を受け入れた。

　日本の化粧品史では、1887（明治20）年頃、歌舞伎役者の中村福助他が

表 7-1　日本の禁止成分

日本名	EU Annex II No.	米国 21CFR No.
6-アセトキシ-2,4-ジメチル-m-ジオキサン	368	
アミノエーテル型の抗ヒスタミン（ジフェンヒドラミン等）以外の抗ヒスタミン剤	339	
ホルモン及びその誘導体（ただし、エストラジオール、エストロン及びエチニルエストラジオールは除く）	260（注）	
塩化ビニルモノマー	334	700.14
塩化メチレン	＊2	700.19
オキシ塩化ビスマス以外のビスマス化合物	＊1	
過酸化水素	＊1	
カドニウム化合物	68	
過ホウ酸ナトリウム	＊1	
クロロホルム	366	700.18
酢酸プログレノロン	＊2	
ジクロロフェン	＊1	
水銀及びその化合物	221	700.13
ストロンチウム化合物	402、403	
スルファミド及びその誘導体		
セレン化合物	297	
ニトロフラン型化合物	251	
ハイドロキノンモノベンジルエーテル	＊2	
ハロゲン化サリチルアニリド	348〜351、373	700.15
ビタミンL1 及び L2	＊2	
ビチオノール	352	700.11
ピロカルピン	283	
ピロガロール	409	
無機フッ素化合物	＊1	
プレグナンジオール	＊2	
プロカイン等の局所麻酔剤	25	
ヘキサクロロフェン	371	
ホウ酸	＊1	
ホルマリン	＊1	
メチルアルコール	＊1	

＊1：EU では制限成分
＊2：韓国　and/or　台湾　禁止成分
空欄は禁止・制限成分としてリストされていないことを示す。

表7-2　各国の化粧品中の有害成分の上限値（単位：ppm）

	アセアン	中国	韓国	台湾
鉛	10	10	20	10（パーマ：5）
カドミウム	1	5	5	20
ヒ素	2.5	2	10	3（パーマ：5）
水銀	0.5	1	1	1
メタノール		0.20%	0.20%	0.20%
ジオキサン		30	100	100
アスベスト		検出されては ならない		検出されてはならない
アンチモン			10	

天覧の舞台で発作を起こした鉛中毒事件があり、おそらく、資料として残っている中では最も古い化粧品危害と思われる。

　江戸時代より白粉の一種である鉛白（塩基性炭酸鉛）が用いられ、特に芸子さん、歌舞伎役者等は胸元から背中まで幅広く使用するため発症したものと推定される。

　1901（明治34）年に鉛の使用禁止令が公布され、鉛白については1930（昭和5）年の内務省令により、1934（昭和9）年12月31日以降、鉛白を使用した化粧品の販売が禁止された。

2. 水銀及びその化合物

　水銀及びその化合物は、日本では禁止成分である。国によっては鉛同様、自然界に存在するため製品中に1ppmまで配合を認めている国もあり（**表7-2参照**）、EUはアイメイク製品の防腐剤としてのみ0.007%まで水銀化合物（酢酸フェニル水銀等）の配合を認めている。

　日本では、皮膚の美白、殺菌消毒の目的で使用されていた白降汞（アミノ塩化第二水銀）が、1969（昭和44）年中央薬事審議会の答申により、同年の厚生省薬務局通知「アミノ塩化第二水銀（白降汞）を含有する製剤等の取り扱いについて」において、長期連用に伴う皮膚障害の多発をあらかじめ防止する理由で禁止成分に指定された。

3. ビチオノール

ビチオノールは、日本では禁止成分である。1967（昭和 42）年、アメリカでビチオノール含有の医薬品、化粧品は光線過敏症の原因になるとの理由で禁止された。翌年、我が国でもビチオノール配合の化粧品は許可しない方針をとり、1970（昭和 45）年、化粧品品質基準に化粧品への配合禁止成分として規定した。

4. 赤色 219 号及び黄色 204 号中の不純物スダン I （1-フェニルアゾ-2-ナフトール）

1960（昭和 35）年頃から、化粧をすると顔が黒くなるという女子顔面黒皮症、世に言うリール黒皮症発症事例が起こり、1976（昭和 51）年に大阪で「化粧品公害被害者の会」が結成され、集団訴訟（原告 18 名、被告メーカー 7 社）に至る戦後化粧品史の一大事件であった。

アゾ色素である赤色 219 号及び黄色 204 号中の不純物スダン I が原因成分として特定された。その後、原因成分（スダン I）を除去すれば、女子顔面黒皮症は軽快、治癒することが明らかとなった。

現在目にする「お肌に合わないときは、ご使用をおやめください」等の注意表示は、この事件を契機に 1977（昭和 52）年に日本化粧品工業連合会（粧工連）が自主基準としたもので、翌年には厚生省薬務局通知「化粧品の使用上の注意事項の表示自主基準について」が通知された。

問題物質となった赤色 219 号、黄色 204 号については、1977（昭和 52）年に粧工連が、従来化粧品全般に使用されてきたが爪用及び頭髪用以外に使用しないことを自主基準として定め、2000（平成 12）年の化粧品基準において、公に爪用及び頭髪用のみと規定された。

5. スクラブ剤

スクラブ剤については、今まで 2 件の危害事例と通知が出されている。1990（平成 2）年 7 月に開催された北日本眼科学会及び社団法人日本眼科医

会発行の「日本の眼科」（第61巻、第9号、1990年）において「最近、スクラブ剤入り洗顔料の粒が目に入り、痛みを訴えて眼科医を訪れる」との症例が報告され、この原因物質としてポリエチレン末、ポリアクリル酸Na、クルミ殻粒等が挙げられた。同年10月、粧工連は会員各位に「スクラブ剤入り洗顔料の注意表示について」という通知を出し、下記のような注意表示を行うよう要望したのである。

　例：1）目の周りは避けてご使用ください。
　　　2）すすぐ時は、目に入らないように注意してください。
　　　3）粒が目に入ったら、こすらずに洗い流してください。
　　　4）すすいでも目に異物感が残る場合は、眼科医にご相談ください。

　もう一つは、2010（平成22）年8月に厚生労働省が通知した「スクラブ剤等の不溶性成分を含有する洗顔料の使用上の注意事項について」である。主たる原因物質は火山灰であり、この事例は厚生労働省HPの医薬品等安全性関連情報にも収載された。本通知による注意表示例は上記と同様であるが、2005（平成17）年以降スクラブ剤による危害事例が215例に上り、そのうち22例は火山灰が原因であると報告し、さらに下記の「不要性成分の確認試験法」を示し、安全性に配慮を求めるものであった。

　不要性成分の確認試験法
　1）試料約1.0gを精密に量り、水20mLを加えてよくかき混ぜる。水浴上で10分間加温して振とうし10分間静置した後、上清を除き沈殿物を得る。
　2）沈殿物に水20mLを加え、同様に加温振とうし、上清を除いて洗浄し、さらに水20mLで1回、エタノール20mLで2回、アセトン20mLで2回洗浄を繰り返す。
　3）残留物を少量のアセトンで懸濁して、ガラス繊維ろ紙（1μm）を用いてろ過し、105℃で2時間乾燥した後、質量を量り、形状を顕微鏡で観察する。

　このような危害事例とは別に、アメリカでは、スクラブ剤の5mm以下のプラスチックマイクロビーズが湖水等に蓄積し環境被害を引き起こしているという問題が生じ、大きな社会問題となり、多くの州でこれらマイクロビーズの配合が禁止され、EUをはじめ多くの国にも波及していった。

6. グルコン酸クロルヘキシジン

グルコン酸クロルヘキシジン配合の洗口剤、歯磨き剤を歯周ポケットの洗浄に使用したことによるショックの副作用が報告された。本副作用症例は適応外使用により発生したものであるが、2003（平成15）年12月に厚生労働省は「グルコン酸クロルヘキシジンを含有し口腔内適応を有する医薬部外品及び化粧品の安全対策について」という通知を出し、以下の注意表示内容を容器等に記載するよう求めた。

1) 口の中に傷やひどいただれのある人は使用しないでください。
2) 本剤又はグルコン酸クロルヘキシジンでアレルギー症状を起こしたことのある人は使用しないでください。
3) 使用中にじんましん、息苦しさなどの異常があらわれた場合には直ちに使用を中止し、医師又は薬剤師に相談してください。特に、アレルギー体質の人や、薬などで発疹などの過敏症状を経験したことがある人は、十分に注意して使用してください。

7. ポリオキシエチレンオレイルエーテル

オレス-2、オレス-5及びオレス-10を配合するメーク落とし製品により目周辺部に重篤な被害が発生した旨が、東京都生活文化局からの要望書に記載された。これを受け、粧工連は2004（平成16）年4月に「眼周辺部に使用するメーク落としについて」を通知し、「眼に対する安全性を十分に確認していただき、安全性が確認できない場合には配合しないよう」、かつ、「目に入ったときは直ちに洗い流す」ことを主旨とする注意表示を行うよう会員各位に要望した。

8. 加水分解コムギ末

2010（平成22）年、加水分解コムギ末を含有する石けんを使用したところ、呼吸障害、じんましん、運動誘発アレルギー症を引き起こすという症例が見られ、同年10月、厚生労働省は医薬品等安全性関連情報において「小

麦加水分解物を含有する医薬部外品・化粧品による全身性アレルギーの発症について」を通知し、注意喚起を行った。一方、メーカーによる自主回収はこの通知の数ヶ月後で、回収クラスは医薬部外品・化粧品では考えられない「重篤な症状を起こし死に至らしめる可能性がある」クラスⅠであった。

2011（平成23）年8月、厚生労働省は各都道府県知事宛に「医薬部外品又は化粧品の使用による健康被害の報告について」を通知し、現在公表されていない被害がある場合、速やかに報告するように求めた。同年9月には「小麦由来成分を配合する医薬部外品及び化粧品への成分表示について」を通知し、加水分解コムギ末を含有する医薬部外品・化粧品に以下の表示を義務付けた。

1）本製品に小麦由来成分が含まれている旨。

2）使用中に異常がある場合は使用を控える旨。

また、粧工連は、①加水分解コムギ末のうち、酸分解で製造した分子量5万～6万のものを配合禁止とし、②企業責任の再確認等を会員各位に連絡した。事実、「医薬部外品原料規格2006」に収載の「加水分解コムギ末」は、本質においてコムギの種子を加水分解して得られた水溶性成分と明記されているが、原因物質となった加水分解コムギ末（グルパール）は、ほとんど水に溶けないし、電気泳動によりタンパクの有無を調べると、外原規品は確認できないが、原因物質の加水分解コムギ末は5～6万中心のタンパクが検出される。

なお、2013（平成25）年11月時点では、日本アレルギー学会によると2,026例の発症が確認されている。

2017（平成29）年3月、厚労省は「「医薬部外品原料規格2006」の一部改正について」を通知し、「加水分解コムギたん白液」及び「加水分解コムギ末」の規格各条に新たに「分子量分布」の項目を設け、分子量12,000以上は認めないようにした。

9. メタノール

メタノールは我が国の禁止成分である。例年、クラスⅡ回収において、1、2件の回収事例がある。これは外国からの輸入製品と推定される。メタノー

ルについては、外原規「エタノール」の純度試験の項に「メタノール」が設定されており、メタノールの有無を試験するようになっている。その純度はエタノール中0.2%以下である。これは戦後エタノールが発酵法で製造され、その不純物として混入の可能性があるためにとられた措置と考えられる。近隣の中国、韓国、台湾でも我が国に準じたのかエタノール 0.2%以下という基準を設けているが、我が国では原料エタノール中の基準であるのに対し、これらの国は製品中の基準となっている。一方、EU ではメタノールは制限成分であり、エタノールの変性剤として 5%まで配合可能となっており、日本では考えられにくいのであるが、植物エキスの抽出溶媒として用いられることがあると聞き及んでいる。輸入化粧品においては、十分チェックする必要がある。

10. ホルムアルデヒド（ホルマリン）

　ホルマリンは我が国の禁止成分であり、メタノール同様、例年クラスⅡ回収されている成分である。ホルマリンがある種の化粧品原料から遊離してくることは、よく知られている。特に有名なのがホルマリンドナー型と称する防腐剤で、我が国でも DMDM ヒダントインとイミダゾリジニルウレアがそれに当たる。これら二つの防腐剤は、我が国において洗い流す製品のみに0.3%までの配合が可能であり、かつ表示義務として「ホルムアルデヒドに敏感な方及び乳幼児のご使用はお避け下さい」と記載しなければならない。一方、EU 等ではこれらの防腐剤を一般化粧品に使用でき、配合上限も 0.6%である。事実、回収製品の中には、この種のホルマリンドナー型防腐剤を配合した洗い流し専用でない化粧品も見受けられた。また、ホルマリンドナー型の防腐剤について、諸外国ではホルマリン 1000 ppm 以下と規定している国が多い。我が国では、ホルマリンが 220 ppm 検出されたことによる回収事例もある。これらの防腐剤以外にも、マニキュア用樹脂（サントライト）やジヒドロキシアセトンがホルマリンを遊離することで知られている。

　ちなみに、化粧品と密接な関係にあるつけまつげ用接着剤（雑貨）は、1974（昭和 49）年 9 月の「有害物質を含有する家庭用品の規制に関する法律施行規則」において、ホルムアルデヒドの配合が 75 ppm 以下と規定され

ている。

11. ロドデノール

　ロドデノールは、薬用化粧品の種類では「日やけ止め剤」、効能・効果は「メラニンの生成を抑え、しみ、そばかすを防ぐ」等（俗に美白剤と言われる）であり、医薬品医療機器総合機構の審査を経て厚生労働省より承認された有効成分である。

　2013（平成25）年5月に皮膚科医から「皮膚がまだらに白くなる」との症例が3件報告され、同年7月に製造販売外会社はマスコミに発表し、自主回収（クラスⅡ）に踏み切った。回収品は数十品目にわたる。

　本成分は、当初シラカバ樹液に含まれているとの報告もあったが、シラカバ樹液の99%以上は水であり、白斑を引き起こすほどの量が含まれているとは思えない。その後の調査で、香料の一種であるラズベリーケトン、化学名「4-(4-ヒドロキシフェニル)-2-ブタノン」を還元してできる「4-(4-ヒドロキシフェニル)-2-ブタノール」（一般名：ロドデノール）であることが判明した。

　本製造販売会社のHPによれば、2013（平成25）年12月2日の時点で、
- 顔や手など広範囲にわたり明らかな白斑がある方：1,055名
- 3か所以上の白斑、5cm以上の白斑、顔に明らかな白斑のいずれかに沿うとの方：4,559名
- 上記症状以外の方（軽度な症状の方）：7,815名

合計13429名に上り、化粧品史上例のない危害例を出している。

　その後、本製造販売会社のHPによれば、2018（平成30）年3月31日現在、白斑様症状を確認した方：19,593人、和解に合意された方：17,924人となっている。和解された方がすべて治癒したかどうかは定かでないが、かなり改善に向かっていると推定できる。

　この間の動きとして、2013（平成25）年7月17日、日本皮膚科学会において「ロドデノール含有化粧品の安全性に関する特別委員会」を設置し、厚生労働省は同年8月に「医薬部外品及び化粧品の白斑等の副作用に関する自主点検について」を通知し、そのような症例のある医薬部外品・化粧品に

第7章　日本の禁止成分と危害事例　163

ついては速やかに報告するように各製造販売会社に求めた。また、厚生労働省は同年 10 月 11 日に「ロドデノール配合薬用化粧品による白斑症状の原因究明・再発防止に関する研究班の設置について」を立ち上げ、

①臨床症状及び非臨床症試験データを踏まえた原因分析に関する研究

②医薬部外品の安全性等に関するデータ収集・解析手法の検討に関する研究

を行うことになった。

　ロドデノールの症例と前述の加水分解コムギ問題は、これにとどまらず業界に大きな問題を引き起こした。

①GVP 省令の強化による副作用等の報告の義務化

　（「医薬品等の副作用等の報告について」H26.10.2 薬食発 1002 第 20 号をはじめ、数通知発出）

②注意表示が変更された。

　従来、「お肌に合わないときはご使用をおやめください」であったのが、「お肌に異常が生じていないかよく注意して使用してください。お肌に合わないときはご使用をおやめください」に変更された（製品により注意表示は異なる）。

③安全性に関し、「ヒトにおける長期投与試験」として皮膚科専門医の管理下で 12 ヶ月、100 例以上の試験が求められるようになった。

　ちなみに、ロドデノールは我が国において化粧品の表示名称にリストされておらず、配合されているのは医薬部外品である薬用化粧品のみと考えられる。韓国では、ロドデノールの症例が公表されてすぐに韓国食品医薬品安全庁（KFDA）により回収命令が出され、台湾でも自主回収され、現在は禁止成分にリストされている。

参考文献
- 『化粧品・医薬部外品製造販売ガイドブック 2017』薬事日報社
- 『化粧品・医薬部外品関係通知集 2011』薬事日報社
- 『化粧品・医薬部外品およびその原料の安全性評価と規格・試験法設定』サイエンス＆テクノロジー

第8章　原料メーカーが提案する新規原料と製剤化

　毎年、多くの化粧品原料が販売され、約14,000の化粧品成分が日本化粧品工業連合会（粧工連）の「化粧品の成分表示名称リスト」に登録されている。

　本章では、日本を代表する化粧品原料取扱い業者である岩瀬コスファ株式会社、株式会社成和化成及び日光ケミカルズ株式会社が提案する新規原料について、それぞれの担当者に、その原料の特性・有用性とそれを用いての処方も示していただいた。

　なお、これらの処方を基に実際に製剤化したり、文中の表現を広告宣伝等に使用したりすることは、製造販売会社の企業責任でお願いしたい。各会社の最後にその原料等に関する問合せ先を示したので参考にしていただきたい。

8-I　岩瀬コスファ株式会社が提案する新規原料と製剤化

　岩瀬コスファより、8種類の新規原料が提案され、下記の技術資料が示されている。

8-I-1. 植物由来原料1,3-プロパンジオールの高機能を生かす化粧品の開発

8-I-2. 水溶性多機能保湿剤グリセリルグルコシドの製剤化への提案

8-I-3. 紫外線散乱剤・微粒子酸化チタンを用いたサンスクリーン剤の提案

8-I-4. 新規紫外線吸収剤「トリスビフェニルトリアジン」を用いたサンスクリーン製剤の提案

8-I-5. スフィンゴ糖脂質のナノエマルション製剤

8-I-6. 次世代型高分子乳化剤（アクリレーツ/アクリル酸アルキル（C10-30））クロスポリマーを用いた製剤化の提案

8-I-7. 新規多機能性防腐助剤ヒドロキシアセトフェノンの製剤化への提案

8-I-8. 角層浸透性と保湿性に優れた加水分解ヒアルロン酸の特性と処方提案

8-I-1. 植物由来原料 1,3-プロパンジオールの高機能を生かす化粧品の開発

はじめに

　多価アルコールは、肌や毛髪への保湿性付与や製剤の使用感調整、静菌作用、溶剤効果等の様々な機能性を有し、これらの機能性を付与する目的でスキンケア化粧品を中心とした化粧品に汎用されている。昨今の消費者の天然志向を受け、植物由来の多価アルコールが開発・上市され、利用されてきている。

　また近年、多価アルコールの防腐助剤としての使用も広がっている。安全性の面から、防腐剤についてはできるだけ少ない量の添加で化粧品の品質を確保することが求められている。多価アルコールの中には、それ自身が高い静菌効果を有するものや、防腐剤と併用することで防腐剤の活性や水相への移行を進め防腐剤の効果を高める働きを持つものがある。このように多価アルコールを防腐助剤的に用いることで、化粧品中の防腐系の改良が試みられている。

　今回は、植物原料由来の多価アルコールである 1,3-プロパンジオール「商品名：Zemea® Select プロパンジオール」（Zemea® は DuPont Tate & Lyle BioProducts 社の登録商標）について、その基本特性及び肌への保湿性付与効果、防腐助剤効果、提案処方を紹介する。

1. 植物原料由来 1,3-プロパンジオールについて[1)]

　DuPont Tate & Lyle BioProducts 社は、植物由来の糖を原料に発酵法により高純度の 1,3-プロパンジオール（以下、植物由来プロパンジオール）を生産するプロセスを開発し、商業化を行っている。植物由来プロパンジオールは、その製造過程において、石油由来 1,3-プロパンジオール（Propanediol（PO route））やプロピレングリコール（Propylene Glycol）より地球温暖化ガスの排出量をそれぞれ 56%、42% 削減でき、さらに再生できないエネルギーの消費量をそれぞれ 42%、38% 削減できる（**図8-I-1**）。植物由来プロパンジオールは、環境にも配慮された多価アルコールであ

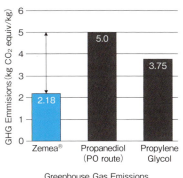
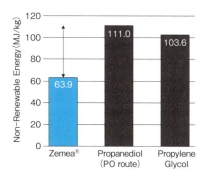

図 8-Ⅰ-1　植物由来プロパンジオール（Zemea®）
地球温暖化ガス排出量（左グラフ）と再生できないエネルギーの消費量（右グラフ）の比較
（DuPont Tate & Lyle BioProducts 社資料より）

表 8-Ⅰ-1　植物由来プロパンジオールの基本特性

化学名	1,3-プロパンジオール
化粧品表示名称	プロパンジオール
INCI 名	PROPANEDIOL
構造式	HO−CH₂−CH₂−CH₂−OH
外観	無色透明
pH	中性
溶解性	水、エタノールに可溶
比重（g/mL、20℃）	1.053
pH 安定性	酸性〜アルカリ性（pH3〜10）の広範囲にて安定（植物由来プロパンジオール　10%水溶液、クエン酸と NaOH にて pH を調整）
ヒトパッチテスト	陰性

る。表 8-Ⅰ-1 に、植物由来プロパンジオールの基本特性を示す。

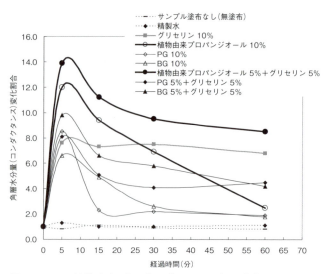

図8-Ⅰ-2　植物由来プロパンジオールの角層水分量への影響

2. 肌への保湿性付与効果及び使用性[1)]

　肌への保湿性付与は、スキンケア化粧品の重要な機能の一つであり、グリセリン等の多価アルコールや糖類がよく用いられている。

　植物由来プロパンジオールの肌への保湿性付与効果として、単純水溶液を調製し、その角層水分量に及ぼす影響を検討した。角層水分量は、各試験サンプル水溶液をヒト前腕内側部に $5\mu L/cm^2$ 塗布し、サンプル塗布前及びサンプル塗布5分、15分、30分、60分後の肌のコンダクタンス（電気伝導度）を角層・膜厚水分計ASA-M2（アサヒバイオメッド社製）を用いて測定した。測定環境は20℃、50RH%である。サンプル塗布前のコンダクタンスを1とし、サンプル塗布後経時的に得られたコンダクタンスの変化割合を求め、各サンプルの角層水分量への影響を評価した。その検討結果を、**図8-Ⅰ-2**に示す。植物由来プロパンジオールは、グリセリンや1,3-ブチレングリコール（以下、BG）、プロピレングリコール（以下、PG）よりも塗布直後の角層水分量を向上させ、その後BGやPGと同様に緩やかに低くなる傾向を示した。さらに植物由来プロパンジオールとグリセリンを併用すると、

塗布 60 分後もグリセリン 10％水溶液を上回る角層水分量を示し、持続効果を発揮することがわかった。BG や PG についてもグリセリンと併用することで、単独の時より角層水分量の向上及び持続傾向は認められたが、得られた保湿効果はグリセリン 10％水溶液よりも下回った。

　また、角層水分量の持続効果が認められた「植物由来プロパンジオール 5％＋グリセリン 5％併用水溶液」及び「グリセリン 10％水溶液」、「BG 5％＋グリセリン 5％併用水溶液」について、使用性モニター評価を行った。「グリセリン 10％水溶液」の塗布後の使用感を基準に評価した結果、「植物由来プロパンジオール 5％＋グリセリン 5％併用水溶液」は、「グリセリン 10％水溶液」よりもしっとり感やつるつる感、さっぱり感を肌に付与し、特につるつる感の付与に優れていた。「BG 5％＋グリセリン 5％併用水溶液」は、「グリセリン 10％水溶液」よりしっとり感やさっぱり感を付与したが、つるつる感については同程度であった。

　植物由来プロパンジオールは、他の多価アルコールと比べ肌への保湿効果や良好な使用性を発揮することが示された。**表 8-Ⅰ-2～8-Ⅰ-4** に、植物由来プロパンジオール配合の参考処方を示す。

3. 植物由来プロパンジオールの抗菌特性について

　化粧品中の微生物制御は、化粧品の品質を確保するうえで重要である。

　日本では、化粧品に配合できる防腐剤は化粧品基準で定められている。消費者の安全安心志向が高まる中、防腐剤についてはできるだけ少ない量の添加で化粧品の品質を確保することが求められている。防腐剤に代わる成分や防腐助剤成分として、界面活性剤やアルコール類、植物由来成分等が多く開発されているが、その中でも機能性や使用性、安全性の面において多価アルコールに注目が集まっている。

　植物由来プロパンジオールについて、化粧品の微生物汚染に関係すると言われている細菌3種（*Escherichia coli*、*Pseudomonas aeruginosa*、*Staphylococcus aureus*）、真菌2種（*Candida albicans*、*Aspergillus brasiliensis*）に対する最小発育阻止濃度（MIC）の結果を**表 8-Ⅰ-5** に示す。植物由来プロパンジオールは、特に *P. aeruginosa* に対して静菌活性が高いことが確認された。

表 8-I-2　植物由来プロパンジオール配合 エッセンス処方

	配合成分（化粧品表示名称）	配合量（Wt%）
A	水	22.60
	プロパンジオール	6.00
	グリセリン	3.00
	コハク酸ジエトキシエチル	2.00
	メチルグルセス-10	1.00
	PEG-400	0.50
	カルボマー、水	25.00
	ヒドロキシプロピルメチルセルロース、水	10.00
	ヒアルロン酸 Na、水	5.00
	リゾレシチン	0.30
	フェノキシエタノール	0.50
B	水酸化 Na、水	1.10
C	サッカロミセス溶解質エキス、水	20.00
	エタノール	3.00

【調製法】

　A を秤量し、均一になるまで撹拌する。A に B を加え、均一になるまで撹拌する。（A＋B）に C を順次加え、均一になるまで撹拌する。

　植物由来プロパンジオールと化粧品に汎用される防腐剤 1 種（フェノキシエタノール）及び防腐助剤 4 種を併用した時の静菌効果（MIC）及び殺菌効果（MBC）を調べた。液体培地の目視判定により、判定は 3 基準（効果なし：－、静菌効果あり：Good、殺菌効果あり：Excellent）で行った。結果を表 8-I-6 に示す。植物由来プロパンジオールと各種原料を一定の割合にて併用することで、5 菌種に対し静菌又は抗菌効果を示す傾向が確認できた。

4. 植物由来プロパンジオールのピリチオン亜鉛との併用効果

　頭皮のフケが発生する要因として、頭皮の乾燥や頭皮における *Malassezia globosa* 菌の増加、ストレスが考えられている。これらの要因のうち *M. globosa* の増殖を抑制する対策は、抗フケ対策として有効であり、ピリチオン亜鉛のような有用素材がシャンプー等へ配合されている。今回、植

表8-I-3　植物由来プロパンジオール配合 クリーム処方

	配合成分（化粧品表示名称）	配合量（Wt%）
A	PEG-60 水添ヒマシ油	2.00
	ステアリン酸グリセリル	1.00
	ステアリン酸ポリグリセリル-10	1.00
	水添ナタネ油アルコール	2.50
	トリ（カプリル酸/カプリン酸）グリセリル	1.00
	スクワラン	9.00
	ジカプリン酸ネオペンチルグリコール	3.00
	トコフェロール	0.10
	ジメチコン	3.00
	セチルヒドロキシプロリンパルミタミド	2.00
	ビサボロール、ショウガ根エキス	0.50
B	水	qs to 100.00
	グリセリン	3.00
	プロパンジオール	3.00
	グリコシルトレハロース、加水分解水添デンプン、水	0.50
	キサンタンガム	0.20
	フェノキシエタノール	0.50
C	水	10.00
	pH 調整剤	適量
	BG、ペンチレングリコール、ヒドロキシフェニルプロパミド安息香酸、パルミチン酸アスコルビル	1.00

【調製法】

　A 及び B をそれぞれ秤量し、加温溶解する。A に B を加えホモミキサーを用いて乳化する。（A+B）を 40℃まで撹拌冷却し、C を加える。（A+B+C）を室温まで撹拌冷却する。

物由来プロパンジオールについて、ピリチオン亜鉛と併用した時の *M. globosa* の死滅率に及ぼす影響を評価した。なお、評価系及び試験結果はすべて DuPont Tate & Lyle BioProducts 社資料より引用する。

　評価には、一般的なシャンプー処方にピリチオン亜鉛 2.5%及び植物由来プロパンジオールをそれぞれ無配合（0%）又は 1%、2%、3%、4%配合し

表 8-Ⅰ-4 植物由来プロパンジオール配合 シャンプー処方

	配合成分（化粧品表示名称）	配合量（Wt%）
A	ラウレス硫酸 Na	18.50%
	スルホコハク酸（C12-14）パレス-2Na	6.00
	ラウラミノジ酢酸 Na	7.00
	ラウラミドプロピルベタイン	15.00
	メチルグルセス-20	2.00
	ジオレイン酸 PEG-120 メチルグルコース	2.00
	ポリオキシエチレンヤシ油脂肪酸グリセリル	2.00
	プロパンジオール	2.00
	ポリクオタニウム-7、水	0.15
	ポリクオタニウム-10、水	22.50
	EDTA-2Na	0.05
	メチルパラベン	0.20
	水	19.60
B	乳酸メンチル	1.50
	DPG	1.50

【調製法】

A を秤量し、加熱溶解する。B を秤量し、撹拌溶解する。低温で A に B を加え、全体を均一にする。

表 8-Ⅰ-5 植物由来プロパンジオールの MIC

試験菌	MIC（%）
大腸菌 （Escherichia coli）	10
緑膿菌 （Pseudomonas aeruginosa）	5
黄色ブドウ球菌 （Staphylococcus aureus）	15
酵母 （Candida albicans）	15
黒コウジカビ （Aspergillus brasiliensis）	>20

表8-Ⅰ-6　植物由来プロパンジオールと他素材との併用効果

| | | 植物由来プロパンジオール | | | | | | | | | |
| | | E.coli | | Ps. aeruginosa | | St. aureus | | C. albicans | | A. brasiliensis | |
	%	5	10	5	10	5	10	5	10	5	10
ヒドロキシアセトフェノン (SymSave® H/Symrise)	0.0	—	—	—	Good	—	Good	—	Good	—	Good
	0.2	Good	Good	Good	Good	Good	Good	Good	Good	—	Good
	0.5	Good	Good	Good	Excellent	Good	Good	Good	Good	Good	Good
ペンチレングリコール (Hydrolite® 5/Symrise)	1.0	Good	Good	Good	Good	Good	Good	—	Good	Good	Good
	3.0	Good	Good	Good	Excellent	Good	Good	Good	Good	Good	Good
フェノキシエタノール	0.2	—	Good	—	Good	—	Good	Good	Good	Good	Good
	0.5	Good	Good	Good	Good	—	Good	Good	Good	Good	Good
1,2-ヘキサンジオール（50%）カプリリルグリコール（50%）(SymDiol® 68/Symrise)	0.3	Good	Good	Good	Good	Good	Good	—	Good	Good	Good
	0.5	Excellent	Excellent	Good	Excellent	Good	Good	Good	Good	Good	Good
カプロイルプロリンNa（30%）水（70%）(PRODEW® P-DS-12/AJINOMOTO)	1.0	—	Good	—	Good	—	Good	—	Good	Good	Good
	1.5	—	Good	—	Good	Good	Good	Good	Excellent	Good	Good

Good：Minimum Inhibitory Concentration（MIC）最小発育阻止濃度
Excellent：Minimum Bactericidal Concentration（MBC）最小殺菌濃度

表8-Ⅰ-7　植物由来プロパンジオール及びピリチオン亜鉛併用の評価用シャンプー処方

	配合成分	配合量（Wt%）				
(1)	水	qs to 100	→	→	→	→
(2)	植物由来プロパンジオール	0.00	1.00	2.00	3.00	4.00
(3)	ピリチオン亜鉛	2.50	2.50	2.50	2.50	2.50
(4)	アクリレーツコポリマー	6.00	→	→	→	→
(5)	水酸化Na	0.50	→	→	→	→
(6)	ラウレス硫酸Na	50.00	→	→	→	→
(7)	コカミドプロピルベタイン	10.00	→	→	→	→
(8)	コカミドMEA	2.00	→	→	→	→
(9)	塩化Na	0.50	→	→	→	→
(10)	キレート剤、防腐剤、香料、pH調整剤	適量	→	→	→	→

た処方を用いた（**表8-Ⅰ-7**）。*M. globosa* の死滅率は、*M. globosa* のコロニー数を測定することで評価した。

　植物由来プロパンジオール無配合（0%）処方では、処置1時間後において *M. globosa* はほとんど死滅しなかった。しかし、植物由来プロパンジオールを1%以上配合することで、処置1時間後の *M. globosa* 死滅率は大きく向上した（**図8-Ⅰ-3**）。また、植物由来プロパンジオール3%以上の配

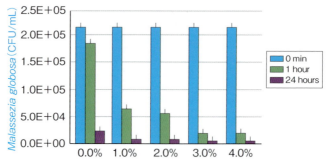

図8-Ⅰ-3　M. globosa の死滅と植物由来プロパンジオール
（0%-4%）の時間依存容量反応関係性

（縦軸：M.globosa のコロニー数、横軸：植物由来プロパンジオールの配合量）
（DuPont Tate & Lyle BioProducts 社資料より）

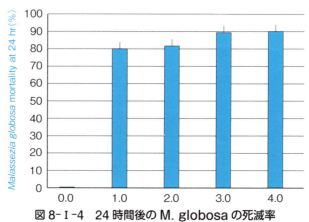

図8-Ⅰ-4　24時間後のM. globosa の死滅率

（縦軸：M. globosa の死滅率、横軸：植物由来プロパンジールの配合量）
（DuPont Tate & Lyle BioProducts 社資料より）

合により、処置1時間後のM. globosa 死滅率はさらに向上した。処置24時間後のM. globosa 死滅率に関して、植物由来プロパンジオール無配合（0%）処方を処置した時のM. globosa 死滅率を0%とすると、植物由来プロパンジオール1％又は2％配合処方では約80％、植物由来プロパンジオール3％又は4％配合処方では約90％までM. globosa の死滅率を向上させ

ることができた（**図8-Ⅰ-4**）。植物由来プロパンジオールは、ピリチオン亜鉛と併用することで、抗フケシャンプーの効果を高めることが可能であると考える。

最後に

近年、消費者の天然志向、安全安心志向を反映した新たな多価アルコールが上市されている。今回紹介した植物由来プロパンジオールは、肌への保湿性付与効果や抗菌特性等、様々な優れた機能性を有している。また、今回ご紹介できなかったが、植物由来プロパンジオールは、毛髪への保湿性付与効果やアミノ酸界面活性剤を用いた洗顔製剤における特性効果も確認されている。今後の化粧品開発において、植物由来プロパンジオールのような付加価値の高い多価アルコールの利用が、ますます広がることを期待する。

参考文献

1）賀来群雄 他，*COSME TECH JAPAN*, 2 (6), 30-39 (2012)

8-Ⅰ-2. 水溶性多機能保湿剤グリセリルグルコシドの製剤化への提案

1. グリセリルグルコシド（GG）について

南アフリカの乾燥地に分布する植物で、通称"復活の木"と呼ばれるミロタムヌス（**図8-Ⅰ-5**）やシアノバクテリアのような原核生物中にグリセリルグルコシド（GG）は存在している。これらの生物は、乾季や塩濃度の高い海水のような環境ストレスに対して、GGを合成し乾燥や浸透圧による脱水から生命を守ることが知られている。その他、日本酒やワインのような身近な食品にも含まれており、広く自然界で見ることができる。

本稿で紹介する東洋精糖株式会社製の「COSARTE-2G®」は、トウモロコシ由来のグルコースをヤシ由来のグリセリンに付加し得られたGGを主成分とする水溶性多機能保湿剤である（**図8-Ⅰ-6、表8-Ⅰ-8**）。以下、COSARTE-2G® をグリセリルグルコシド（GG）と記す。

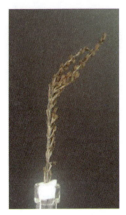 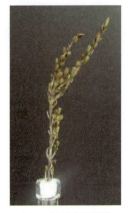 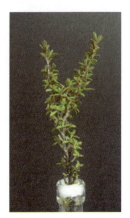

乾燥時のミロタムヌス　　水につけて3時間後　　水につけて6時間後

図8-Ⅰ-5　"復活の木"ミロタムヌス

1-α-glyceryl glucoside (MW：254)　　1-β-glyceryl glucoside (MW：254)

2-α-glyceryl glucoside (MW：254)　　2-β-glyceryl glucoside (MW：254)

図8-Ⅰ-6　グリセリルグルコシドの構造式

表8-Ⅰ-8　COSARTE-2G® の組成比

グリセリルグルコシド	72.0%
グリセリン	8.0%
水分	20.0%

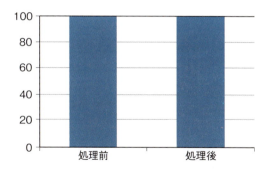

図8-Ⅰ-7　COSARTE-2G® のpH安定性と熱安定性

2. グリセリルグルコシドの安定性

　水酸化Naと硫酸でpH3〜13に調整した5% GGを80℃で16時間加熱し、HPLCで残存GG量を測定した結果、幅広いpH領域（pH3〜13）でほぼ100%残存していた。さらに、pH5.5に調整した5% GGをオートクレーブ処理（121℃、20分間）し、同様に残存GG量を測定した結果、100%の残存率を示し、熱に対しても非常に安定した化合物であることを示した（**図8-Ⅰ-7**）。

3. グリセリルグルコシドの特性

3-1. エイジングケア効果

　紫外線によるダメージは、様々な肌老化や皮膚病の原因になると言われている。紫外線に繰り返し曝されることにより、ケラチノサイトの正常な構造がダメージを受け、細胞は光に対する本来の防御能力を失い、真皮を支えるエラスチンとコラーゲンのネットワークが破壊され、肌は弾力を失い、シワやたるみが生じると言われている。

　GGの紫外線からの肌保護効果を確認するため、ヒトケラチノサイトを用いて、UV-Bを1分間照射し、乳酸脱水素酵素（LDH）の漏出を調べた結果、GG3%配合によりLDHの漏出が抑制された（**図8-Ⅰ-8**）。このことから、GGは紫外線からケラチノサイトを保護し正常な作用にすることが期待

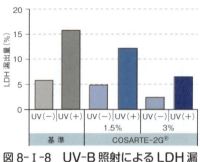

図8-Ⅰ-8 UV-B照射によるLDH漏出率

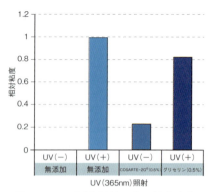

図8-Ⅰ-9 UV照射による粘度変化

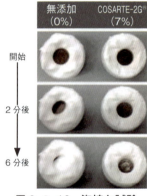

図8-Ⅰ-10 泡持ち試験

できる。

　GGとグリセリンの存在下（0.5%）でエラスチン（1.2%）とリボフラビン（30 ppm）を混合し、25℃で紫外線（365 nm）を50分間照射した。反応液の粘度を「無添加、UV照射群」を100として相対値化した結果、GGの0.5%配合により粘度上昇が抑制された（図8-Ⅰ-9）。このことから、GGは、ケラチノサイトの作用を正常にするとともに、紫外線からエラスチンの変性を抑制し、小ジワやたるみなどの光老化の抑制が期待できる。

4．洗顔料への応用

4-1．泡質改善と使用感

　GG無添加及び7%添加した市販の洗顔フォームを泡立て、泡上部に10円玉を静置し、沈むまでの時間を比較した（図8-Ⅰ-10）。GGを7%配合することで、キメの細かい弾力のある泡になり、泡持ちが良くなる。

　同じ市販の洗顔フォームにGGを1.5%及び2.0%配合し、使用感を確認した結果、洗顔後うるおい感が増し、肌のつっぱり感やかゆみがなく、すべ

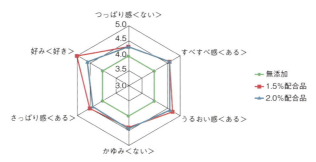

図 8-Ⅰ-11　洗顔後の感触

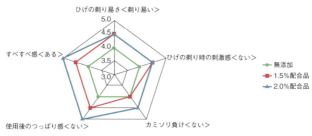

図 8-Ⅰ-12　シェービング時の使用感

すべした洗い上がりになった（図 8-Ⅰ-11）。

　また、市販のシェービング剤に GG を 1.5％及び 2.0％配合し、使用感を確認した結果、シェービング時の刺激やその後のカミソリ負け、つっぱり感がなく、すべすべした剃り上がり感が得られた（図 8-Ⅰ-12）。

5. 応用処方

ナチュラルクリーム処方

		配合成分（化粧品表示名称）	Wt%
A	（1）	セスキステアリン酸 PEG−20 メチルグルコース	1.80
	（2）	セスキステアリン酸メチルグルコース	0.60
	（3）	水添ナタネ油アルコール	2.50
	（4）	ジイソステアリン酸プロパンジオール	10.00
	（5）	スクワラン	15.00
	（6）	ラウロイルグルタミン酸ジ（フィトステリル/オクチルドデシル）、トコフェロール	0.50
	（7）	トコフェロール	0.10
B	（8）	水	52.60
	（9）	グリセリルグルコシド、水、グリセリン　（注）	5.00
	（10）	プロパンジオール	3.00
	（11）	グリセリン	2.70
	（12）	（カンテン、キサンタンガム）1.5%水溶液	6.00
	（13）	メチルパラベン	0.20
		Total	100.00

【作り方】
① A を秤量し、加温し均一に溶解させる。
② B を秤量し、加温し均一に溶解させる。
③ B に A を加え、乳化させる。
④ （A＋B）を室温まで冷却させる。
⑤ 適当な容器に充填する。

6. まとめ

　GG は、泡質改善や光老化の抑制など、多機能を有する保湿剤である。熱安定性や pH 安定性にも優れており、スキンケアやトイレタリーなど化粧品全般に幅広く配合が可能である。

　今後、水溶性多機能保湿剤である GG が幅広い製剤開発の一助になることを期待したい。

（注）岩瀬コスファ㈱より「COSARTE-2G®」として提供される。

参考文献
1) COSARTE-2G® 技術資料（東洋精糖株式会社）

8-Ⅰ-3. 紫外線散乱剤・微粒子酸化チタンを用いたサンスクリーン剤の提案

はじめに

　紫外線は、UV-C（200〜280 nm）、UV-B（280〜320 nm）、UV-A（320〜400 nm）に大別され、290 nm 以下の波長はオゾン層で吸収されるため、地表に届く紫外線は UV-B と UV-A である。

　肌に対して、UV-B は照射後、2〜6 時間で皮膚が赤くなり、その後、火傷のようになるサンバーンを生じさせる。一方、UV-A は照射直後に黒化するサンタンを生じさせるだけでなく、肌のハリや弾力を低下させる。このことから、最近では、UV-B によるサンバーンだけでなく、エイジングケアの目的でも UV-A を防御する意識が高まっている。このような紫外線の皮膚への悪影響が消費者に広く認知され、紫外線から皮膚を防御する日やけ止め（サンスクリーン）製品が種々開発されてきている。

　日本化粧品工業連合会では、商品選択の参考として、生活シーンに合わせたサンスクリーンの選び方を提案している[1]。さらに、昨今のサンスクリーンは、紫外線カット効果や使用性（肌感触が良く、仕上がり時に白さが目立たない）等の機能だけでなく、消費者の使用シーンに合わせた訴求点として、ホワイトニング成分、忌避効果、ウォータープルーフ性の付与など高付加価値化している。

　本稿では、紫外線を防御するために汎用されているチタン工業製の各種微粒子酸化チタンについて紹介する。

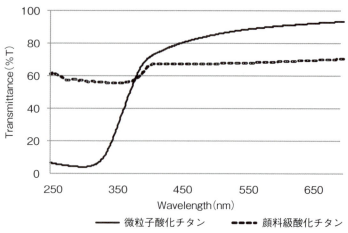

図 8-Ⅰ-13　顔料級・微粒子酸化チタンの透過率曲線

1. 酸化チタン

　酸化チタンの製法は、塩素法と硫酸法に大別される。塩素法は、スラグを塩素と反応させ、四塩化チタンを得た後に酸化して合成するのに対し、硫酸法は、鉱石を濃硫酸で溶解させ、不純物を除去した硫酸チタニルを加水分解し、得られた白色の含水酸化チタンを化学処理・加熱し、酸化チタンを合成する。酸化チタンは、白色度、隠蔽力、着色力、分散性、耐候性、化学的安定性などの優れた性質を併せ持つこともあり、100年以上前から白色顔料として社会のあらゆる分野で使用されている。この白色顔料である酸化チタンは、可視光領域の散乱が最大となるように、一次粒子が200～300 nm程度に設計されている。一方、紫外線を防御する目的で使用される微粒子酸化チタンは、一次粒子を100 nm以下とすることで、可視光領域の散乱を低下させて透明性を保持しつつ、単位重量あたりの粒子個数の増加により、非常に高い紫外線領域の散乱効果が得られる。

　図8-Ⅰ-13に顔料濃度を3%に調製したシクロペンタシロキサン分散液を20μm厚で塗布した塗膜の光透過率曲線を示す。また、図8-Ⅰ-14に顔料級酸化チタン及び微粒子酸化チタンの電子顕微鏡写真を示す。

　顔料級酸化チタンは、400～700 nmの可視領域での透明性が低くカバー

顔料級酸化チタン（粒子径：250 nm）　　微粒子酸化チタン（結晶子径 15 nm）

 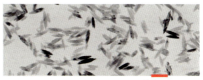

図 8-Ⅰ-14　顔料級・微粒子酸化チタンの電子顕微鏡写真

表 8-Ⅰ-9　微粒子酸化チタン ST シリーズ一覧

結晶子径	粒子形状	銘柄	表面処理 無機	表面処理 有機	特徴
8 nm	棒状	ST-485SA15	水酸化Al	ステアリン酸	青味がなく非常に高い透明性
10 nm	紡錘状	ST-457SA	水酸化Al	ステアリン酸	優れた透明性
		ST-457EC	水酸化Al	ハイドロゲンジメチコン	
		ST-457ECS	水酸化Al シリカ	ハイドロゲンジメチコン	
12 nm	繭状	ST-605SA	水酸化Al	ステアリン酸	青味が少なく、優れた透明性
		ST-605EC	水酸化Al	ハイドロゲンジメチコン	
15 nm	紡錘状	ST-455	水酸化Al	ステアリン酸	汎用グレード
		STV-455	水酸化Al	ステアリン酸	優れた分散性
		ST-455WS	シリカ	—	優れた水分散性
15 nm	短冊状	ST-461SA	水酸化Al	ステアリン酸	UVB、UVA、ブルーライト カット効果
		ST-461EC	水酸化Al	ハイドロゲンジメチコン	

力に優れ、ファンデーションなどのベースメイクやポイントメイクなどに白色の着色顔料として使用される。一方、微粒子酸化チタンは、可視領域での透明性が高く、250～400 nm の紫外領域での防御効果に優れるため、透明性の高いサンスクリーンなどに広く使用されている。

　本稿では、チタン工業株式会社が製造する様々な粒子径及び形状の微粒子酸化チタン ST シリーズについて紹介する。

2．微粒子酸化チタン ST シリーズ

　ST シリーズは、一次粒子径の大きさ、形状、表面処理の違いにより様々なグレードを用意しており、使用目的に応じ選択することができる。表 8-Ⅰ-9 に各種グレード一覧を示す。

表8-Ⅰ-10　W/O型サンスクリーン処方

(wt-%)

	構成成分	ST-455	ST-457	ST-485
A	ラウリルPEG-9ポリジメチルシロキシエチルジメチコン	3.41	3.58	3.56
	ジエチルヘキサン酸ネオペンチルグリコール	3.00	←	←
	スクワラン	2.00	←	←
	（ベヘン/エイコサン二酸）グリセリル	0.30	←	←
	シクロペンタシロキサン、（ジメチコン/ビニルジメチコン）クロスポリマー混合物	3.00	←	←
	ベントンゲル（シクロペンタシロキサン、クオタニウム-18ベントナイト、イソステアリン酸ポリグリセリル-2）	7.00	←	←
	シクロペンタシロキサン	19.36	18.68	18.74
B	酸化チタン	7.23*	---	---
		---	7.74*	---
		---	---	7.70*
C	水	47.70	←	←
	プロパンジオール	6.00	←	←
	フェノキシエタノール	0.50	←	←
	塩化Na	0.50	←	←

＊：酸化チタン純分を6%に調整

【調製方法】

1. A成分を秤量し、加熱・溶解する。
2. A成分にB成分を加え、均一に分散・混合する。
3. B成分を秤量し、均一に溶解する。
4. （A＋B）にC成分を加え乳化を行なう。
5. 室温まで冷却する。

3. 紡錘状・棒状酸化チタン　ST-455, ST-457, ST-485

　これら3グレードは、製造方法の違いにより粒子形状、大きさが異なる。特徴の違いを確認するため、これら3種の微粒子酸化チタンを酸化チタン純分が6%になるよう配合したW/O型サンスクリーンを調製し、透過率及びin vitro SPF値の測定を実施した。処方を**表8-Ⅰ-10**に示す。

　透過率は、各種サンスクリーンクリームをドクターブレードにて石英ガラス板に膜厚6μmで塗布し、紫外可視分光光度計（HITACHI U-3900）に

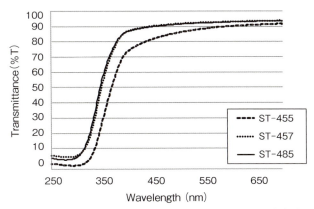

図8-Ⅰ-15 W/Oサンスクリーンクリームの透過率曲線

表8-Ⅰ-11 W/Oサンスクリーンクリームのin vitro SPF値

	in vitro SPF value
ST-455	18.32±1.37
ST-457	12.91±2.25
ST-485	14.55±1.70

て測定した（図8-Ⅰ-15）。in vitro SPF測定はPMMAプレートに1.3 mg/cm^{2}のサンプルを塗布し、SPFアナライザー（Labsphere UV2000S）にて測定した（表8-Ⅰ-11）。また、塗膜の外観写真を図8-Ⅰ-16に示す。

　ST-455配合クリームは、紫外線防御効果に優れるものの、透明性が他の2グレードよりもやや劣り、若干青みを呈する。一方、ST-457配合クリームは、透明性に優れるものの、ST-455配合クリームと比較し紫外線防御効果がやや劣る。ST-485配合クリームは、透明性に優れ、ST-457配合クリームより紫外線防御効果に優れるという性質を持つ。

4. UV-A、ブルーライト防御酸化チタン　ST-461

　昨今、UV-Aの肌への悪影響が騒がれ、さらにブルーライトの肌への影響についても懸念されている。ST-461は、結晶子径15 nmの短冊状微粒子

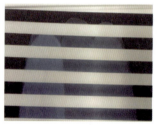
図8-Ⅰ-16　各種配合クリーム塗膜の外観写真

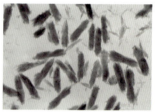
図8-Ⅰ-17　ST-461 電子顕微鏡写真

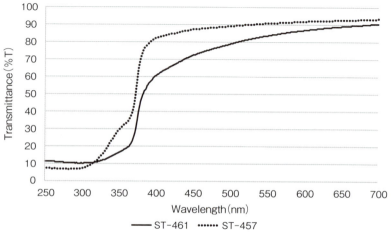
図8-Ⅰ-18　化粧下地クリームの透過率曲線

酸化チタンである（図8-Ⅰ-17）。ST-461 を 8％配合した化粧下地を調製し、6μm の塗膜を形成し紫外可視分光光度計にて透過率を測定した。結果を図8-Ⅰ-18 に示す。同様に調製した ST-457 を配合した化粧下地と比較したところ、UV-A 及びブルーライト領域を効果的に防御することが確認できた。

　形状と粒子径を最適化することで、長波長域の光散乱を高めることが可能となり、従来の微粒子酸化チタンでは防御が困難であった UVA 及びブルーライト領域までカバーできる微粒子酸化チタンである。

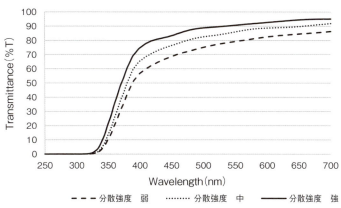

――― 分散強度 弱　……… 分散強度 中　――― 分散強度 強

図8-Ⅰ-19　分散強度の変化による微粒子酸化チタンの透明性変化

5. 油剤分散グレード TD シリーズ

　これら様々な粒子径及び形状を有する微粒子酸化チタンであるが、粒子径が非常に小さいため、化粧品の製造に汎用される機械では、均一に処方内へ分散することが困難であり、それぞれの酸化チタンの特色を十分発揮できない場合もある。**図8-Ⅰ-19** に ST-457EC をシクロペンタシロキサンに異なる分散強度で分散した際の透過率曲線を示す。分散強度を高めることで、可視領域の透明性が向上すると同時に紫外線防御効果も向上する。このことは、ST-457EC の凝集粒子が徐々に低次粒子化され、油剤中での粒子の分散状態が向上したものと考えられる。

　油剤分散グレード TD シリーズは、各微粒子酸化チタンを予め油剤に均一に微粒子化分散させた分散体である。

　一覧表を**表8-Ⅰ-12**に示す。

6. まとめ

　今回、チタン工業製微粒子酸化チタン ST シリーズ及び油分散体 TD シリーズについて簡単に述べた。現在、各原料メーカーより種々の紫外線防御剤が上市されている。特に、種々の表面処理がなされ、油相系だけでなく水相系への分散が容易な検討もなされており、快適かつ紫外線防御機能に優れ

表 8-I-12　微粒子酸化チタン分散体 TD シリーズ一覧

銘柄	TiO$_2$グレード	溶媒	顔料濃度
TD-57A	ST-457	シクロペンタシロキサン	40%
TD-61S	ST-461	シクロペンタシロキサン	40%
TD-605S	ST-605	シクロペンタシロキサン	40%
TD-50SHS	ST-455	スクワラン	50%
TDB-605F	ST-605	水添ポリイソブテン	55%

たサンスクリーン製剤の開発の一助となることを期待したい。

参考文献

1）紫外線防止用化粧品と紫外線防止効果—SPF と PA 表示—p15（2003）日本化粧品工業連合会編集

8-I-4. 新規紫外線吸収剤「トリスビフェニルトリアジン」を用いたサンスクリーン製剤の提案

1. サンスクリーン製剤の市場規模と歴史

　サンスクリーン市場は毎年 3 月頃にシーズンが立ち上がり、レジャーシーズンの 5 月から夏を最需要期とする商材である。消費者の紫外線に対する意識の高まりから、国内化粧品市場ではいまだに高成長を続けている。[1]

　日本では 1980 年代に初めてサンスクリーンが発売されたが、当時は UVB による日光炎症を防ぐことが主な目的とされていた。世界的にも UVB に対する紫外線防御剤の開発に偏っており、日本で全成分表示制度開始当初から汎用されていた紫外線吸収剤も UVB を防御するメトキシケイヒ酸エチルヘキシルがメインであった。1990 年代に入ると UVA が人体に及ぼす影響への関心が高まり、UVA 防御に対する紫外線防御剤が開発された。現在汎用されている UVA 防御剤の代表的なものとしては、ジエチルアミノヒドロキシベンゾイル安息香酸ヘキシルが挙げられる。

　そして現在、欧米では臨界波長や 1/3 ルールなど、UVB～UVA の波長をバランス良く防御する指標があり、また、in vitro でサンスクリーンの防御

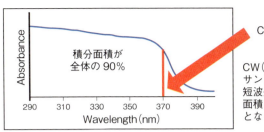

図 8-Ⅰ-20　臨界波長

表 8-Ⅰ-13　日本と欧米のサンスクリーン防御効果の指標比較[2]

	日本	EU	米国
Max UVB	SPF50+	SPF50+ （SPF≧60）	SPF50+
UVA 表示	PA+ PA++ PA+++ PA++++	UVA UVA-PF/SPF≧1/3 CW＞370 nm	Broad Spectrum CW＞370 nm

効果を測定する際には光安定性が考慮される[3]（図 8-Ⅰ-20、表 8-Ⅰ-13）。このような欧米の流れを受け、日本でも UVB～UVA の波長をブロードに防御できる吸収剤（ビスエチルヘキシルオキシフェノールメトキシフェニルトリアジン）や、光安定性が高い吸収剤（エチルヘキシルトリアゾン）が汎用されている。これら紫外線吸収剤の特徴を表 8-Ⅰ-14 にまとめた。

　近年の日本におけるサンスクリーン市場の傾向として、日常的に紫外線から肌を守る意識が消費者の間で高まっている。その結果、サンスクリーンは美容意識の高い女性だけが使用するものではなく、男性や子供にも需要の裾野が広がってきた。剤形も毎日使用しても負担にならない、使用感の軽いO/W タイプのサンスクリーンの売れ行きが好調である[4]。

表 8-Ⅰ-14　各種紫外線吸収剤の特徴

紫外線吸収剤	防御領域	性状	日本における配合上限	備考
メトキシケイヒ酸エチルヘキシル	UVB	油溶性、淡黄色の液体	20%	全成分表示開始当初から汎用されていた紫外線吸収剤。
ジエチルアミノヒドロキシベンゾイル安息香酸ヘキシル	UVA	油溶性、白〜淡赤色の粉体	10%	高い光安定性を持ち、他の吸収剤や無機散乱剤との適合性が高い。
ビスエチルヘキシルオキシフェノールメトキシフェニルトリアジン	UVA〜UVB	油溶性、白〜淡黄色の粉体	3%	高い光安定性。SPF、PA を効果的に増強し、他の吸収剤の光安定性も高める。
エチルヘキシルトリアゾン	UVB	油溶性、白色の粉体	5%	高い光安定性を持ち、UVB 領域で最も高い吸収を持つ。

2.　O/W サンスクリーン処方検討時の問題点

　近年消費者にも人気のある O/W サンスクリーンだが、処方検討の際には様々な問題点がある。紫外線吸収剤は油溶性であることが多く、高配合すると製剤の安定性や使用性に影響が出てしまう。さらに、UVA 領域の吸収効果を持つ紫外線吸収剤は、常温では、固体状の性質を有することが多いので、溶解させた吸収剤が製剤中で再結晶化を起こすおそれもあり、配合する際には注意が必要になる。また、UVB 防御若しくは UVA 防御に偏った紫外線吸収剤が多く、UVB〜UVA までブロードにカバーできる吸収剤が少ない。したがって、全波長をバランス良く防御するには複数の吸収剤を組み合わせる必要がある。

　吸収剤だけではなく散乱剤も紫外線防御効果を高めるのに有効だが、散乱剤は高配合することにより白浮きや使用性に影響を及ぼす。特に、UVA 防御効果のある微粒子酸化亜鉛は製剤のレオロジーに大きな影響を与えるので、配合時には増粘剤など組み合わせる原料に工夫が必要となる。

　サンスクリーンの使用場面が増え、消費者は「塗布時の透明性」や「肌に

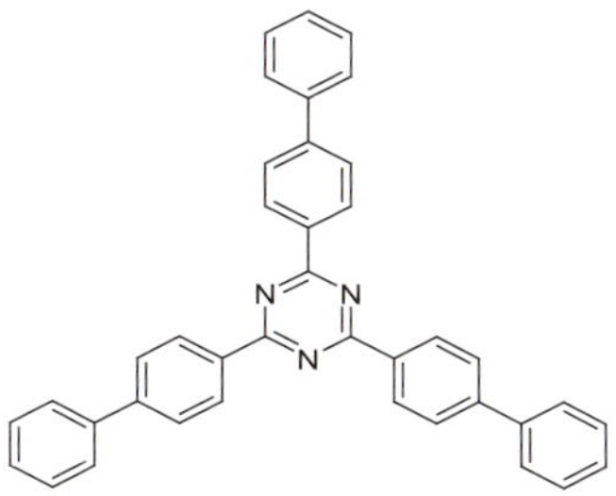

図 8- I -21　トリスビフェニルトリアジンの構造式

負担のない使い心地」など良好な使用感も求めている。サンスクリーンにおいて、基本的な性能である紫外線防御効果と良好な使用感はいわばトレードオフの関係であり、これらを両立するには効率的な紫外線防御剤の使いこなしが必要であると考えられる。[5]

　今回は、これら O/W サンスクリーンの問題点を解決できる原料の一つであるトリスビフェニルトリアジン（TBPT）と TBPT を水に微粒子化し分散した TBPT 水分散体（Tinosorb® A2B：Tinosorb® は BASF 社の登録商標）を紹介する。

3.　新規紫外線吸収剤トリスビフェニルトリアジン（TBPT）について

3-1.　概要

　TBPT は 2016（平成 28）年にポジティブリストへ収載された紫外線吸収剤で、日本における配合上限は 10％である。TBPT の構造式を**図 8- I -21**に示す。TBPT は水にも油にも溶解しないので、TBPT を微粒子化し水に分散させることでハンドリング性を向上させた商品が市販されている。TBPT 水分散体の概要を**表 8- I -15**に示す。

　図 8- I -22に TBPT 及び汎用されている紫外線吸収剤の吸光度曲線を示す。TBPT はメトキシケイヒ酸エチルヘキシルと、ジエチルアミノヒドロキシベンゾイル安息香酸ヘキシルのちょうどギャップとなっている UVA II 領域（320〜340 nm）を効果的に防御できることが見てとれる。このことから、TBPT は紫外線をバランス良く防御できる吸収剤だということがわかる。

第 8 章　原料メーカーが提案する新規原料と製剤化　　191

表8-Ⅰ-15　TBPT水分散体の概要

外観	水分散液　～50％有効成分
有効成分 INCI	Tris-Biphenyl Triazine
有効成分表示名称	トリスビフェニルトリアジン
λ max	315 nm
配合上限	20％（＝10％有効成分）
有効成分分子量	537.22 g/mol
有効成分融点	261℃

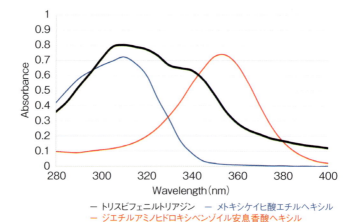

図8-Ⅰ-22　トリスビフェニルトリアジンと汎用されている紫外線吸収剤の吸光度曲線

（データソース：BASFジャパン株式会社）

3-2．トリスビフェニルトリアジン（TBPT）の紫外線防御機構と相乗効果

　TBPTは他の紫外線吸収剤と異なり、不溶性の微粒子として存在する。そのため紫外線を吸収したエネルギーを熱や光として放出し基底状態に戻るメカニズムに加え、紫外線散乱剤と同様、物理的な反射や多重散乱効果も示す。さらに他の紫外線吸収剤と併用することで、高い紫外線防御能も発揮する（図8-Ⅰ-23）。

　TBPTを水に微粒子化し分散させることで、TBPTを水相領域に容易に分散させることができる。一般的な吸収剤は油溶性であることが多いので、

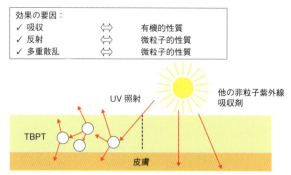

図8-Ⅰ-23　TBPTの紫外線防御機構
（データソース：BASFジャパン株式会社）

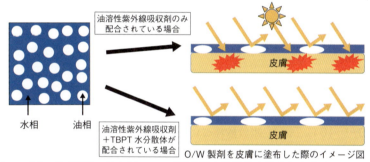

図8-Ⅰ-24　O/WサンスクリーンへTBPT水分散体を配合したときのイメージ

製剤中では油相に存在する。油溶性の紫外線吸収剤のみを配合した場合、油相にしか吸収剤は存在できず、紫外線防御効果はどうしても低くなる。一方で、油溶性の紫外線吸収剤とTBPT水分散体を併用した場合、紫外線吸収剤が水相にも存在することになる。油相と水相の両方に紫外線吸収剤が存在することにより、紫外線防御効果を幅広く相乗的に高めることができる。(図8-Ⅰ-24、図8-Ⅰ-25)

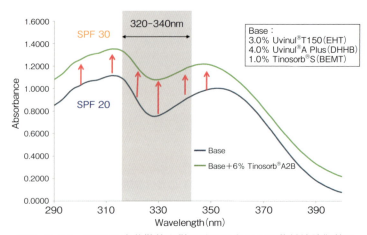

図8-Ⅰ-25　TBPT水分散体を併用することによる紫外線防御効果
（データソース：BASFジャパン株式会社）

4．TBPT配合サンスクリーン作成時のポイント

4-1．相溶性

　表8-Ⅰ-16にTBPT水分散体と化粧品で用いられる各種原料（界面活性剤、保湿剤、増粘剤）との相溶性を示した。TBPT水分散体が10%になるように各種原料と水を混合して、その状態（25℃、1週間後）を評価した。（pH約6.0）

　カチオン界面活性剤など一部の増粘剤との相性は悪い結果になったが、ほとんどの原料との相溶性は良好である。

4-2．紫外線防御効果と外観に優れた配合量

　次に、TBPT水分散体を実際に処方に配合したときの効果と外観について検討を行った。検討処方を**表8-Ⅰ-17**に示す。in vitro試験はW/Oシェイクウェルサンスクリーンの剤形を採用し、油溶性の紫外線吸収剤とTBPTとの合計が純分換算10%になるよう4種類のサンプルを作製し、各種試験を実施した。

　まず、吸光度を測定した。石英板に各種サンプルを6μmの厚さで塗膜を引き、紫外可視分光光度計U-3900（日立ハイテクサイエンス製）で測定を

表 8-I-16　10% TBPT 水分散体と各種原料との相溶性

用途	表示名称	配合量 （%）	状態 （25℃1 週間）
界面活性剤	ポリソルベート 80	1.0	○
	PEG-60 水添ヒマシ油		○
	オレイン酸ポリグリセリル-10		○
	ステアルトリモニウムクロリド		×（即時凝集あり）
	ラウレス硫酸ナトリウム		○
	ラウリン酸アミドプロピルベタイン		○
保湿剤	BG	10.0	○
	グリセリン		○
	プロパンジオール		○
	エタノール		○
	ペンチレングリコール		○
増粘剤	キサンタンガム	0.2	△（減粘する）
	ヒアルロン酸 Na		×（即時凝集あり）
	ヒドロキシエチルセルロース		○

○：良好　△：注意　×：不適

行った。結果を**図 8-I-26** に示す。TBPT 水分散体無配合のサンプルは他のサンプルよりも著しく吸光度が低いことがわかる。また、逆に TBPT 水分散体しか配合していないサンプルも、油溶性紫外線吸収剤と併用したサンプルに比べて UVB 及び UBA 領域の吸収が低くなっている。

　続いて in vitro SPF 測定結果とサンプルの外観を示す（**図 8-I-27、写真 1**）。in vitro SPF 測定は PMMA プレートに 1.3 mg/cm^{2}のサンプルを塗布し SPF アナライザー（Labsphere, UV2000S）にて測定した。外観写真は石英板にドクターブレードを用いて 6 μm の塗膜を作製し、乾燥させた後、黒色の下地の上で撮影することで、透明性を判断した。

　SPF 値の結果を見ると吸光度測定結果と同様、TBPT 水分散体無配合品及び 20%配合サンプルは、油溶性紫外線吸収剤と併用したサンプルに比べて著しく SPF 値が低いことがわかる。これは、油溶性紫外線吸収剤と併用することにより、油相と水相の両方に吸収剤が配合されているためだと考えられる。TBPT 水分散体を 10%配合したときに最も高い SPF 値を示したが、外観写真を見ると白浮きが目立つ。このことから 6%の配合量で十分な

表8-I-17　W/O シェイクウェルサンスクリーン検討処方

		配合成分（化粧品表示名称）	Tinosorb® A2B（W/W%）			
			0%	6%	10%	20%
A	1	メトキシケイヒ酸エチルヘキシル	7.20	5.00	3.60	0.00
	2	ビスエチルヘキシルオキシフェノールメトキシフェニルトリアジン	1.40	1.00	0.70	0.00
	3	ジエチルアミノヒドロキシベンゾイル安息香酸ヘキシル	1.40	1.00	0.70	0.00
B	4	イソノナン酸イソトリデシル	1.50	←	←	←
	5	シクロペンタシロキサン	41.81	←	←	←
	6	ジメチコン、（ジメチコン/（PEG-10/15））クロスポリマー	3.50	←	←	←
	7	PEG-9 ポリジメチルシロキシエチルジメチコン	2.00	←	←	←
	8	ジフェニルシロキシエチルジメチコン	5.00	←	←	←
C	9	クオタニウム-18 ベントナイト	0.30	←	←	←
D	10（注）	トリスビフェニルトリアジン、水、デシルグルコシド、BG、リン酸 2Na、キサンタンガム	0.00	6.00	10.00	20.00
	11	水	30.00	←	←	←
	12	クエン酸	0.02	←	←	←
	13	クエン酸 Na	0.07	←	←	←
	14	プロパンジオール	3.00	←	←	←
	15	フェノキシエタノール	0.30	←	←	←

【調製方法】

①A 成分を加熱し、均一に溶解する。

②A 成分に B 成分を加え、均一に混合する。

③（A＋B）をディスパーで撹拌しながら C 成分を加え、均一に分散させる。

④（A＋B＋C）に D 成分を加え乳化を行なう。

⑤（A＋B＋C＋D）を撹拌しながら室温まで冷却する。

10（注）の原料は岩瀬コスファ（株）より商品名 Tinosorb® A2B として提供される。

紫外線防止効果と透明性との両立が可能であることがわかった。

5. まとめ

TBPT は、今まで紫外線吸収剤では防御するのが難しかった UVAⅡ波

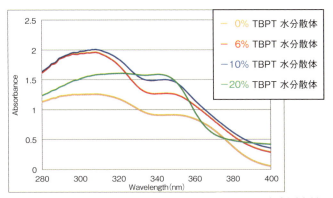

図8-Ⅰ-26　W/Oシェイクウェルサンスクリーン吸光度測定結果

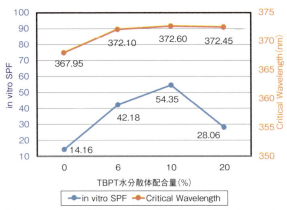

図8-Ⅰ-27　W/Oシェイクウェルサンスクリーン in vitro SPF 測定結果と臨界波長

（320〜340 nm）に高い吸収を有する新規紫外線防御剤である。このTBPTは化粧品に汎用される水相・油相成分に溶解しないため、水に微粒子化し分散させた原料である、TBPT水分散体は水相に容易に分散する。さらにTBPTは微粒子形状であるため、構造由来の320〜340 nmのUVAII領域だけでなく、340〜400 nmのUVAI領域を散乱することで、他の溶解性紫外線吸収剤と併用することで相乗効果を示す、非常に興味深い原料である。

最後に、今までの検討を基にしたO/Wサンスクリーンの処方を表8-Ⅰ-

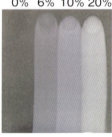

写真1 W/Oシェイクウェルサンスクリーン外観写真

18に示す。TBPT水分散体を6%配合し、油溶性紫外線吸収剤としてメトキシケイヒ酸エチルヘキシル、ビスエチルヘキシルオキシフェノールメトキシフェニルトリアジン、ジエチルアミノヒドロキシベンゾイル安息香酸ヘキシルを併用した。増粘剤としてカルボマーを使用したシンプルな処方である。この処方以外にもTBPTの特徴を活用したリキッドファンデーションなどが開発されることを期待する。

表8-I-18 O/Wサンスクリーン処方

		配合成分（化粧品表示名称）	(W/W%)
A	1	メトキシケイヒ酸エチルヘキシル	5.00
	2	ビスエチルヘキシルオキシフェノールメトキシフェニルトリアジン	1.00
	3	ジエチルアミノヒドロキシベンゾイル安息香酸ヘキシル	1.00
	4	イソノナン酸イソトリデシル	13.00
	5	イソステアリン酸PEG-20 グリセリル	1.20
	6	ステアリン酸PEG-5 グリセリル	0.30
B	7	水	63.15
	8	プロパンジオール	2.50
	9	カルボマー	0.30
	10	フェノキシエタノール	0.50
C	11	水酸化Na	0.05
D	12（注）	トリスビフェニルトリアジン、水、デシルグルコシド、BG、リン酸2Na、キサンタンガム	6.00
	13	水	6.00

【調製方法】
①A成分とB成分を加熱し、均一に溶解させる。
②AにBを加え、乳化させる。
③冷却後、(A+B)にC成分を加え中和を行なう。
④(A+B+C)にD成分を加えて均一に分散させる。
　12（注）の原料は岩瀬コスファ（株）より商品名Tinosorb® A2Bとして提供される。

参考文献

1) 富士経済，2016 化粧品マーケティング要覧 No. 3, 256～274（2016）
2) Mio Ishita, 第 40 回 SCCJ セミナー 2012 年 9 月 28 日, 化粧品安全記述規範 2015 年度版
3) 西本憲司，Fragrance Journal, 41（8）, 42～48（2013）
4) 山下美年雄，Fragrance Journal, 41（8）, 24～28（2013）
5) 福井崇，日本香粧品学会誌，Vol41, No2, 119～123（2017）

8-Ⅰ-5. スフィンゴ糖脂質のナノエマルション製剤

1. スフィンゴ糖脂質とは

　スフィンゴ糖脂質は、スフィンゴシン塩基を基本骨格とし、それがグルコシド結合によって糖と結合し、さらに酸アミド結合によって脂肪酸と結合した物質である。スフィンゴ糖脂質には結合している糖と脂肪酸の種類によっていくつかのタイプが存在するが、その構造の一例を**図 8-Ⅰ-28** に示す。スフィンゴ糖脂質の糖以外の部分はセラミドと呼ばれる物質となる。

　セラミドは角層の細胞間脂質の約 50％を占め[1]、皮膚からの水分蒸散の抑制、紫外線や外部異物に対するバリア機能において重要な役割を果たしており、日常のスキンケアを考えるうえで欠かせない成分である。また、セラミ

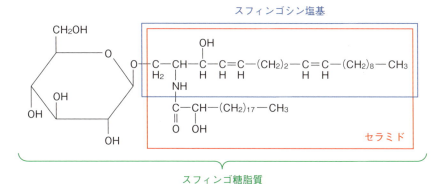

図 8-Ⅰ-28　スフィンゴ糖脂質の構造の一例

表8-Ⅰ-19　ナノエマルション化スフィンゴ糖脂質の組成

化粧品表示名称	医薬部外品表示名称	配合（%）
水	精製水	97.6
コメヌカスフィンゴ糖脂質	コメヌカスフィンゴ糖脂質	1.0
フェノキシエタノール	フェノキシエタノール	0.8
水添レシチン	水素添加卵黄レシチン	0.5
リゾレシチン	卵黄リゾホスファチジルコリン	0.1
水酸化 Na	水酸化ナトリウム	＊
クエン酸	クエン酸	＊

＊：0.1％未満

ドは加齢とともに減少していくことが報告されており[2]、アンチエイジングの観点からしても、化粧品によって外から補給することが求められる成分である。従来、セラミドは牛脳から抽出したものが化粧品原料として流通していたが、狂牛病などの問題を受けて現在は動物由来のセラミドは避けられる傾向にある。代わって注目を集めているのが、植物由来のセラミドであるスフィンゴ糖脂質である。

2. ナノエマルション化スフィンゴ糖脂質

　スフィンゴ糖脂質は、スキンケア製剤を開発するうえで極めて有効な保湿成分であるが、水への溶解性に劣るため、ローションや美容液などの水系製剤への配合が難しいという課題がある。またスフィンゴ糖脂質のスキンケア効果を最大限に発揮させるためには、角層の深部まで浸透させることが求められる。これらの課題に対応した化粧品原料として、ナノエマルション化スフィンゴ糖脂質（商品名：コスメゾーム® CM-1、製造元：大日本化成株式会社）を本稿では紹介する。

　ナノエマルション化スフィンゴ糖脂質は、コメ由来の高純度スフィンゴ糖脂質を有効成分とし、乳化剤として水素添加卵黄レシチンと卵黄リゾホスファチジルコリンを加え、それらを特殊技術によってナノオーダーまで微細なエマルションにした水溶液である。その構成成分を**表8-Ⅰ-19**に示す。エマルションの平均粒子径は約 60 nm であるため（**図8-Ⅰ-29（a）**）、外観は半透明である（**図8-Ⅰ-30（a）**）。なお、ナノエマルション化スフィンゴ糖脂

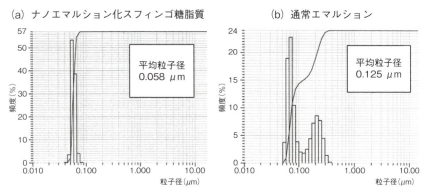

図 8-Ⅰ-29　ナノエマルション化スフィンゴ糖脂質及び通常エマルションの粒子径分布

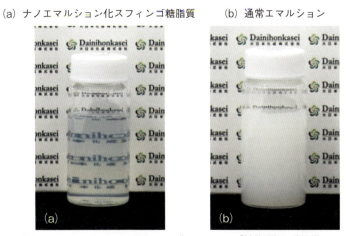

図 8-Ⅰ-30　ナノエマルション化スフィンゴ糖脂質及び通常エマルションの外観

質と同組成のものを通常の乳化方法でエマルション化した水溶液（以下、通常エマルションと表記）の場合、エマルションの粒子径分布は広く、かつ平均粒子径は大きくなり（図8-Ⅰ-29(b)）、外観は完全な白色となる（図8-Ⅰ-30(b)）。

(a) ナノエマルション化スフィンゴ糖脂質　　(b) 通常エマルション

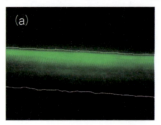 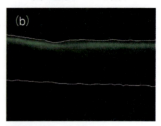

図8-Ⅰ-31　ナノエマルション化スフィンゴ糖脂質及び通常エマルションの皮膚3次元モデルに対する浸透性

3. ナノエマルション化スフィンゴ糖脂質の浸透性

　ナノエマルション化スフィンゴ糖脂質及び通常エマルションの角層への浸透性を比較するため、皮膚3次元モデルにナノエマルション化スフィンゴ糖脂質若しくは通常エマルションをそれぞれ添加し、120分間培養の後、蛍光顕微鏡にて撮影を行った。ナノエマルション化スフィンゴ糖脂質で処理した皮膚モデルはより深部まで蛍光染色されており、ナノエマルション化することによりスフィンゴ糖脂質の浸透性を向上できることが示唆された（図8-Ⅰ-31）。

4. ナノエマルション化スフィンゴ糖脂質の保湿効果

　ナノエマルション化スフィンゴ糖脂質と通常エマルションの保湿効果を比較するため、それぞれの角層水分量に対する影響を調べた。前腕内側部（2×3 cm、n＝3）を洗浄し、温度20-23℃、湿度40-55％の環境下で20分間順化させ、試験部位の未塗布時の角層水分量を測定した。ナノエマルション化スフィンゴ糖脂質及び通常エマルションを試験部位にそれぞれ30 μL塗布し、3分、5分、10分、30分、60分、90分後の角層水分量を測定し、未塗布時からの角層水分量変化率を求めた。その結果、ナノエマルション化スフィンゴ糖脂質を塗布した試験部位は、通常エマルションよりも長時間にわたり高い角層水分量を維持していることが確認された（図8-Ⅰ-32）。ナノエマルション化スフィンゴ糖脂質がその高い浸透性により角層の深部まで行

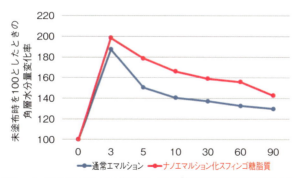

図8-Ⅰ-32　ナノエマルション化スフィンゴ糖脂質及び通常エマルションの角層水分量に対する効果（n=3）

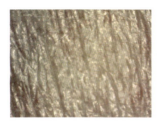
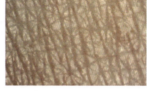

SDS処理直後　　　ナノエマルション化スフィンゴ糖脂質塗布5日後

図8-Ⅰ-33　ナノエマルション化スフィンゴ糖脂質の肌荒れ改善効果

き渡った結果だと考えられる。

5. ナノエマルション化スフィンゴ糖脂質の肌荒れ改善効果

　ナノエマルション化スフィンゴ糖脂質の肌荒れ改善効果を調べるため、人為的に引き起こした肌荒れに対して検討を行った。前腕内側部（4×3 cm）を10％ラウリル硫酸ナトリウム（SDS）水溶液にて30分間処理して肌荒れを引き起こし、被験部位をマイクロスコープにて撮影した。ナノエマルション化スフィンゴ糖脂質を1日2回（朝・晩各50 μL）5日間塗布した後に、再度マイクロスコープにて被験部位を撮影した。SDS処理直後はキメが乱れているのに対し、ナノエマルション化スフィンゴ糖脂質処理後はキメが整っており、肌荒れ改善効果を確認した（**図8-Ⅰ-33**）。

表8-I-20　美容エッセンスの配合処方

		配合成分（化粧品表示名称）	（W/W%）
A	1	水	41.06
	2	BG	8.00
	3	ペンチレングリコール	2.00
	4	フェノキシエタノール	0.30
B	5	グリセリン	5.00
	6	グリセリルグルコシド	2.00
	7	メチルグルセス-10	1.00
C	8	カルボマー	0.08
D	9	水酸化Na 5%水溶液	0.48
E	10	ポリアクリル酸Na	0.08
	11	水	30.00
F	12	ナノエマルション化スフィンゴ糖脂質	10.00

【作り方】
1. Aをメイン容器に加え、室温にて撹拌して均一にする。
2. Bをメイン容器に加え、撹拌して均一にする。
3. Cをメイン容器に加え、プロペラで分散する。
4. Dをメイン容器に加え、カルボマーを中和する。
5. Eを別の容器で撹拌して均一にした後、メイン容器に加える。
   均一になるまで撹拌する。
6. Fをメイン容器に加え、均一になるまで撹拌する。

6. 応用処方

　ナノエマルション化スフィンゴ糖脂質を配合した美容エッセンスの処方を**表8-I-20**に示す。植物由来のセラミドを角層深部まで補給できることから、アンチエイジング効果が期待できる。

まとめ

　セラミドは細胞間脂質の主要成分として、皮膚水分の蒸散防止や外的ストレスからの防御などの役割を担っていることから、スキンケア素材として植物由来のセラミドであるスフィンゴ糖脂質の利用が進められている。本稿で紹介したナノエマルション化スフィンゴ糖脂質は、スフィンゴ糖脂質をナノエマルション化することにより、安定的かつ効率的に角層深部まで補給する

ことができるため、日常のスキンケア及びアンチエイジングの観点から有望な化粧品原料であると考えられる。皮膚科学が進むにつれてセラミドの重要性に対する認識がますます高まってきている中、ナノエマルション化スフィンゴ糖脂質のさらなる普及が期待される。

参考文献
1) Imokawa G., et al., *J. Invest. Dermatol.*, 87, 758 (1986)
2) Cho K., et al., *Fragrance Journal*, 11, 46 (2004)

8-Ⅰ-6. 次世代型高分子乳化剤（アクリレーツ/アクリル酸アルキル（C10-30））クロスポリマーを用いた製剤化の提案

はじめに

　肌にうるおいを与えるスキンケア製品や肌を守るサンスクリーン製品には、ローション、乳液、クリームなど様々な剤形があるが、近年は働く女性を中心に、「時短」「簡単」「手軽」な商品への需要が拡大し、スプレーやシートマスク等が好まれる傾向にある。

　これらの剤形は、スプレーの詰まりを防止したり、不織布等へ含浸しやすくするために原液を低粘度に設計する必要がある。しかし、一般的に、低粘度のまま安定性を確保することは難しく、特に乳化タイプはより分離しやすいため、処方上又は製造上の工夫が必要となる。

　低粘度乳化物の安定化には、乳化滴を小さくすることで安定性を高めることができるD相乳化法、マイクロエマルション技術など様々な方法があるが、技術的な問題や設備などの理由より、カルボマー（商品名：Carbopol®ポリマー、Lubrizol社製）などのレオロジー調整剤を用いて安定性を高める方法が一般的に使用される。一方、乳化物を作製するうえで使用される通常の乳化剤の代わりに、架橋型アルキル変性アクリル酸ポリマーのような高分子乳化剤で乳化した製剤がある。高分子乳化剤は通常の乳化剤とは異なりPEGフリー製剤の作製が可能であり、また肌の上に塗布した際に速やかに水を放出するクイックブレークにより水々しい感触を付与できるメリットが

第8章　原料メーカーが提案する新規原料と製剤化　205

ある。

さらに架橋型アルキル変性アクリル酸ポリマーは乳化機能だけでなくカルボマーと同様、水相中で立体的に存在することで乳化物を安定させることができる。この架橋型アルキル変性アクリル酸ポリマーは市場の乳化物製品に幅広く使用されているものの、弱点として粉末状製品であり水への分散時間が長いこと、また高級アルコールを併用した場合経時でチーズケーキ様の外観に変化する場合があることが挙げられていた。ここでは、架橋型アルキル変性アクリル酸ポリマーの基本的な機能及び最近上市された次世代型高分子乳化剤である架橋型アルキル変性アクリル酸ポリマー（商品名：Pemulen™ EZ-4U、Lubrizol 社製）について述べる。次世代型高分子乳化剤は従来型 A 又は B（商品名：従来型 A：Pemulen™ TR-1 又は従来型 B：Pemulen™ TR-2、Lubrizol 社製）を改良しただけでなく、今までにない新しい製剤の作製も可能になった興味深い高分子乳化剤である。

1. メカニズム

架橋型アルキル変性アクリル酸ポリマーは、表示名称（アクリレーツ/アクリル酸アルキル（C10-30））クロスポリマーで、アクリル酸と疎水性のモノマーを架橋した高分子コポリマーである（図 8- I -34）。この高分子乳化剤を処方中に配合すると、ポリマーの疎水部が油相にアンカーを刺し親水部は水相に位置することで乳化能を発揮する。また中和後に膨潤したマイクロゲルネットワークが油滴の周りに形成されることで、クリーミングが防止され、高い安定性が付与される（図 8- I -35）。

2. 高分子乳化剤による乳化特性

高分子乳化剤を使用した乳化のメリットとして、油の種類を選ばないという点が挙げられる。一般的な乳化剤は、使用する油分に合わせて乳化剤のHLB を調整することで安定な乳化物を作製するが、この高分子乳化剤は様々な油が配合可能であり、油の所要 HLB の計算も必要がない。一般的な乳化剤と高分子乳化剤との違いを表 8- I -21 にまとめた。

高分子乳化剤が油の種類を選ばないことを確認するため、次世代型高分子乳化剤を用い、異なる 4 種類の油を 10％添加した乳化物を pH 5.5 になる

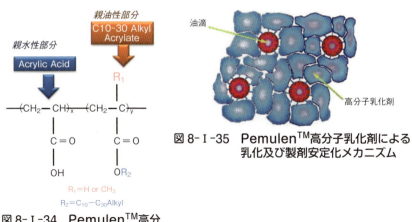

図 8-Ⅰ-34 Pemulen™高分子乳化剤の構造

図 8-Ⅰ-35 Pemulen™高分子乳化剤による乳化及び製剤安定化メカニズム

表 8-Ⅰ-21 高分子乳化剤と一般的な乳化剤の違い

特徴	高分子乳化剤	一般的な乳化剤
使用濃度	低い：0.1-0.4%	1.5-5%
表面活性	最低限	表面活性
乳化物安定化メカニズム	・疎水相互作用 ・ミクロジェルネットワーク	・表面張力の強い減少 ・ラメラ層
HLB 依存性	なし	あり(計算が必要)
製品形状	粉末	固形物、フレーク、ペレット、シロップ
製造プロセス	コールド、ホットに対応	ホットプロセス(必要)
レオロジー調整	あり	増粘剤を必要とする
その他	PEGフリー製剤が可能	―

ように作製した。図 8-Ⅰ-36 に、その状態を顕微鏡にて観察した結果を示す。それぞれの油は同等に乳化ができ、また出来上がった乳化物の安定性は高く、50℃、1ヶ月という過酷な条件でも油滴の合一は認められず安定であった。この油の種類を選ばずに乳化ができる機能は、従来型の架橋型アル

試験処方：
10% 油成分, 0.2% 次世代型高分子乳化剤、
0.1% EDTA2Na, 0.5% フェノキシエタノール
3% グリセリン, pH 5.5

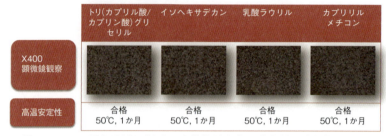

図 8-Ⅰ-36　異なる油に対する次世代型高分子乳化剤の乳化作用の比較

表 8-Ⅰ-22　各種高分子乳化剤の特性比較

		従来型高分子乳化剤A	従来型高分子乳化剤B	次世代型高分子乳化剤
表示名称		（アクリレーツ/アクリル酸アルキル（C10-30））クロスポリマー		
特性	乳化能*	可能	可能	可能
	水への分散時間	長時間	長時間	短時間
	油剤の添加可能量**	中	高	高
	乳化物の粘度 (0.2%, pH 5.5, at 20rpm)	中粘度 (8,000 mPa·s)	低粘度 (2,000 mPa·s)	中粘度 (5,000 mPa·s)
	使用可能pH	5-9	5-9	4-9
	推奨使用濃度	0.2 - 0.4 wt%***	0.1 - 0.3 wt%***	0.05 - 0.4 wt%***
応用可能な製剤	クリーム、乳液（中濃度の油分量）	•	•	•
	スプレー可能な乳液、シート製品		•	•
	クリーム、乳液（高濃度の油分量）		•	•

*　　 最適な安定性・外観を得るために、適宜乳化剤の併用をおすすめします。
**　 補助的な乳化剤を添加した場合であり、その配合可能な油分量は処方によって増減します。
*** 共存するイオン濃度が高い場合は、カルボマーの使用を推奨します。

キル変性アクリル酸ポリマーである高分子乳化剤と同様である。

3. 次世代型高分子乳化剤（Pemulen™ EZ-4U）について

　今回新たに紹介する次世代型高分子乳化剤である架橋型アルキル変性アクリル酸ポリマーは、異なる油を自由に乳化できる性質や安定性を付与する性質など、従来品の持つ特徴はそのままに、大きく分けて4つの進化を遂げた。従来型及び次世代型高分子乳化剤の比較を**表 8-Ⅰ-22**に示す。

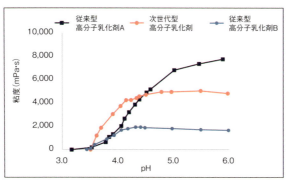

図 8-Ⅰ-37　高分子乳化剤の各グレードで作製したゲル粘度の pH 依存性

　1 点目として、水への分散・膨潤時間が大幅に短縮され 5-10 分で分散が可能となった。さらに、従来品と比べ分散時の泡立ちが抑えられたことにより粉末の飛散が軽減され、製造時の取り扱いが簡便になった。

　2 点目として、使用可能な pH 領域が従来の架橋型アルキル変性アクリル酸ポリマーでは 5〜9 であるのに対して 4〜9 とより酸性側での使用が可能となった。各グレードで作製したゲルの pH による粘度を**図 8-Ⅰ-37** に示す。

　3 点目として、より少ない濃度でも乳化が可能になった。具体例として、3 種類の従来型及び次世代型の高分子乳化剤 0.05% を用いて、20% のトリ（カプリル酸/カプリン酸）グリセリルを pH 5.5 の条件で乳化した時の状態を比較した。その結果、従来型の高分子乳化剤 2 種は 0.05% の配合量において初期粘度が出るものの 50℃1 ヶ月で降伏値が低下しクリーミングが観察されたのに対し、次世代型高分子乳化剤は製剤の初期粘度も降伏値高く、50℃1 ヶ月後でも降伏値が高く安定であった（**図 8-Ⅰ-38**）。この低濃度においても乳化能を発揮することを利用することにより新しい製剤の開発が可能になる。例えば低粘度の化粧水様の製剤でありながら、油の粒子を目で見える形で安定に保持したビジュアル的にインパクトのある製剤などはその 1 例である。その外観を**図 8-Ⅰ-39** に、処方を**表 8-Ⅰ-23** に示す。

　4 点目として、従来型高分子乳化剤で作製した乳化物に高級アルコールを併用したときに観察されるチーズケーキ様の外観化が次世代型高分子乳化剤

高分子乳化剤	従来型A	従来型B	次世代型
24hr 粘度 (mPa·s)	977	237	1,722
24hr 降伏値 (dyn/cm^2)	61	5	79
50℃, 1か月後の粘度 (mPa·s)	クリーミング (1週間)	クリーミング (1週間)	1,284
50℃, 1か月後の降伏値 (dyn/cm^2)	0	0	52
安定性	不合格	不合格	合格
顕微鏡観察　×200			

図8-Ⅰ-38　各種高分子乳化剤0.05％で作製した乳液の安定性比較

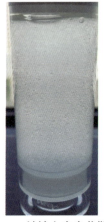

図8-Ⅰ-39　油滴を安定分散させた化粧水処方の外観

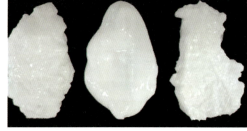

従来型A　　次世代型　　従来型B

図8-Ⅰ-40　異なる高分子乳化剤で作製した高級アルコール配合クリームの外観比較

では生じることがなく、美しい外観が保たれることが挙げられる（図8-Ⅰ-40）。従来型高分子乳化剤の使用時に見られるチーズケーキ状の外観は、高分子乳化剤が持つ疎水性相互作用によって起きていたと考えられるが、次世代型高分子乳化剤ではそれを防ぐことができるように設計されている。また、様々な補助乳化剤との併用も可能となり、より乳化滴が細かく安定性の優れた乳化物ができ、従来よりも自由度が高い処方設計が可能となった。

表8-Ⅰ-23　油滴を安定分散させた化粧水処方例（F-0131 EU）

	配合成分（表示名称）	配合量（wt%）
	水	91.0828
A	フェニルプロパノール、プロパンジオール、カプリリルグリコール、トコフェロール：Sensiva® PA40	0.80
	グリセリン、水、カミツレ花エキス：Actiphyte™ Chamomile GL	1.00
	（アクリレーツ/アクリル酸アルキル（C10−30））クロスポリマー：次世代型高分子乳化剤	0.05
	塩化 Na	0.0012
	グリセリン	2.0
B	水、水酸化 Na（20%）	0.016
C	ゴマ油	5.0
	香料	0.05

pH 5.50-6.20、粘度 500-1,100 mPa・s at 20 rpm

【作り方】
1、Aを秤量し、30℃に加熱した状態でプロペラにて均一に撹拌する。
2、Bを添加して pH 5.5-6.0 になるように中和する。
3、240 rpm で固定したプロペラを用いて、均一にした C をゆっくり少しずつ A＋B へ添加し、均一にする。

まとめ

　次世代型高分子乳化剤である架橋型アルキル変性アクリル酸ポリマーは従来の架橋型アルキル変性アクリル酸ポリマーの利点はそのままで、水への分散性が格段に上がったことでわずかな時間で分散液の作製が可能となり、またこれまで苦手としてきた高級アルコールとの併用も可能になった。さらに、より低濃度での乳化が可能であり、使用できる pH 領域も広がったことから処方の自由度が高まり、今後、幅広い製剤への活用が期待される。

8-Ⅰ-7. 新規多機能性防腐助剤ヒドロキシアセトフェノンの製剤化への提案

1. はじめに

　化粧品における微生物汚染は、製造・包装段階で発生する一次汚染、消費者使用段階で発生する二次汚染に分類される[1]。化粧品に汚染する微生物は、細菌・真菌問わず様々であるが、中でも大腸菌、緑膿菌、黄色ブドウ球菌、カンジダは特定菌とされており、医薬品医療機器等法では「検出されてはいけない」とされている。また、一般生菌数は乳幼児・粘膜使用化粧品については 100 CFU/g 以下、その他の化粧品については 1000 CFU/g 以下と日本化粧品工業連合会の自主基準で規定されている。しかし、各種化粧品のクラスⅡ回収における約 20％が、微生物汚染が原因で実施されている（**表8-Ⅰ-24**）。このように、製剤の安全性を保持しながら適切な防腐コントロールを行うことが全製剤における大きな課題となっている。

　近年、防腐剤を取り巻く環境は年々厳しくなる傾向を見せている。2014（平成 26）年、EU にてパラベン類はブチル・プロピルの配合上限が 0.14％へ引き下げられ、イソブチルとその塩・フェニル・ベンジル・ペンチルは配合禁止となった。また、デンマークでは 3 歳以下の子供用製品へのパラベン類の配合は全面禁止とされている。さらに、EU においてメチルイソチアゾリノンのリーブオン製品への配合が禁止となり、その影響を受け、日本国内においても日本化粧品工業連合会よりリーブオン製品（洗い流さない製品）への配合を自粛する旨の通知が発出された[2]。

　さらに、消費者は防腐剤や配合成分の人体や環境への安全性に対する高い関心を持っており、パラベンなどの防腐剤を配合しない、又は配合量を減らした防腐処方設計が求められている[3]。

　本稿では、新規多機能性防腐助剤であるヒドロキシアセトフェノンを用い、製剤へ十分な抗菌性を付与することができた例を紹介する。ヒドロキシアセトフェノンは、ポジティブリストへ収載されている防腐剤ではない点、ご留意いただきたい。

　今回併用した防腐助剤は、1,2-ヘキサンジオール（商品名：Hydrolite®

表 8- I -24　各種化粧品クラス II 回収における微生物汚染事例

(出典：PMDA ホームページより)

	剤型	汚染菌
2014 年	美容液	一般細菌（4 件）、カビ
	マスク	カビ
	シャワージェル	一般細菌
	クレンジングミルク	カビ
	ワックス	カビ
2015 年	アイパッチ	カビ
	ハンドクリーム	カビ（2 件）
	マスク	カビ
	ローション	微生物（菌種不明）2 件
	美容液	微生物（菌種不明）2 件、カビ、放線菌
	シャワージェル	一般細菌
	クレンジングミルク	カビ

6 O、Symrise 株式会社製）、植物由来プロパンジオール（商品名：Zemea® Select プロパンジオール、Dupont Tate & Lyle Bio Products 社製）、1,2-ヘキサンジオール・1,2-オクタンジオール混合物（商品名：SymDiol® 68、Symrise 株式会社製、以下 C6・C8 混合物とする）、植物エキス発酵転換物（商品名：MFP-K、BST 社製）を用いた。それぞれの概要、及び MIC（最小発育阻止濃度）について**表 8- I -25** に示す。

2. 新規多機能性防腐助剤「ヒドロキシアセトフェノン」について

2-1. 概要

新規多機能性防腐助剤ヒドロキシアセトフェノンは、商品名「Sym-Save® H」として Symrise 株式会社より販売されている。基本特性を**表 8- I -26** に示す。ヒドロキシアセトフェノンは、ホロムイイチゴなどに含まれる天然品と同一化合物であり、抗酸化効果、抗炎症効果、乳化安定効果など多機能性を有する特徴を持つ原料である。また、抗菌特性は細菌・真菌へ幅広いスペクトルも有している（**表 8- I -27**）。

2-2. 製剤への配合

ヒドロキシアセトフェノンは、水をはじめ化粧品汎用原料への溶解性を示す。例えば、水に最大で 1%、エタノールに 10%、グリセリンに 5%、グリ

表8-I-25 併用した防腐助剤の概要一覧（化粧品表示名称・INCI名・MIC）

		1,2-ヘキサンジオール	植物由来プロパンジオール	C6・C8混合物	植物エキス発酵転換混合物
化粧品表示名称		1,2-ヘキサンジオール	プロパンジオール	1,2-ヘキサンジオール、カプリリルグリコール	乳酸桿菌/（オウゴン根/チャ葉/ヨモギ葉/ドクダミ葉/ユズ果実）エキス発酵液、ヒマシ油
INCI名		1,2-Hexan-diol	Propanediol	1,2-Hexan-diol、Caprylyl Gly-col	Lactobacillus/Scutellaria Baicalensis Root/Camellia Sinensis Leaf/Artemisia Princeps Leaf/Houttuynia Cordata Leaf/Citrus Junos Fruit Extract Ferment Filtrate、Ricinus Communis（Castor）Seed Oil
MIC（%）	*E. coli*	1.25	10	0.31	≦0.5%
	Ps. aeruginosa	0.63	5	0.63	1.5%<MIC≦2.0%
	St. aureus	2.50	15	0.31	≦0.05%
	C. albicans	1.25	15	0.16	≦0.05%
	A. brasiliensis	0.63	>20	0.08	0.05%<MIC≦0.1%

表8-I-26 ヒドロキシアセトフェノンの基本特性 （出典：Symrise株式会社資料より）

化粧品表示名称	ヒドロキシアセトフェノン
INCI名	Hydroxyacetophenone
外観	白色の結晶状固体
適合規制	USA、ヨーロッパ及び日本の化粧品の規制に適合 FEMA*/GRAS**に収載
推奨使用濃度	1%以下
安定性	pH＝4～8、80℃以下で安定

*米国食品香料工業会

**Generally Recognized As Safe　動物実験などによる十分な毒性データがないものの、長年の食経験や科学的な知見などを総合して評価した場合に、食品添加物としての使用に際立ったリスクがないとみなされた物質が該当する。

表 8-Ⅰ-27　ヒドロキシアセトフェノンの MIC

（出典：Symrise 株式会社資料より）

試験菌	MIC（%）
大腸菌（*Escherichia coli*）	0.4
緑膿菌（*Pseudomonas aeruginosa*）	0.4
黄色ブドウ球菌（*Staphylococcus aureus*）	0.6
酵母（*Candida albicans*）	0.6
クロコウジカビ（*Aspergillus brasiliensis*）	0.4

コール類に最大30%、トリ（カプリル酸/カプリン酸）グリセリルに2%、ポリソルベート20などの各種界面活性剤に最大で10%の溶解性を持つ。

　また、製剤へ配合する際は、水又は溶媒などに加え60℃に加熱しながら撹拌し溶解させ添加する。液体防腐剤や他の防腐助剤と事前に混合することで、より簡単に処方ベースへ添加することができる。

3. ヒドロキシアセトフェノンの乳化系処方における防腐助剤効果

　防腐剤は、エマルション中で油水分配係数に従い油相と水相に分配されて溶解している。また、微生物は水相において生育するため、防腐剤は水相への分配が大きいほど製剤防腐効果は高まる。よって、配合する抗菌成分を水相に一定濃度以上存在させることが、効力を発現するための重要な条件である[4]。

3-1. フェノキシエタノールとの併用による効果

　クエン酸ステアリン酸グリセリルによる単純な O/W エマルション2種（表 8-Ⅰ-28）を調製し、チャレンジテストを実施した。試験に用いた菌は、細菌3種（*E. coli*、*P. aeruginosa*、*S. aureus*）及び真菌2種（*C. albicans*、*A. brasilliensis*）である。結果を図 8-Ⅰ-41 に示す。フェノキシエタノールを1%単独配合では真菌類（特に、*A. brasilliensis*）に対する抗菌性が弱いことが確認された（図 8-Ⅰ-41 左）。しかし、ヒドロキシアセトフェノンとフェノキシエタノールを0.5%ずつ併用することで真菌類を含む全菌種へ十分な抗菌性を付与することが確認された（図 8-Ⅰ-41 右）。したがって、従来の防腐剤とヒドロキシアセトフェノンを併用配合することで、従来の防腐剤配合量を大幅に削減した低コストで優れた抗菌性を持つ製

第 8 章　原料メーカーが提案する新規原料と製剤化　215

表 8-Ⅰ-28　O/W エマルション処方

		配合成分（化粧品表示名称）	(wt-%) ①	②
A	1	クエン酸ステアリン酸グリセリル	4.00	←
	2	ステアリン酸グリセリル（SE）	1.50	←
	3	ステアリルアルコール	1.50	←
	4	ヘプタン酸ステアリル、カプリル酸ステアリル	3.00	←
	5	ミネラルオイル	6.00	←
	6	シクロペンタシロキサン、シクロヘキサシロキサン	2.00	←
B	7	水	to 100.00	←
	8	カルボマー	0.15	←
C	9	AMP	0.10	←
D	10	フェノキシエタノール	1.00	0.50
E	11	ヒドロキシアセトフェノン	—	0.50
		total	100.00	100.00

【調製方法】
　それぞれ加温し、均一にした A 相と B 相を乳化した。C 相を加え全体を均一にする。その後、加熱溶解した D 相と E 相を加え、全体が均一に撹拌し冷却する。

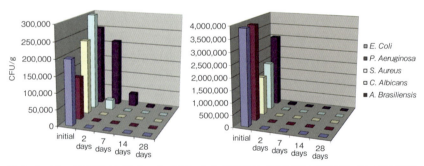

図 8-Ⅰ-41　O/W エマルションのチャレンジテスト結果（左：処方①、右：処方②）
（出典：Symrise 株式会社資料より）

剤の作製が可能であることが示唆された。

3-2. 1,2-ヘキサンジール＋植物由来プロパンジオールとの併用による効果

　表 8-Ⅰ-29 に示す O/W エマルションを作製し、5 菌種（細菌 3 種・真菌 2 種）におけるチャレンジテストを行った。結果を図 8-Ⅰ-42 に示す。試験開始 7 日目において、全菌種の死滅が確認された。したがって、ヒドロキシ

表 8-I-29 O/W エマルションクリーム処方

		配合成分（化粧品表示名称）	(wt-%)
A	1	ステアリン酸ポリグリセリル-10	2.80
	2	ジステアリン酸ポリグリセリル-10	0.60
	3	ミネラルオイル	4.00
	4	トリエチルヘキサノイン	4.00
	5	テトライソシテアリン酸ペンタエリスリチル	4.00
	6	セテアリルアルコール	2.00
	7	ジメチコン	0.50
	8	トコフェロール	0.05
B	9	水	to 100.00
	10	キサンタンガム	0.20
	11	グリセリン	4.00
C	12	アクリレーツコポリマー	0.30
D	13	水酸化 Na（5%水溶液）	0.80
E	14	プロパンジオール	10.00
	15	ヒドロキシアセトフェノン	0.50
	16	1,2-ヘキサンジオール	0.50
		total	100.00

【調製方法】

それぞれ加温し、均一にした A 相と B 相を混合し、乳化する。C 相、D 相を加え均一にした後、冷却する。溶解した E 相を加え、全体が均一になるように撹拌し冷却する。

アセトフェノン 0.5％＋1,2-ヘキサンジオール 0.5％＋植物由来プロパンジオール 10.0％を併用配合することで、従来の汎用防腐剤を用いなくても O/W エマルション製剤へ十分な抗菌性付与が可能となることが示唆された。

4. ヒドロキシアセトフェノンのクレンジングシート用ローションにおける防腐助剤効果

クレンジング剤は、オイルやミルクなど剤形や使用感が様々である。近年、使用場所を選ばない手軽さや使用感の良さなどにより、クレンジングシートの需要は高い。しかし、一般的にシート状製品は微生物汚染リスクが高いため、クレンジング力や使用中・使用後の感触などの機能性だけでなく、適切な防腐剤の選択が処方設計における重要なポイントとなる。

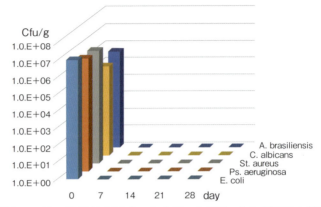

図8-Ⅰ-42　O/Wエマルションクリームのチャレンジテスト結果

表8-Ⅰ-30　クレンジングシート用ローション処方

		配合成分（化粧品表示名称）	(wt-%)
A	1	ヤシ油脂肪酸 PEG-7 グリセリル	2.00
	2	イソステアリン酸 PEG-20 グリセリル	1.00
	3	プロパンジオール	5.00
	4	グリセリン	2.00
	5	ヒドロキシアセトフェノン	0.50
	6	1,2-ヘキサンジオール、カプリリルグリコール	0.50
	7	マンダリンオレンジ果皮エキス、水、BG	0.10
	8	グルコシルトレハロース、加水分解水添加デンプン、水	1.00
	9	クエン酸（10％水溶液）	0.30
	10	クエン酸 Na（10％水溶液）	1.50
	11	水	to 100.00
		total	100.00

【調製方法】

成分5、6を溶解する。その後、残りの成分を順次加え、全体が均一になるように撹拌する。

4-1．C6・C8 混合物との併用による効果

表8-Ⅰ-30に示すシートクレンジング用ローションを作製し、材質の異なる不織布2種（コットン、パルプ/レーヨン）にそれぞれ含浸させた。24時間静置後に不織布を絞り回収した液をサンプルとし、5菌種（細菌3種・真

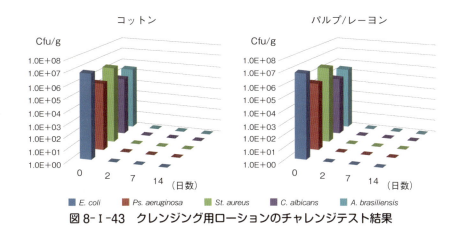

図8-I-43　クレンジング用ローションのチャレンジテスト結果

菌2種)におけるチャレンジテストを実施した。結果を図8-I-43に示す。ヒドロキシアセトフェノン0.5%＋C6・C8混合物0.5%を併用により、従来の防腐剤を用いなくてもローションへ十分な抗菌性を付与することができた。さらに、ローションを含浸させる不織布の材質に関係なく抗菌性を示すことも確認できた。

5. ヒドロキシアセトフェノンのシャンプーにおける防腐助剤効果

　シャンプーやトリートメントは、菌の生育に好環境である高温多湿条件下で使用されることが多い。そのため微生物汚染のリスクは高く、特にカビに対する十分な抗菌力を持つ処方設計が求められる。先述の通り、洗浄剤の防腐剤として使用されることの多いメチルイソチアゾリノンの使用が自粛となった背景を受け、洗浄系処方に対して確かな防腐効果を示す原料が必要とされている。

5-1. フェノキシエタノール、C6・C8混合物との併用による効果

　表8-I-31に示すシャンプーを作製し、5菌種（細菌3種・真菌2種）を用いてチャレンジテストを実施した。結果を図8-I-44に示す。ヒドロキシアセトフェノン0.3%、フェノキシエタノール0.4%、C6・C8混合物0.3%を併用することで、全菌種へ十分な抗菌性を付与できた。また、この組み合わせにより、従来から汎用されている防腐剤添加量を大幅に減少できること

表 8-Ⅰ-31　シャンプー処方

		配合成分（化粧品表示名称）	(wt-%)
A	1	ラウレス硫酸 Na、ラウリルグルコシド	17.00
	2	クエン酸	0.15
	3	塩化 Na	0.40
B	4	水	to 100.00
C	5	フェノキシエタノール	0.40
	6	ヒドロキシアセトフェノン	0.30
	7	1,2-ヘキサンジオール、カプリリルグリコール	0.30
D	8	コカミドプロピルベタイン	5.00
		total	100.00

【調製方法】
　C 相を加熱して溶解する。その後 A〜D 相を順次加え、全体が均一になるように撹拌する。

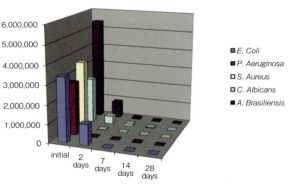

図 8-Ⅰ-44　シャンプーのチャレンジテスト結果
（出典：Symrise 株式会社資料より）

が示唆された。

5-2. 植物エキス発酵転換混合物との併用による効果

　シャンプーにおける抗菌コントロールは、カビに対する効果が特に重視される。そこで今回は、*A. brasilliensis* のみを用いて、表 8-Ⅰ-32 に示す 5 種処方におけるチャレンジテストを実施した。安息香酸 Na・フェノキシエタノールをポジティブコントロール（処方⑤）、防腐剤無配合をネガティブ

表 8-Ⅰ-32 透明シャンプーの検討処方

		配合成分（化粧品表示名称）	(wt-%)				
			①	②	③	④	⑤
A	1	水	to 100.00	←	←	←	←
	2	ラウレス硫酸 Na	10.00	←	←	←	←
	3	ラウラミドプロピルベタイン	3.00	←	←	←	←
	4	グリセリン	3.00	←	←	←	←
	5	EDTA-2Na	0.05	←	←	←	←
B	6	水	18.02	—	—	18.02	—
	7	ヒドロキシアセトフェノン	0.50	—	—	0.50	—
	8	植物エキス発酵転換混合物	0.50	—	0.50	—	—
	9	ミリスチン酸ポリグリセリル-10	0.30	—	0.30	—	—
	10	20%クエン酸水溶液	0.42	0.32	0.45	0.31	0.43
	11	安息香酸 Na	—	—	—	—	0.10
	12	フェノキシエタノール	—	—	—	—	0.50
		total	100.00	100.00	100.00	100.00	100.00

【調製方法】

A 相を均一に溶解させる。その後、B 相の各成分を加え、全体が均一になるように撹拌溶解する。

コントロール（処方②）とした。結果を**図 8-Ⅰ-45** に示す。グラフの傾きからもわかる通り、ヒドロキシアセトフェノンと植物エキス発酵転換混合物を併用することで、*A. brassilliensis* へ十分な抗菌性を示すだけでなく、相乗効果により「即効性のある抗菌性」も併せて付与できることが示唆された（**図 8-Ⅰ-45・①**）。

6. おわりに

現在、従来の汎用防腐剤の減量又は不使用を訴求する処方が多く求められてきている。ヒドロキシアセトフェノンは、そのような訴求点に柔軟に対応でき得ると考える。また、世界の規制に適合しているだけでなく、防腐助剤以外にも抗炎症作用など多機能な効果を持ち併せている点により、様々な製剤への応用が可能である。今後、ヒドロキシアセトフェノンが多くの製剤に配合されることが期待される。

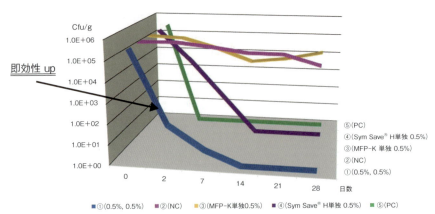

図8-Ⅰ-45　透明シャンプー検討のチャレンジテスト結果（試験実施菌：A. brasilliensisのみ）

参考文献

1) 人見　潤, *Fragrance Journal*, 39（2）, 17-21（2011）
2) 日本化粧品工業連合会　第37回化粧品技術情報交流会議テキスト, 104-105
3) 目片秀明, 日本化粧品技術者会　第46回SCCJセミナー
4) 岡部文市, 福林智子, *Fragrance Journal*, 11, 40-48（1998）

8-Ⅰ-8. 角層浸透性と保湿性に優れた加水分解ヒアルロン酸の特性と処方提案

1. ヒアルロン酸について

　生体内機能性成分である「ヒアルロン酸」は酸性ムコ多糖類の一種で、分子量400の基本単位がいくつも連なって一つの分子ができている。分子量の大きさで性質は変わり、分子量が大きい（連なる基本単位の数が多い）ほど粘度が高くなる。

　ヒアルロン酸は、目の硝子体、臍の緒、関節液、皮膚、臍帯、血清、鶏冠、サメの皮、鯨軟骨などに多く存在している成分である。ヒアルロン酸は、皮膚等の結合組織中に蛋白質と結合して存在し、コンドロイチン硫酸とともに

図 8-Ⅰ-46　ヒアルロン酸の化学構造式

　細胞間隙を埋め、体組織の水分保持、潤滑作用、柔軟性の保持、創傷治癒、細菌の進入に対する防禦などの役割を果たしている。ヒアルロン酸は水分を保持する力が大きく、ドライアイ用目薬などの医薬品や化粧品、さらには食品にも用途が広がっている。化粧品では一般的に平均分子量 50 万～200 万の高分子のヒアルロン酸が保湿成分として使われている（**図 8-Ⅰ-46**）。高分子ヒアルロン酸は肌には吸収されず、皮膚表面で保湿作用を発揮する。

2．加水分解ヒアルロン酸について

　加水分解ヒアルロン酸（商品名：ヒアロオリゴ®、メーカー：キユーピー株式会社）は、*Streptococcus zooepidemicus* を用いた醗酵法で得られたヒアルロン酸を加水分解により調製された平均分子量 1 万以下（極限粘度法）の低分子のオリゴヒアルロン酸である。従来のヒアルロン酸の 1/100 サイズ（15～25 nm）の加水分解ヒアルロン酸は、皮膚表面を覆うだけでなく、角層に深く浸透し留まることで角層の水分量を増やし、皮膚の内側からのうるおい（しっとり）に寄与する（**図 8-Ⅰ-47**）。低粘度、高溶解性で澄明であり、ヘアケアへの応用にも効果が期待できるなど、今までのヒアルロン酸にはない新しい物

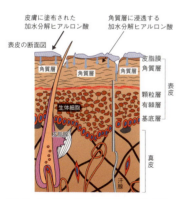

図 8-Ⅰ-47　加水分解ヒアルロン酸の皮膚への効果

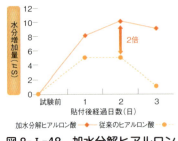

図8-Ⅰ-48　加水分解ヒアルロン酸の保湿力と持続性

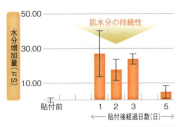

図8-Ⅰ-49　ヒト肌保湿性改善試験

性を示すのが特徴である。

3. 加水分解ヒアルロン酸の特性

3-1. 高い保湿力と持続性

　加水分解ヒアルロン酸（平均分子量：6,000）1％液又は高分子ヒアルロン酸（平均分子量：160万）1％液をしみ込ませたガーゼを皮膚に24時間貼付し、ガーゼ除去後の1、2、3日後の角層水分量を電気伝導度（SKICON-200、アイ・ビイ・エス社製）により測定した。比較として、蒸留水をしみ込ませたガーゼを用いた。加水分解ヒアルロン酸は、高分子ヒアルロン酸に比べ、約2倍の皮膚水分量改善効果を示した（**図8-Ⅰ-48**）。

　また、加水分解ヒアルロン酸1％水溶液をしみ込ませたガーゼを1日8時間、合計3日間皮膚に貼付し続けた後、ガーゼを剥がしてからの角層水分量の変化を電気伝導度により試験した。3日後でも肌水分量の増加が維持されていることが確認され、皮膚のうるおいの改善とその持続が期待できることが示された（**図8-Ⅰ-49**）。

3-2. 角層への深い浸透性

　ヒト皮膚浸透性の試験の結果、角層において、蛍光ラベル化した加水分解ヒアルロン酸の特異的な蛍光が検出され、加水分解ヒアルロン酸は角層に浸透することが確認された（**図8-Ⅰ-50、8-Ⅰ-51**）。

3-3. 長期連続使用試験

　加水分解ヒアルロン酸1％水溶液を被験者6名の前腕部に朝夜2回、計14

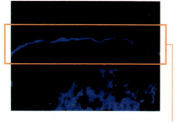

特異的な蛍光

図8-Ⅰ-50　加水分解ヒアルロン酸の浸透結果

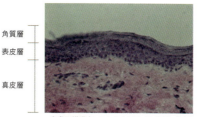

皮膚の構造（ヘマトキシリン/エオジン染色）
※試験委託研究機関：BIO alternatives

図8-Ⅰ-51　皮膚組織染色結果

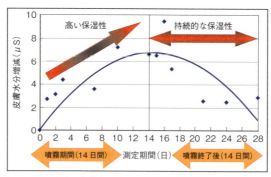

図8-Ⅰ-52　加水分解ヒアルロン酸の長期連続使用試験

日間噴霧した。噴霧期間（14日間）及び噴霧終了後観察期間（14日間）の角層水分量の変化を電気伝導度により測定した。その結果、加水分解ヒアルロン酸は試験前に比べ、角層水分量を高く維持していた。

3-4. 皮膚弾力性試験

加水分解ヒアルロン酸1％水溶液を被験者8名の目尻に朝夜2回、計14日間塗布した。7日目、14日目の弾力性（3秒後の皮膚の戻り率）をCUTOMETER MPA580（Courage & Khazaka社製）により求めた。併せて、角層水分量についてSKICON-200を用いて評価した。対照として精製水を用いた。その結果、加水分解ヒアルロン酸の塗布を続けることで、皮膚の弾力性を向上させる傾向が確認された。高い保湿性の維持と併せ、乾

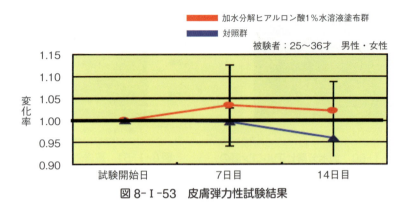

図8-Ⅰ-53　皮膚弾力性試験結果

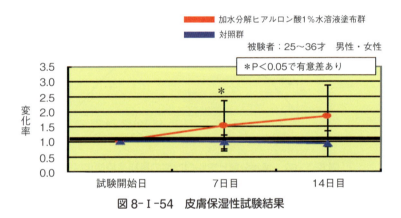

図8-Ⅰ-54　皮膚保湿性試験結果

燥による小ジワを目立たなくするエイジングケア素材として期待できる。

3-5．毛髪への浸透性

　ダメージ毛（ブリーチ処理毛）を蛍光ラベル化した加水分解ヒアルロン酸1％水溶液に浸し、40℃で15分加温（日常の洗髪を想定した処理条件）した。その後、十分に水洗し乾燥させ、毛髪断面を観察した。その結果、加水分解ヒアルロン酸は毛髪内部にまで浸透していることが確認された（**写真8-Ⅰ-1**）。

3-6．モニター評価

　20～50歳の一般女性20名を対象に、加水分解ヒアルロン酸1％スプレー

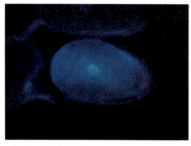 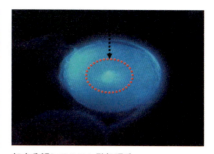

ダメージ毛（対照）　　　　　　　　加水分解ヒアルロン酸処理毛

写真8-Ⅰ-1　加水分解ヒアルロン酸の毛髪への浸透
発色度合いが加水分解ヒアルロン酸の浸透性を示しています。

を用いて14日間の使用モニターを実施した。当初、パサツキ、まとまりがないなど、モニターの95％が自分の髪の毛に何らかの不満を持っていたが、使用後、58％の人が髪の保湿感の変化を感じ、50％の人がまとまり感、60％の人が手触り感の改善を感じていた。72％のモニターが3回目の使用で自分の髪の毛にまとまり感、手触り感の改善などの変化を実感したという結果が得られた。これは加水分解ヒアルロン酸の高い保湿効果とその持続が寄与していると思われる。

4．アンチポリューション効果

4-1．加水分解ヒアルロン酸とアンチポリューション

　女性の約半数以上が自分は「敏感肌」だと感じているとされ、自称敏感肌と感じている人の割合は、そうと感じていない人の割合を超えているのが現状である。敏感肌コスメ市場規模は年々増大し、2015（平成27）年度は前年度比6.9％増の639億円となった。

　敏感肌の原因は、内的要因と外的要因に分けられる。内的要因とは、睡眠不足、精神的ストレス、食生活の乱れ、加齢、ホルモンバランス、体質などがある。また、外的要因には、紫外線、ダニ・微生物、季節変化（湿度、気温の変化）そして空気中の肌刺激物質（大気汚染物質、ハウスダスト、花粉など）が挙げられる。2015（平成27）年までの世界の大気汚染状況を見ると、WHOの推奨するPM2.5平均値が基準値以下の都市は約12％である。

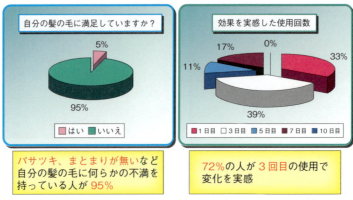

図8-Ⅰ-55　加水分解ヒアルロン酸スプレーのモニター結果

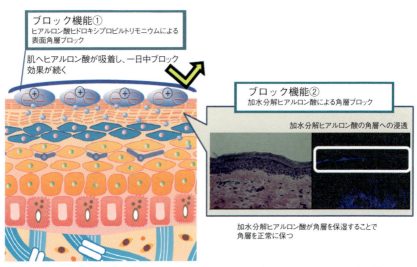

図8-Ⅰ-56　加水分解ヒアルロン酸のアンチポリューションコンセプト

　日本（東京）は基準値を上回る大気汚染の状況である。
　近年、「大気汚染」、「PM2.5」、「タバコの煙」などの外的要因からの肌ストレスにアプローチする「アンチポリューション」素材が多く上市されている。加水分解ヒアルロン酸とヒアルロン酸ヒドロキシプロピルトリモニウム

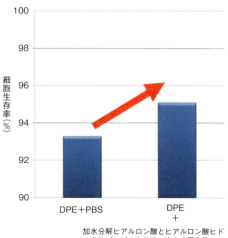

図8-Ⅰ-57　細胞死抑制効果

水溶液[※1]（商品名：ヒアロベール®-P、メーカー：キユーピー株式会社）の併用では、角層と皮表での肌ストレスブロックによるアンチポリューションが可能となる。これは、加水分解ヒアルロン酸の高い角層浸透効果と保湿力による角層ブロック、ヒアルロン酸ヒドロキシプロピルトリモニウム水溶液の皮膚表面への吸着による持続的な外的要因からの表面ブロックにより期待できる。

> ※1　ヒアルロン酸ヒドロキシプロピルトリモニウム水溶液について
> 　"保湿力"や"粘弾性"といったヒアルロン酸の特徴と、洗っても流れ落ちない髪と肌への"吸着性"の両立を実現させた分子量50～80万のカチオン性ヒアルロン酸。ヒアルロン酸の"うるおいベール"が、髪と肌を包み込み、「洗い流した後もうるおいを持続させる」。

4-2．細胞死抑制効果の確認

　加水分解ヒアルロン酸とヒアルロン酸ヒドロキシプロピルトリモニウム水溶液の併用による大気汚染物質による細胞死の抑制効果を調べた。三次元培養皮膚モデル（EPISKIN-LM）に、加水分解ヒアルロン酸0.5％水溶液とヒアルロン酸ヒドロキシプロピルトリモニウム水溶液0.5％水溶液を培養開始前にDPE（大気汚染モデル物質）とともに添加した。培養24時間後に再

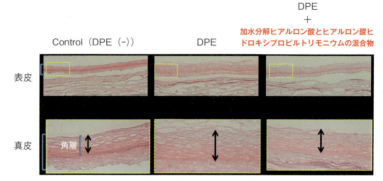

写真8-Ⅰ-2　角化亢進抑制効果

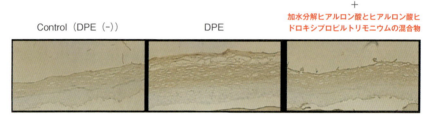

写真8-Ⅰ-3　酸化抑制効果

度DPEのみ添加し、48時間後に培養終了とした。培養終了後、Alamar Blue法により細胞生存率を求めた。比較として、PBS（リン酸バッファー）を用いた。その結果、加水分解ヒアルロン酸とヒアルロン酸ヒドロキシプロピルトリモニウム水溶液を併用することで、大気汚染物質による細胞死を抑制する傾向が示された。

4-3. 角化亢進抑制効果の確認

　細胞死抑制効果試験に用いた三次元培養皮膚モデルの凍結切片を作成し、HE染色（ヘマトキシリン・エオジン染色）を行った。その結果、加水分解ヒアルロン酸とヒアルロン酸ヒドロキシプロピルトリモニウム水溶液の併用

は大気汚染物質による角化亢進を抑制することが確認された（**写真8-Ⅰ-2**）。

4-4．酸化抑制効果の確認

　同様に、上記試験に使用した三次元培養皮膚モデルの凍結切片を作成し、免疫染色を行い、カルボニル化タンパク質を検出した。その結果、加水分解ヒアルロン酸とヒアルロン酸ヒドロキシプロピルトリモニウム水溶液の併用は、大気汚染物質による表皮の酸化を抑制することが確認された。

5．応用処方

処方1　高保湿化粧水処方（pH：5.5）

		配合成分（化粧品表示名称）	（W/W%）
A	1	水	82.65
	2	フェノキシエタノール	0.50
	3	プロパンジオール	10.00
	4	グリセリン	3.00
	5	加水分解ヒアルロン酸	0.30
	6	グリチルリチン酸2K	0.20
	7	クインスシードエキス	0.20
	8	PCAイソステアリン酸グリセレス-25	0.10
	9	クエン酸	0.01
	10	クエン酸Na	0.04
	11	エタノール	3.00

【作り方】

1. 室温にてAを秤量し、プロペラにて均一に撹拌する。

6．まとめ

　加水分解ヒアルロン酸は、従来のヒアルロン酸と比べ、角層に深く浸透し留まることで皮膚の内側からのうるおいを発揮させる化粧品素材である。高溶解性で澄明であり、透明系の化粧品やシャンプーなどにも応用可能である。また、化粧品だけでなく医薬部外品にも配合できる、幅広い製剤に応用が可能である。

　今後、加水分解ヒアルロン酸が多くの商品に配合され、敏感肌を含め乾燥肌などの様々な肌質かつ幅広い年代の消費者に支持を集められていくことが期待される。

処方2　アンチポリューションを意図したジェル処方（pH：6.0）

		配合成分（化粧品表示名称）	（W/W%）
A	1	水	25.6
	2	カルボマー（2%）、水	25.0
	3	プロパンジオール	6.0
	4	グリセリン	3.0
	5	加水分解ヒアルロン酸	1.0
	6	ヒアルロン酸ヒドロキシプロピルトリモニウム水溶液	2.0
	7	ヒドロキシプロピルメチルセルロース（1%）、水	10.0
B	8	PEG-400	0.5
	9	コハク酸ジエトキシエチル	2.0
	10	リゾレシチン	0.3
	11	フェノキシエタノール	0.5
C	12	水酸化Na（5%）、水	1.1
D	13	サッカロミセス溶解質エキス、水	20.0
	14	エタノール	3.0

【作り方】

1. A及びBを秤量し、50℃に加熱した状態でプロペラにて均一に撹拌する。
2. BをAに添加し、ホモミキサーを用いて5,000 rpmで均一化する。
3. Cを添加してA+Bを中和して40℃まで冷却する。
4. Dを添加して均一化し、室温まで冷却する。

参考文献

1）ヒアロオリゴ® 技術資料（キユーピー）

連絡先

岩瀬コスファ株式会社

〒541-0045　大阪市中央区道修町1丁目7番11号
　　　　　　Tel：06-6231-3456（代表）　Fax：06-6231-8109
〒103-0022　東京都中央区日本橋室町4丁目3番18号 東京建物室町ビル
　　　　　　5階
　　　　　　Tel：03-6202-2345（代表）　Fax：03-6202-2360
【コーポレートサイト】http://www.cosfa.co.jp/

8-Ⅱ　株式会社成和化成が提案する新規原料と製剤化

　成和化成より 4 成分の新規原料が提案され、下記の技術資料が示されている。

8-Ⅱ-1.　新規ビタミン C 誘導体を用いた製剤化への提案
　　　　ミリスチル 3-グリセリルアスコルビン酸
　　　　3-ラウリルグリセリルアスコルビン酸

8-Ⅱ-2.　新規ケラチン誘導体を用いた製剤化への提案
　　　　加水分解ケラチン（羊毛）
　　　　イソステアロイル加水分解ケラチン

8-Ⅱ-1.　新規ビタミン C 誘導体を用いた製剤化への提案

1.　化粧品原料としてのビタミン C

　ビタミン C はもともと壊血病を防ぐ物質として発見され、その後様々な研究によってビタミン C の機能が明らかにされてきた。例えば、美白効果やコラーゲン産生促進効果、抗酸化効果の他、ビタミン E の還元再生、コレステロールや脂肪酸の代謝などが挙げられる。

　中でも美白効果、抗酸化効果、コラーゲン産生促進効果といった機能は美容に求められるものであり、化粧品業界においても無視できない有効成分である。「美白成分として知っている成分は？」というアンケート調査に対して、94.2％の人がビタミン C を挙げたという結果からも、消費者にとって身近な美容成分として認識されていることがわかる。

　1980 年代、アメリカで起きたビタミン C ブームが日本にも伝播して、ビタミン C の知名度が高まった。1980 年代半ばには、紫外線の肌に与える悪影響が話題となり、その対策として次々とビタミン C 配合化粧品が発売され始めた。

第 8 章　原料メーカーが提案する新規原料と製剤化　233

2. ビタミンC誘導体

ビタミンCは多くの機能を持ち、化粧品原料として注目されてきた反面、化粧品に配合するうえで、水溶液中での経時的な劣化や急激な着色の進行などから、「製剤中での安定性が低い」という問題を抱えていた。この問題を克服するために、様々なビタミンC誘導体が開発されている。

パルミチン酸やステアリン酸などの脂肪酸エステルの形をしたビタミンC誘導体が汎用され始めた後、さらなる安定性を求めてアスコルビン酸リン酸Mgやアスコルビン酸グルコシドなど、その他数々の誘導体が登場してきた。

ビタミンC誘導体の登場で製剤中での安定性は向上し、ビタミンCは化粧品原料としてさらに注目されてきたが、製剤化にはいくつかの問題が残されていた。ビタミンCや多くのビタミンC誘導体はイオン性の成分であるため乳化物であるクリームやジェルなどの製剤化が難しく、一方で化粧水などの水系処方に配合するとビタミンC由来の「きしみ」といった悪い使用感が現れてしまう。このようにビタミンC誘導体にも問題が残されており、次のステップとして化粧品原料としての最適化が求められていた。

3. 新規ビタミンC誘導体

化粧品に幅広く使用されており、保湿や肌のバリア機能向上などを担っているグリセリンに注目し、ビタミンCとグリセリンを結合することで、飛躍的に安定性を向上させ、ビタミンC誘導体の問題点であった製剤化・使用感を克服したビタミンC誘導体「アスコルビン酸グリセリル」シリーズが開発されている。

4. 乳化能保有型ビタミンC誘導体について

アスコルビン酸グリセリルシリーズのうち、ビタミンCにグリセリン1分子とミリスチル基を付加した「ミリスチル3-グリセリルアスコルビン酸」は、ビタミンC誘導体でありながら、乳化機能を持っている。ビタミンCとグリセリンに由来する親水性部位と炭化水素基であるミリスチル基の疎水性部位を同一分子内に併せ持っており、この構造によってビタミンC誘導体でのO/W型乳化を可能にする。その他にも、抗菌効果やブライトニング効果、

コラーゲン産生促進効果などが確認されている。

4-1. 乳化機能

　一般的にビタミンCやその誘導体は肌への生理活性を目的として化粧品や医薬部外品に配合される。ビタミンCやその誘導体の肌への生理活性として、最も有名なのが美白効果であり、ビタミンCの持つ還元作用によりメラニンの合成を抑制することでその効果は発揮される。今回紹介するミリスチル3-グリセリルアスコルビン酸は肌への生理活性だけではなく、乳化機能を持つユニークなビタミンC誘導体である。

　ビタミンC誘導体でありながら乳化機能を持つ理由は、その分子構造にある。ビタミンCにグリセリル基とミリスチル基を結合させることで同一分子内に親水性部位と疎水性部位を持ち、界面活性剤に類似した構造をしている。

　ミリスチル3-グリセリルアスコルビン酸での乳化はD相乳化法を利用することで、安定な乳化物を調製することが可能である。D相乳化法とは、乳化の構成成分である水・油・界面活性剤の他に、第4成分として多価アルコールを利用した乳化方法で、多価アルコール中に分散相である油を分散させて、O/D型のエマルションを生成し、これを水で希釈してO/W型エマルションを得る方法である。この方法を用いて調製した**表8-Ⅱ-1**に示すビタミンC乳化クリームは、経時的にも安定で、40℃、1ヶ月間保管しても、ビタミンCや従来のビタミンC誘導体で確認されるような着色や分離は見られない。また、べたつきのないサラサラとした良好な使用感であることが確認されている。ミリスチル3-グリセリルアスコルビン酸は、様々な油剤を乳化することが可能である。**表8-Ⅱ-2**、**図8-Ⅱ-2**に示すように、ミネラルオイルに代表される炭化水素油、トリ（カプリン酸/カプリル酸）グリセリルなどのエステル油、シクロペンタシロキサンなどのシリコーン油を乳化できることが確認されている。さらに、シクロペンタシロキサンを用いれば、透明ジェルのようなクリームを調製することも可能である。今回紹介したミリスチル3-グリセリルアスコルビン酸は「Amitose MGA」（**表8-Ⅱ-1**中の1及び**表8-Ⅱ-2**中の1）としてBGと混合された状態で株式会社成和化成より提供されている。

4-2. 抗菌効果

　ミリスチル3-グリセリルアスコルビン酸は皮膚の常在菌であるアクネ菌

表8-Ⅱ-1　ビタミンC乳化クリーム

配合成分（化粧品表示名称）			(w/w%)
A	1	ミリスチル 3-グリセリルアスコルビン酸	2.0
		BG	
B	2	グリセリン	6.0
	3	スクワラン	10.0
C	4(注)	ポリアクリレートクロスポリマー-6	0.5
	5	キサンタンガム	0.2
	6	BG	6.0
	7	ペンチレングリコール	4.0
	8	グリセリン	4.0
	9	フェノキシエタノール	0.5
	10	水	残量

【調製方法】
1）Aを均一に混合する。
2）1）を撹拌しながら、Bを約10回に分けて添加する。
3）Cを均一に混合する。
4）2）にCをゆっくりと添加し、均一に混合して製品とする。
　　4（注）は、「SEPIMAX ZEN（SEPPIC）」を用いた。

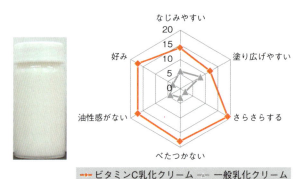

図8-Ⅱ-1　ビタミンC乳化クリームの外観と使用感

（*Propionibacterium acnes*）や黄色ブドウ球菌（*Staphylococcus aureus*）に対して抗菌効果を示すことが確認されている。図8-Ⅱ-3に示すように、ミリスチル3-グリセリルアスコルビン酸を配合した寒天培地上で、菌を培養すると、上記2種の菌の増殖は確認されなかった。

表 8-Ⅱ-2　各種油剤を用いたビタミン C 乳化クリーム処方

		配合成分（化粧品表示名称）	（w/w%）
A	1	ミリスチル 3-グリセリルアスコルビン酸	2.0
		BG	
	2	グリセリン	30.0
B	3(注)	各種油剤	10.0
	4	BG	6.0
	5	ペンチレングリコール	4.0
C	6	カルボマー	0.3
	7	キサンタンガム	0.2
	8	水	残量
D	9	水酸化 K	適量

【調製方法】
1) A を均一に混合する。
2) 1) を撹拌しながら、B を約 10 回に分けて添加する。
3) C を均一に混合する。
4) 2) に C をゆっくりと添加する。
5) D を添加し、均一に混合して製品とする。
　3(注) の各種油剤にはミネラルオイル・ジカプリル酸ネオペンチルグリコール・トリ（カプリン酸/カプリル酸）グリセリル・シクロペンタシロキサンを用いた。

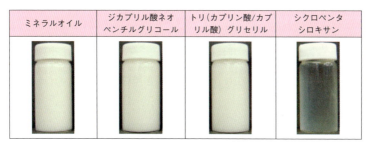

図 8-Ⅱ-2　各種油剤を用いたビタミン C 乳化クリームの外観

4-3. 肌への生理活性

　ミリスチル 3-グリセリルアスコルビン酸はビタミン C としての肌への生理活性作用を発揮する。表 8-Ⅱ-3 に示すミリスチル 3-グリセリルアスコルビン酸を乳化剤として調製したクリームを朝晩 2 回、8 週間連用した効果を

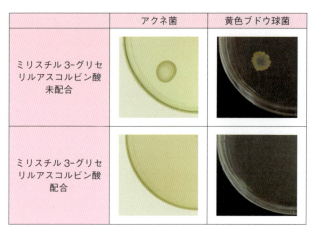

図 8-Ⅱ-3　ミリスチル 3-グリセリルアスコルビン酸の抗菌効果

表 8-Ⅱ-3　ミリスチル 3-グリセリルアスコルビン酸の連用試験処方

	配合成分（化粧品表示名称）	（w/w％）
1	ミリスチル 3-グリセリルアスコルビン酸 BG	3.0
2	グリセリン	9.0
3	スクワラン	10.0
4（注）	ポリアクリレートクロスポリマー-6	0.5
5	キサンタンガム	0.2
6	フェノキシエタノール	0.5
7	水	残量

4（注）は、「SEPIMAX ZEN（SEPPIC）」を用いた。

確認した。その結果、他のビタミン C 誘導体でも確認されるようなシミやシワの改善効果に加え、図 8-Ⅱ-4 に示すように、抗アクネ効果としてアクネ菌の代謝産物で紫外線を浴びると活性酸素種を発生するポルフィリンの減少が確認された。

4-4．多機能ビタミン C 誘導体によるメリット

　ミリスチル 3-グリセリルアスコルビン酸はビタミン C 誘導体でありながら、様々な機能を持った化粧品原料である。一般的なビタミン C 誘導体が持

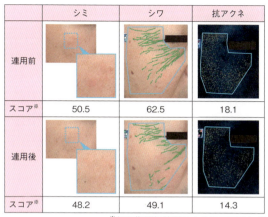

図8-Ⅱ-4　ミリスチル3-グリセリルアスコルビン酸の連用による肌への生理活性

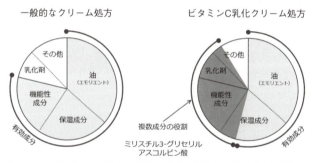

図8-Ⅱ-5　ミリスチル3-グリセリルアスコルビン酸を用いた乳化のメリット

つ肌への生理活性に加え、乳化剤としての機能、抗菌成分としての機能など独自のユニークな機能を持っている。そのため、これまで処方設計の際にどうしても必要であった機能性成分以外の機能を担うことができ、図8-Ⅱ-5に示すように乳化剤や防腐剤を低減した、これまでにない有効成分リッチな処方の開発が可能となる。

第8章　原料メーカーが提案する新規原料と製剤化　239

表 8-Ⅱ-4　透明ジェル処方

配合成分（化粧品表示名称）			(w/w%)
A	1	カルボマー	1.0
	2	水	残量
B	3	水酸化 K	適量
C	4(注)	エチルヘキシルグリセリン フェノキシエタノール	0.5
	5	グリセリン	3.0
	6	BG	3.0
D	7	エタノール	5.0
	8	クエン酸	0.5
	9	クエン酸 Na	
	10	水	10.0
E	11	セテス-40	0.2
F	12	3-ラウリルグリセリルアスコルビン酸 BG	1.0

【調製方法】

1）A に B を添加し、pH4.5 に調整する。

2）C を添加し、均一に混合する。

3）pH4.5 に調整した D を添加し、均一に混合する。

4）E、F を順に添加し、均一に混合して製品とする。

　　4（注）の混合原料は、「euxyl PE 9010（Schülke & Mayr）」を用いた。

5. セラミド産生ビタミン C 誘導体について

　アスコルビン酸グリセリルシリーズのうち、ビタミン C にグリセリン 1 分子とラウリル基を付加した「3-ラウリルグリセリルアスコルビン酸」は肌本来の力を高める高機能なビタミン C 誘導体である。ビタミン C 誘導体で唯一、細胞内の抗酸化システムを活性化する成分で、その効果により肌を健やかな状態にすることができる。ここで用いた 3-ラウリルグリセリルアスコルビン酸は「Amitose 3LGA」（**表 8-Ⅱ-4** 中の 12）として BG と混合された状態で株式会社成和化成より提供されている。

5-1. セラミド産生促進効果

　肌のバリア機能を担う成分は主に 3 つ存在する。皮脂を主成分とする皮脂膜、アミノ酸代謝物からなる天然保湿因子（NMF）、セラミドを主成とす

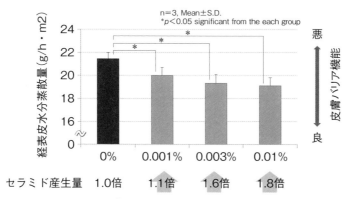

図8-Ⅱ-6　3-ラウリルグリセリルアスコルビン酸のバリア機能改善効果

る角層細胞間脂質などである。これらが外的刺激から肌を守り、水分の蒸散などを防ぐことで、肌の健やかさが保たれている。特にセラミドは角層細胞間脂質の約50%を構成する成分で、その水分保持能は肌水分の80%を担うと言われるほど肌のバリア機能において重要な成分である。セラミドは加齢や光老化によって減少することが知られており、その必要性と重要性から敏感肌や乾燥肌用の化粧品によく配合されている。3-ラウリルグリセリルアスコルビン酸はセラミドを増やすことができる成分であり、セラミドの産生を促進することによって、肌のバリア機能が改善され、図8-Ⅱ-6に示すように経表皮水分蒸散量の低下、つまり保湿効果が高まることが確認されている。

　また、セラミドは肌のバリア機能の向上を期待して多くの化粧品に配合されているが、ただ配合するだけではいくつか不十分な点もある。その一つが、セラミドの種類である。ヒトの肌にはセラミドが12種類存在するといわれている。それぞれのセラミドを配合することで、肌のセラミドを増加させることはできるが、効率的ではない上、セラミド自体が水に対して難溶性であるため処方化の際手間となる。そのような処方性の問題点を解決するものとしてレシチン等でリポソーム化したセラミドが開発されている。一方、セラミドを複数種増加させるためには、複数種のセラミドを化粧品に配合することで対応してきた。そんな中、3-ラウリルグリセリルアスコルビン酸は図8-Ⅱ-7に示すように、複数種のセラミドを効率的に増やすことがわかった。化

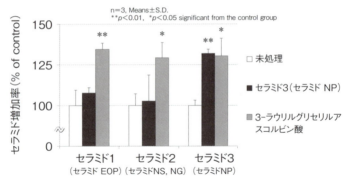

図8-Ⅱ-7　3-ラウリルグリセリルアスコルビン酸の各種セラミドの産生促進効果

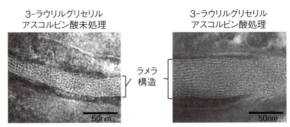

図8-Ⅱ-8　3-ラウリルグリセリルアスコルビン酸の角層ラメラ構造の強化

粧品で重要視されるセラミド1（EOP）・2（NS, NG）・3（NP）に関して、その効果が確認できている。

　もう一つが、セラミドが最も効率良く肌で機能する形態である。セラミドは角層細胞間脂質を構成する主成分であり、そこではラメラ構造を形成することで、皮膚バリア機能や保湿機能を効率良く発揮している。3-ラウリルグリセリルアスコルビン酸は図8-Ⅱ-8に示すように、セラミドが効率良く機能を発揮するためのラメラ構造を厚く、強固にする効果があることが確認された。

5-2. 細胞内抗酸化システム活性化効果

　冒頭でも記載した通り、3-ラウリルグリセリルアスコルビン酸は細胞内の抗酸化システムを活性化する機能を持っている。細胞内には本来、抗酸化物質が存在し、紫外線や乾燥などの外的ストレスによって発生する活性酸素種

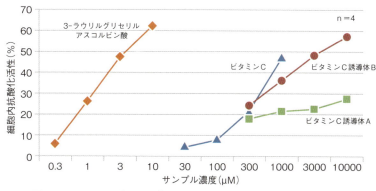

図 8-Ⅱ-9　3-ラウリルグリセリルアスコルビン酸の抗酸化効果

を消去し、肌へのダメージを抑制する機能を果たしている。しかし、加齢や光老化などによって細胞内の抗酸化物質が減少することが知られており、それにより活性酸素種を消去できずに肌へのダメージが蓄積することで、シミやシワといった肌の老化現象が進行してしまう。その対策として化粧品では抗酸化力を持つ成分が用いられている。3-ラウリルグリセリルアスコルビン酸は自身が抗酸化効果を発揮するだけでなく、低下してしまった細胞内の抗酸化物質の産生を促すという、これまでとは異なるメカニズムで抗酸化効果を発揮し、図 8-Ⅱ-9 に示すように、他のビタミンＣ誘導体に比べても少量で高い抗酸化効果が確認できている。

5-3．肌質改善

　敏感肌は現代病と言われるほど、近年急激な増加を見せている肌トラブルである。敏感肌人口は非常に多く、自称敏感肌を含めるとその数は 5 割を超えるほどで、今後も増えていくと考えられている。敏感肌に学術的な定義はないが、バリア機能が低下し、刺激に対して感受性が高くなった肌を敏感肌というのが一般的となっている。そのような敏感肌を改善する効果が、3-ラウリルグリセリルアスコルビン酸の 8 週間の連用試験において、図 8-Ⅱ-10 に示すスティンギングスコアの低下という形で確認された。敏感肌の原因としては、バリア機能の低下や外部刺激を感知する神経線維の表皮への伸長が挙げられる。3-ラウリルグリセリルアスコルビン酸は先に説明したセラミド産生促進効果やラメラ構造の強化により肌のバリア機能を改善する効果があ

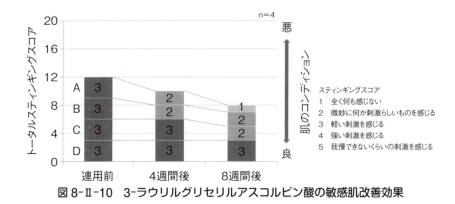

図 8-Ⅱ-10　3-ラウリルグリセリルアスコルビン酸の敏感肌改善効果

り、また神経線維が表皮まで伸長する原因の一つである活性酸素種を効率的に消去する効果もあるため、効率的に敏感肌を健やかな肌へと導くことができると考えられる。

5-4. アンチポリューション効果

　2015（平成 27）年頃から、化粧品のトレンドとして「アンチポリューション」が注目を集めている。ポリューションとは、大気汚染物質のことで、大気汚染物質が肌に接触すると活性酸素種が発生し、炎症やシミ、シワの発生や促進につながる。そのような肌へ悪影響を及ぼすポリューションから肌を守るために、アンチポリューション効果を持った化粧品の開発が進んでいる。3-ラウリルグリセリルアスコルビン酸は**図 8-Ⅱ-11** に示すように、細胞内抗酸化効果により大気汚染物質によって発生した活性酸素種を効率的に消去する。**図 8-Ⅱ-11** には活性酸素種の消去による効果のみ示しているが、3-ラウリルグリセリルアスコルビン酸が有するバリア機能が発揮されることで、さらなる効果が期待できる。

6. 最後に

　ビタミン C は生体にとって不可欠な成分であり、生体機能調節物質として非常に多岐にわたる効果を有している。化粧品原料としても数多くの研究がなされ、美白効果にとどまらず、抗酸化効果、アンチエイジング効果など様々な機能が報告され、美容成分としてスキンケア分野において注目され続

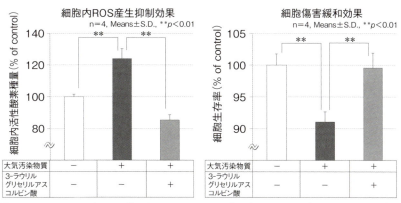

図8-Ⅱ-11　3-ラウリルグリセリルアスコルビン酸のアンチポリューション効果

けている。最近では、ビタミンC誘導体の毛髪への効果など、ヘアケア分野でも研究が進められている。今後、全く新規なビタミンC誘導体が開発されたり、既存原料に関して新しい効果が見出されたりと、ビタミンCの研究はまだまだ続くと予想される。

参考文献
- 平徳久他，Fragrance Journal, 43（3），30-33（2015）
- 勝山雄志『機能性化粧品素材-素材開発と安全性-』224-229（2016）

8-Ⅱ-2．新規ケラチン誘導体を用いた製剤化への提案

1．ヘアケアインバス製品

　シャンプーという言葉が誕生したのは1931（昭和6）年のことで、石けんではない現在のシャンプーが登場したのは1950（昭和25）年のことである。1955（昭和30）年頃から液状のシャンプーが普及し始め、1960（昭和35）年頃にはリンスも登場し、髪の汚れを落とすだけではなく、ケアする意識が高まり、1970年代後半にはシャンプーとリンスのセット使用が定着した。

1980年代には朝シャンブームが到来し、朝と晩、1日に2回洗髪する人が増え、シャンプーの使用量が増加した。また、思い通りのヘアスタイルを維持するため、ヘアアイロンやドライヤーなどを利用するようになり、毛髪のダメージを気にする女性が増えた。そのため、ダメージを防ぐコンディショニングシャンプーやリンスなど次々に新製品が開発され、消費者のヘアケアへの関心がさらに高まった。

2000（平成12）年頃にはヘアケア製品の多くの市場が伸び悩む中、ヘアカラー剤が大きく市場を伸ばし、その出荷額はシャンプーを抜き去りヘアケアカテゴリーのトップとなった。いかに自分らしくヘアスタイルをアレンジし、アピールするかという個性化の時代へと変化する中で、ヘアカラー、パーマ、ヘアアイロンやコテの使用率が高まり、毛髪のダメージはさらに進むこととなった。このような背景の下、シャンプーやリンスには洗浄効果や使用感といった基本的な特性に加え、ダメージケア訴求の商品が増加した。

2010（平成22）年以降では地肌ケアに特化した製品が人気を集め、地肌や髪にシリコーンが残らない「ノンシリコン」が市場をにぎわすようになった。シリコーンを配合しないことが新しい価値として消費者に浸透し、ノンシリコン市場は大幅に拡大した。

近年ではエイジングケア、オーガニック、ボタニカル、オイルシャンプーなど様々なトレンドが誕生している。ダメージケアにおいても各社で成分の改良や新ラインを投入するなど、新しい付加価値を提案することで成熟した市場の中で他社との差別化が図られている。

1-1. シャンプーに使用される原料

液状のシャンプーが当たり前となった現在、シャンプーの主成分は起泡性洗浄剤であるアニオン性界面活性剤であるが、これだけでは使用感や仕上がり感に優れたシャンプー製剤を調製することはできない。泡立ちの改善や粘度調整のための成分として両性界面活性剤、すすぎ時の指通りを向上させる等のコンディショニング剤として油剤やカチオン化高分子などが配合されている。また、近年ではダメージケアや仕上がり感などの様々なコンセプトに合わせて高機能な有効成分が配合されている。

表8-Ⅱ-5にシャンプーに配合される成分と働きを具体的に示す。洗浄基剤である界面活性剤は、数十年前から使用されてきたものであるが、近年は

表 8-II-5　シャンプーの一般的な成分とその働き

成分	表示成分名（一例）	働き
洗浄基剤	ラウレス硫酸 Na、ラウリル硫酸塩、ラウロイルメチルアラニン Na、ラウロイルサルコシン塩、コカミドプロピルベタイン、ラウラミドプロピルベタイン、ココアンホ酢酸 Na	汚れやフケを取り除く
粘度・泡質調整剤	コカミド MEA、コカミド DEA、ステアリルアルコール、ラウリン酸 PG、塩化ナトリウム、硫酸ナトリウム	粘度の調整泡質の向上
コンディショニング剤	ポリクオタニウム-10、グアーヒドロキシプロピルトリモニウムクロリド、ジメチコン、ジメチコノール、ポリクオタニウム-7、塩化アルキルトリメチルアンモニウム、	コンディショニング効果を発現する
パール光沢剤	ジステアリン酸グリコール	パール様の輝きを与える
抗フケ剤	ピロクトンオラミン、ジンクピリチオン、イオウ	フケ防止
防腐剤	安息香酸塩、安息香酸、メチルパラベン、サリチル酸Na、塩化ベンザルコニウム、メチルクロロイソチアゾリノン、メチルイソチアゾリノン、ベンジルアルコール、フェノキシエタノール	微生物汚染防止
pH 調整剤色素	クエン酸、硫酸、リン酸、黄色 4 号、緑色 3 号	pH や色を調整する
着香剤	香料	香りをつける

田草川, Fragrance Journal, 31（1）, 66（2003）より引用

界面活性剤のマイルド化についても研究されており、アミノ酸系洗浄剤の活用等が報告されている。今後も消費者のダメージ度合の変化に対応したマイルド性の追求や使用感の向上探索は続けられ、主成分だけではなく、その他成分についても活用技術が開発されていくと考えられる。

1-2. リンスに使用される原料

　リンスは毛髪になめらかさを与えて毛髪表面を整えたり、帯電を防止したりすることを目的として、シャンプーで洗浄した後に使用される。

　リンスが登場したばかりの頃は、石けんシャンプーで洗った後にアルカリ性に傾いた毛髪の中和や石けんカスを取り除くためにレモン汁やクエン酸などの酸性の液ですすいで毛髪をいたわる目的で使用されていた。合成活性剤を基材とするシャンプーが普及すると、カチオン活性剤を主成分とするもの

第 8 章　原料メーカーが提案する新規原料と製剤化　247

表8-Ⅱ-6　リンスの一般的な成分とその働き

成分			表示成分名（一例）	働き
コンディショニング成分	1) カチオン性界面活性剤		ベヘントリモニウムクロリド、ジステアリルジモニウムクロリド、ステアラミドプロピルジメチルアミン、酢酸ラウラミドブチルグアニジン	毛髪に吸着し、なめらかさ、しっとり感、柔軟性など仕上がり感を付与
	2) 油剤		セタノール、ステアリルアルコール、水添ナタネ油アルコール、ジメチコン、パルミチン酸セチル、オレイン酸、ミネラルオイル	
	3) ケア成分		アルギニン、加水分解コラーゲン、シルクエキス	
乳化剤			PEG-80 水添ヒマシ油、セテス-6、モノステアリン酸ソルビタン、ステアリン酸PEG	油剤を安定に乳化
増粘剤			ヒドロキシエチルセルロース	粘度調整
抗フケ剤			ピロクトンオラミン、ジンクピリチオン	フケ防止
安定化剤			グリセリン、PG、BG、エタノール	凍結を防止する
防腐剤			メチルパラベン、ソルビン酸	微生物汚染防止
pH調整剤			クエン酸、リン酸	pHを調整する
香料			香料	香りをつける

田草川, Fragrance Journal, 31（1）, 66（2003）より引用

が多く見られるようになった。

　表8-Ⅱ-6 にリンス、コンディショナーに配合される成分と働きを具体的に示す。主な成分はカチオン性界面活性剤であり、プラス電荷を持つカチオン性界面活性剤が、ダメージを受けてマイナスに帯電した毛髪へ吸着し、表面をなめらかにする。登場した頃はカチオン性界面活性剤と高級アルコールからなる単純な処方であったが、柔軟な感触や自然な光沢を付与するために、コンディショニング成分として鉱物油、エステル油、シリコーン油などの各種油剤が配合されコンディショニング機能が高まり、現在では「コンディショナー」、「トリートメント」と呼ばれるようになった。

1-3. 最近の原料を使用したシャンプー、コンディショナー処方の例

【うねり改善シャンプー、コンディショナー】

　近年、様々なコンセプトのヘアケア商品が発売されている中で、うねりやクセ毛をターゲットとした製品が増えてきている。

　毛髪のうねりは加齢によるものが主に注目されてきたが、ここで紹介するうねり改善成分「カチオン化加水分解ケラチン」は、毛髪のダメージ補修と

表8-Ⅱ-7　うねり改善シャンプー

		配合成分（化粧品表示名称）	（w/w%）
A	1	ポリクオタニウム-10、塩化 Na、水	0.2
B	2	水	残量
C	3	ラウレス硫酸 Na、水	30.0
	4	コカミドプロピルベタイン、水	10.0
	5	コカミド DEA	3.0
D	6	クエン酸	適量
	7(注)	エトキシジグリコール、フェノキシエタノール、メチルパラベン、プロピルパラベン、ブチルパラベン、エチルパラベン	0.3
	8	ステアルジモニウムヒドロキシプロピル加水分解ケラチン（羊毛）	0.7
		水	

【調製方法】

1) A に B を少しずつ添加し分散させ、75〜80℃に加温する。

2) C を加える。

3) 透明溶解確認後、60℃まで冷却する。

4) D を順次加え、40℃以下で製品とする。

　7（注）の混合原料（防腐剤）は「Seisept H（株式会社成和化成）」を用いた。

水分コントロールによりうねりを改善する、若年層のうねり悩みにも注目した成分である。カチオン性を有するため、ダメージによってアニオン性を帯びた毛髪表面にしっかりと吸着し、毛髪の膨潤や収縮を防ぎ、うねりを抑制する。

　ここで用いた成分は「Promois WK-SAQ」（**表8-Ⅱ-7**中の 8、**表8-Ⅱ-8**中の 7）として株式会社成和化成から提供されている。

1-4. 処方特性

1）毛髪表面のダメージ補修効果

　表8-Ⅱ-7、**8-Ⅱ-8**のうねり改善シャンプー、コンディショナーを処理した毛髪を飛行時間型二次イオン質量分析法（TOF-SIMS）で分析し、カチオン化加水分解ケラチンの吸着性を確認した。**写真8-Ⅱ-1**に示すように、カチオン化加水分解ケラチンはダメージ毛髪の表面にしっかりと吸着していることが確認された。

表 8-Ⅱ-8　うねり改善コンディショナー

		配合成分（化粧品表示名称）	（w/w%）
A	1	ステアルトリモニウムクロリド、イソプロパノール、水	3.0
	2	セテアリルアルコール	3.0
	3	ステアレス-20	0.5
	4	グリセリン	2.0
B	5	水	残量
C	6(注)	エトキシジグリコール、フェノキシエタノール、メチルパラベン、プロピルパラベン、ブチルパラベン、エチルパラベン	0.3
	7	ステアルジモニウムヒドロキシプロピル加水分解ケラチン（羊毛）	0.7
		水	

【調製方法】

1）AとBを別容器で 80℃に加温する。

2）80℃加温下で、AにBを添加し、均一に混合する。

3）冷却する。

4）Cを添加し、均一に混合し、製品とする。

　　6（注）の混合原料（防腐剤）は「Seisept H（株式会社成和化成）」を用いた。

光学顕微鏡写真　　　　　　　ToF-SIMS

写真 8-Ⅱ-1　カチオン化加水分解ケラチンの毛髪への吸着

2）毛髪に対する水分コントロール能

　毛髪は外気の水分量によって影響を受け、湿度が高いと伸び、湿度が低いと縮むという性質がある。そのため湿度が高くなると毛髪内部にも水分が吸収されて膨張し、毛髪の広がりやうねりが発生する。また、湿度が低いと毛髪内部の水分が奪われ、毛髪が乾燥しまとまりが悪くなり、静電気が発生す

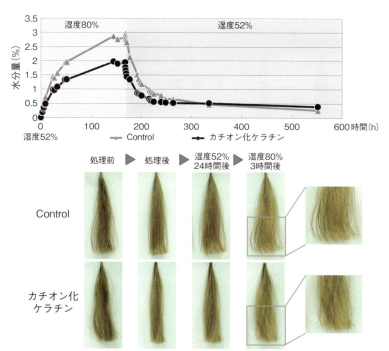

図8-Ⅱ-12　カチオン化加水分解ケラチンの毛髪に対する水分コントロール能

る等の問題が生じる。

毛束に**表8-Ⅱ-7**、**8-Ⅱ-8**のうねり改善シャンプー、コンディショナーとカチオン化加水分解ケラチンを配合していないControlシャンプー、コンディショナーをそれぞれ処理し、湿度52％、温度25％に調節した密閉容器に24時間保管し、湿度を変化させた際の毛髪の重量変化と外観変化を確認した。**図8-Ⅱ-12**に示すように、カチオン化加水分解ケラチンを配合することで湿度による重量変化が緩和となり、毛髪に対する水分コントロールが行われていることが確認できた。また、外観上も湿度変化によるうねりや広がりが抑制されていることが確認された。

3）毛髪の広がりの抑制

私たちが生活する中で、毛髪は常に動き、揺れに曝されている。そのため、うねりがある毛髪はその動きによってヘアスタイルが乱れ、広がりが生じる。

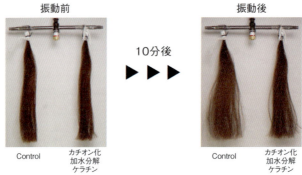

写真 8-Ⅱ-2　カチオン化加水分解ケラチンの振動による毛髪の広がり抑制効果

　表 8-Ⅱ-7、8-Ⅱ-8 のうねり改善シャンプー、コンディショナーとカチオン化加水分解ケラチンを配合していない Control シャンプー、コンディショナーをそれぞれ処理した毛束を上下に振動させ、人が歩行する際の頭の上下運動を疑似的に再現し、10 分間歩くことによる毛髪の変化を確認した。**写真 8-Ⅱ-2** に示したように、カチオン化加水分解ケラチンを配合することで毛髪の動きによるヘアスタイルの乱れを抑制する効果が確認された。

2．ヘアケアアウトバス製品

　アウトバストリートメントは洗髪後、タオルドライした毛髪や乾いた毛髪に塗布する洗い流さないタイプのトリートメントである。使用の目的は多岐にわたり、ダメージケア、頭皮・地肌ケア、エイジングケア、カラーケア、スタイリングなどが挙げられ、剤形もミスト、エッセンス、クリーム、泡、オイル等多種存在する。

　1970 年代後半、シャンプーとリンスのセット使用が定着し、新たにコンディショニングシャンプーやリンスの開発が進み、消費者のヘアケアへの関心がさらに高まっていった。その中で 1980 年代から 1990 年代にかけて、それまでインバス使用であったトリートメントに、新たにアウトバス使用のものが加わった。2000（平成 12）年頃からはヘアカラーやパーマが一般的となり、毛髪の乾燥を気にする女性が増え、アウトバストリートメントはニーズの高まりを受けて、商品投入が活発に行われるようになった。使用

シーンも夜のバスタイム時に使用するものから、朝用、携帯して昼に使用するものなど各メーカーによる提案の広がりが見られた。

2-1. アウトバストリートメントに使用される原料

アウトバストリートメントは使用の目的が多岐にわたり、剤形も多種存在する。使用目的や剤形により成分の構成が異なってくるが、一般的な配合成分としては、界面活性剤、油剤、高分子、グリコール類が対象となる。

ミストタイプは液状の製剤が多く、カチオン性界面活性剤とグリコール類が主成分であり、油剤は含まれないことが多い。

クリームタイプは乳化型の製剤で、油剤によるコンディショニング効果が得られる。主に液状の油剤やシリコーン油が使用され、これに30〜70%の水性成分が配合される。乳化剤としては脂肪酸、アニオン性界面活性剤を使ったアニオン系タイプとカチオン性界面活性剤を使ったカチオン系タイプに分けられ、いずれも乳化系のためにノニオン性界面活性剤が併用されることが多い。

オイルタイプは古くから親しまれ、昔はツバキオイルやオリーブオイル等の植物油が主流であったが、2010年代のヘアオイルの流行以降は、シリコーン油を主とし植物油脂などを少量配合するタイプや植物油、炭化水素油を主とするタイプなど様々なタイプのヘアオイルが見られる。

アウトバストリートメントはダメージ毛髪の補修を目的としてトリートメント効果を高めるためにアミノ酸、加水分解タンパク、セラミド類、保湿成分、ステロール類などが配合されており、これらの成分を毛髪へ浸透させることや吸着させたうえでの使用感が重視される。また、直接毛髪に塗布し、洗い流さずに使用するため、配合する成分の感触が直接現れる。このため、油剤、界面活性剤、グリコール類、高分子等、配合する個々の成分の感触を知ることが重要である。

2-2. 最近の原料を使用したアウトバストリートメント処方の例

ヘアケア市場は2010（平成22）年度以降、「ノンシリコン」、「オイルシャンプー」、「ボタニカル」などのブームが寄与し、各年微増ながらも前年度を上回り、拡大傾向が続いているが、中でも近年、化粧品市場全体でオイル美容ブームが続いていることからヘアオイルの市場拡大傾向が続いている。

油溶性成分で構成されるヘアオイルには水溶性成分を配合することは難し

表 8-Ⅱ-9　オイルケラチン配合ヘアオイル

		配合成分（化粧品表示名称）	(w/w%)
A	1	イソステアロイル加水分解ケラチン	1.0
		イソノナン酸イソノニル	
	2	イソドデカン	10.0
	3	イソステアリン酸	1.0
	4	安息香酸アルキル（C12-15）	5.0
	5	コメヌカ油	1.0
B	6	シクロペンタシロキサン	29.0
	7	シクロペンタシロキサン、ジメチコノール	25.0
	8	シクロペンタシロキサン、ジメチコン	20.0
	9	ジメチコン	8.0

【調製方法】

　1）A を均一に混合する。

　2）B を順次加え、均一に混合する。

い。毛髪の主な構成成分であるケラチンは毛髪補修成分の代表的な成分として様々なヘアケア製品に配合されてきたが、そのすべては水溶性であるため、ヘアオイルへの配合は困難であった。

　ここで紹介するオイルケラチンはこれまでのケラチン誘導体とは異なる油溶性のケラチン誘導体であり、ヘアオイルをはじめ様々な油性化粧品への配合が可能である。ここで用いた成分は「Promois EK-118（IN）」（**表 8-Ⅱ-9** 中の 1）として株式会社成和化成から提供されている。

2-3．処方特性

1）保湿効果

　毛髪中の水分は柔軟性、ツヤ、なめらかさ等の風合いなどに関与しており、中でも毛髪内部に存在する水分が重要な役割を果たしているが、ダメージを受けた毛髪は内部の水分が失われ、水分保持能が低下すると言われている。

　保湿効果の評価として、電子水分計を使用して二次蒸散水分率を測定した。一般的なヘアドライヤーの温度を想定した 65℃で 40 分間加熱した際に蒸散した水分量を一次蒸散水、さらに毛髪に含まれる全水分が蒸発するとされる 180℃で 30 分間加熱した際に蒸散した水分量を二次蒸散水と呼び、180℃で加熱した際に蒸散した水分量の割合を二次蒸散水分率として算出し

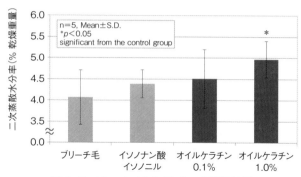

図8-Ⅱ-13　オイルケラチンの保湿効果

た。二次蒸散水分率が高いほど、毛髪内部に含まれる水分量が高く、水分保持率が高いことを示している。

　図8-Ⅱ-13に示したように、油性成分であるイソノナン酸イソノニルで処理した毛髪より、オイルケラチンを処理した毛髪のほうがダメージによって低下した毛髪の水分保持能が回復していることが確認された。

2）毛髪強度回復効果

　ダメージを受けた毛髪は、毛髪内部からタンパク質等が溶出してもろく、弱くなり毛髪強度が低下する。

　オイルケラチンの毛髪強度回復効果を評価するため、高感度毛髪引張り試験機を用いて毛髪強度の測定を行った。

　図8-Ⅱ-14に示したように、油性成分であるイソノナン酸イソノニルで処理した毛髪より、オイルケラチンを処理した毛髪のほうがダメージによって低下した毛髪強度が回復していることが確認された。

3）毛髪表面の補修効果

　毛髪の細胞膜複合体（CMC）はキューティクルやコルテックス等の毛髪内の細胞間に存在し、細胞間の接着剤としての機能を持ち、毛髪内外の水分のコントロールや毛髪内部成分の流出を抑制する重要な役割を担っている。CMCはβ層、δ層、β層の3層から構成されており、β層はタンパク質、δ層は脂肪酸からなる。

　オイルケラチンは「タンパク質（ケラチンペプチド）」と「脂肪酸（イソス

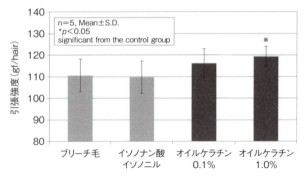

図 8-Ⅱ-14　オイルケラチンの毛髪強度回復効果

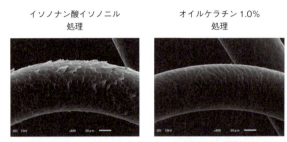

写真 8-Ⅱ-3　オイルケラチンの毛髪表面補修効果

テアリン酸)」から構成され、CMC の構造と同様の成分であるため、毛髪との親和性に優れ、効率的に毛髪を補修する効果が期待できる。

　ダメージ毛髪補修効果の確認として、走査型電子顕微鏡で毛髪表面の観察を行った。**写真 8-Ⅱ-3** に示したように、イソノナン酸イソノニルを処理した毛髪ではダメージによるキューティクルのリフトアップが見られるのに対して、オイルケラチンで処理した毛髪はキューティクルのリフトアップを抑え、毛髪表面をなめらかに整えていることが確認された。

参考文献

・細田丈一郎 他『続シャンプー』日本毛髪科学協会（1978）
・光井武夫『新化粧品科学』南山堂
・岩田宏『化粧品開発者のための処方の基礎と実践』シーエムシー出版

連絡先

SEiWA 株式会社 成和化成
セイワサプライ株式会社

本社・工場　〒579-8004　大阪府東大阪市布市町1-2-14
資料のご請求，お問い合わせは（株）成和化成まで。
TEL. 072-987-2626／FAX. 072-987-2072
http://www.seiwakasei.co.jp （コーポレートサイト）
http://www.pptbeauty.com 　（PPT美容研究所）

8-Ⅲ　日光ケミカルズ株式会社が提案する新規原料と製剤化

　日光ケミカルズより5種類の新規原料が提案され、下記の技術資料が示されている。

8-Ⅲ-1. 油溶性ビタミンC誘導体：テトラヘキシルデカン酸アスコルビルを用いた製剤化への提案

8-Ⅲ-2. 高純度モノアルキルリン酸：リン酸セチルが形成するαゲル構造を用いた製剤化への提案

8-Ⅲ-3. セラキルアルコールが形成する逆ヘキサゴナル構造を用いた製剤化への提案

8-Ⅲ-4. 皮膚のバリア機能を増強する機能性リン脂質を用いた製剤化への提案

8-Ⅲ-5. 亜鉛錯体：グリシン亜鉛を用いた製剤化への提案

8-Ⅲ-1. 油溶性ビタミンC誘導体：テトラヘキシルデカン酸アスコルビルを用いた製剤化への提案

　ビタミンCは美白作用、抗老化作用など種々の生理活性を持つことから、化粧品をはじめとする様々な分野で有用な成分として使用されている。特に美白作用は一般消費者にもよく知られており、また抗酸化作用は紫外線などによる酸化ストレスを軽減し、皮膚の老化を防止することが知られている。これまでに様々なビタミンC誘導体が開発されているが、その多くは水溶性であるため、経皮吸収性が悪く、肌内部へ浸透しにくかったり、容易に酸化されてしまうために安定性の面で問題があったりした。

　日光ケミカルズ株式会社が開発、販売を行っている、テトラヘキシルデカン酸アスコルビル（商品名：NIKKOL VC-IP）は、従来のビタミンC誘導体とは異なり、油との相溶性が非常に良く、経皮吸収性に優れた安定な油溶性ビタミンC誘導体である。生体内に吸収されると、生体内酵素によりエステル結合が切れてビタミンCとなり、様々な生理機能を発揮する。美白、抗老化、アクネ改善などを目的とした種々の化粧品に幅広く使用することが可

能である。

1. 美白作用

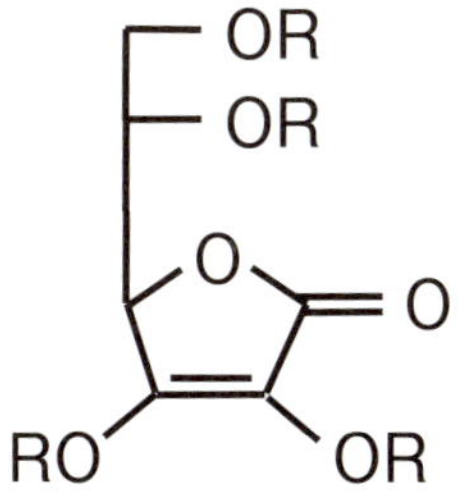

　紫外線による色素沈着は、様々な因子が複雑に作用して発生する。まず、紫外線が皮膚にあたると、皮膚や細胞の中で活性酸素種が発生する。これら活性酸素種などの酸化ストレスにより、細胞内過酸化レベルの増加や DNA 損傷が引き起こされる。これに応答して表皮細胞から色素細胞活性化因子が放出される。

図 8-Ⅲ-1　テトラヘキシルデカン酸アスコルビルの構造式

R：2-ヘキシルデカン酸残基

　一方、表皮細胞から放出される色素細胞活性化因子により、色素細胞の増殖が活性化され、細胞内でチロシナーゼの合成が促進される。その結果、メラニン産生が活発となり、色素沈着が生じる。また、DNA 損傷を修復する過程で産生される DNA 断片により、色素細胞内でのメラニン産生が促進されることも知られている。このように、色素沈着は、色素細胞のみが関与して起こるのではなく、周囲の表皮細胞からの情報が色素細胞でのメラニン産生を促進することによって起こる。

　テトラヘキシルデカン酸アスコルビルは油溶性であることから、皮膚内に効率良く浸透し、皮膚内のエステラーゼによりビタミン C に変換される。ビタミン C は紫外線などにより引き起こされる皮膚内の酸化ストレスを軽減することにより、DNA 障害の緩和作用や色素細胞活性化因子放出の抑制作用を示す。このようなメカニズムにより美白作用を発揮する（**図 8-Ⅲ-2**）。

　実際の美白作用を、臨床試験で確認した結果を**図 8-Ⅲ-3、8-Ⅲ-4** に示す。ヒト上腕内側に紫外線（UVA 及び UVB）をソーラーシミュレーターにて照射し、照射直後からテトラヘキシルデカン酸アスコルビル配合製剤及びプラセボ製剤をそれぞれの部位に 3 週間連続塗布し、1 週間ごとに皮膚色（明度：L*値）を測定し、色素沈着の程度を⊿L*（＝紫外線照射前の L*－紫外線照射後の L*）により評価した。その結果、プラセボ製剤塗布部位と比較し、テトラヘキシルデカン酸アスコルビル配合製剤塗布部位では⊿L*が有意に

第 8 章　原料メーカーが提案する新規原料と製剤化　259

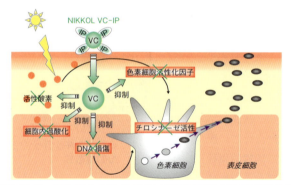

図8-Ⅲ-2　テトラヘキシルデカン酸アスコルビルの美白作用

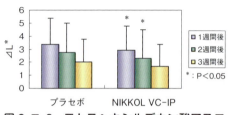

図8-Ⅲ-3　テトラヘキシルデカン酸アスコルビルの色素沈着抑制作用

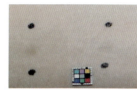

図8-Ⅲ-4　3週間適用後の被験部位の写真

低く、色素沈着が抑制されている、つまり美白効果が高いことが確認された。

2. 抗老化作用

　身体の最外部にある皮膚は、紫外線をはじめとする様々な刺激に常に曝されている。これらの刺激により、皮膚内では即時的にDNAが損傷し、種々の活性酸素種が発生する。これらが引き金となり、その後の様々な生体反応が進行し、慢性的にはシワやたるみなどの皮膚の老化現象が起こってくる。

　紫外線などの刺激により皮膚内で発生した活性酸素種は、細胞内の過酸化物を増加させ、表皮細胞から炎症性因子を分泌させる。また、DNA損傷によっても、同様の反応が起こることが知られている。これらの炎症性因子により、炎症性の血球成分が皮膚に浸潤し、炎症反応が起こる。この炎症反応や活性酸素種による過酸化反応が原因となって、表皮の肥厚やコラーゲン量

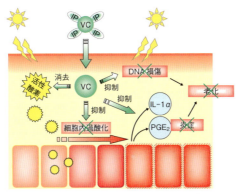

図8-Ⅲ-5　テトラヘキシルデカン酸アスコルビルの抗老化作用

の低下などが起こり、最終的には皮膚構造の変化がシワやたるみなどとなって現れてくる。テトラヘキシルデカン酸アスコルビルは、その優れた抗酸化能により、種々の活性酸素種を消去し、またDNA損傷を緩和して、慢性的に起こっている微炎症状態を抑制、その結果、優れた抗老化作用を発揮する（図8-Ⅲ-5）。

3. アクネ改善作用

アクネの発生部位では、アクネ菌の増殖により好中球などの免疫系細胞が皮膚内に浸潤し、様々な活性酸素種を産生する。さらに、アクネ菌の代謝産物であるコプロポルフィリンは光増感剤として作用し、UVAにより一重項酸素（$^1O_2$）などの活性酸素種が発生する。皮膚内で発生したこれら活性酸素種の影響により、炎症症状が悪化し、アクネの症状が増悪する。

また、これらの活性酸素種により産生される過酸化脂質により表皮細胞の過増殖が起き、角層が肥厚することによって不全角化が引き起こされる。この不全角化により面皰（コメド）が形成され、さらに新しいアクネが発生する。

テトラヘキシルデカン酸アスコルビルは油溶性であることから、アクネ発生部位である脂腺系などに効率良く浸透し、皮膚内でビタミンCに変換されることにより、優れた抗酸化作用を発揮して活性酸素種を消去、炎症を抑制

処方例-1　テトラヘキシルデカン酸アスコルビル配合クリーム

		配合成分（化粧品表示名称）	w/w%
A	1 (注)	バチルアルコール、ステアリン酸、レシチン、トリ（カプリル酸/カプリン酸）グリセリル	3.50
	2	ステアリン酸グリセリル	3.00
	3	ベヘニルアルコール	2.00
	4	イソステアリン酸メチルヘプチル	3.00
	5	アジピン酸ジイソプロピル	4.00
	6	トリエチルヘキサノイン	5.00
	7	イソステアリン酸フィトステリル	4.00
	8 (注)	テトラヘキシルデカン酸アスコルビル	1.00
	9	ジメチコン（高重合混合物）	1.00
	10	トコフェロール	0.20
B	11	グリセリン	7.00
	12	BG	5.00
	13	ヒドロキシプロピルメチルセルロース	0.25
	14	酸化鉄、BG、水、ポリクオタニウム-7（顔料分散物）	0.20
	15	防腐剤	適量
C	16	カルボマー（2%水溶液）	15.00
	17	水	残量
D	18	水酸化 Na（1%水溶液）	2.00
E	19 (注)	シソ葉エキス、水、BG	1.00
	20 (注)	水、グリセリン、スイカ果実エキス、ヒラマメ果実エキス、リンゴエキス、PCA-Na、乳酸 Na	2.00
	21 (注)	ブドウ液汁エキス、プロパンジオール、水	1.00
	22	水	5.00

【調製方法】

1）Bを均一に混合、その後Cと混合する。Eを撹拌、均一混合する。

2）A及びB+Cをそれぞれ80℃に加温、均一混合する。※8は乳化直前にAに添加する。

3）80℃を維持しながらホモミキサーでB+Cを撹拌しているところにAを徐々に添加、乳化を行う。

4）Dを添加、撹拌しながら40℃まで冷却する。Eを添加し、さらに撹拌しながら30℃まで冷却する。

1（注）：NIKKOL ニコリピッド 81S（日光ケミカルズ株式会社）
8（注）：NIKKOL VC-IP（日光ケミカルズ株式会社）
19（注）：シソエキス BG（アミノアップ：日光ケミカルズ株式会社）
20（注）：AquaSpeed（バーネット：日光ケミカルズ株式会社）
21（注）：VINIDERM（ソラビア：日光ケミカルズ株式会社）

処方例-2　テトラヘキシルデカン酸アスコルビル高濃度配合ジェルクリーム

・テトラヘキシルデカン酸アスコルビルを 30％と高濃度配合した、オールインワンタイプ
　ジェルクリーム処方。

		配合成分（化粧品表示名称）	w/w%
A	1	BG	6.00
	2	グリセリン	4.00
	3	キサンタンガム（2％水溶液）	4.00
	4	カルボマー（2％水溶液）	33.00
	5	（アクリレーツ/アクリル酸アルキル（C10-30））クロスポリマー（2％水溶液）	12.00
	6（注）	エルゴチオネイン、水	0.15
	7	ペンテト酸 5Na、水	0.20
	8	ヒアルロン酸 Na（1％水溶液）	2.00
	9	防腐剤	適量
	10	水	残量
B	11	アルギニン	0.10
	12	水	0.90
C	13（注）	テトラヘキシルデカン酸アスコルビル	30.00
	14	シクロペンタシロキサン	5.00
	15	ポリリシノレイン酸ポリグリセリル-6	0.50
	16	トコフェロール	0.10

【調製方法】

1）A、B 及び C をそれぞれ撹拌、均一混合する。
2）A を撹拌しているところに B を添加、均一混合する。
3）撹拌しながら C を徐々に添加、均一混合する。

6（注）：THIOTAINE（バーネット：日光ケミカルズ株式会社）
13（注）：NIKKOL VC-IP（日光ケミカルズ株式会社）

し、角層の肥厚を抑制する（**図 8-Ⅲ-6**）。

　テトラヘキシルデカン酸アスコルビルによるアクネ改善作用を、臨床試験
にて確認した。顔面両側にアクネを有する健常人 20 名に対し、テトラヘキ
シルデカン酸アスコルビル 10％配合製剤及びプラセボ製剤を、1 ヶ月間、朝
夕の洗顔後に 1 日 2 回、半顔ずつ使用させ、使用前後のアクネの状態を評価
した。アクネの状態評価では、皮膚科専門医が面皰、赤色丘疹及び膿疱の個
数を計測し、さらに色素沈着、総合評価として改善度及び副作用を目視判定

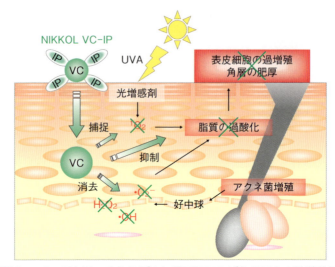

図8-Ⅲ-6　テトラヘキシルデカン酸アスコルビルのアクネ改善作用

表8-Ⅲ-1　テトラヘキシルデカン酸アスコルビルのアクネ改善評価

		プラセボ製剤使用部位		テトラヘキシルデカン酸アスコルビル配合製剤使用部位	
		使用前	使用後	使用前	使用後
項目別評価	面皰（個）	2.6±2.2	2.6±2.0	3.2±3.8	2.4±2.5
	赤色丘疹（個）	2.9±3.0	3.0±3.3	3.2±3.5	2.3±2.6
	膿疱（個）	0.3±0.6	0.5±1.4	0.3±0.6	0.4±0.8
	色素沈着（スコア*）	2.3±1.2	2.2±1.1	2.3±1.2	1.8±0.9[a]

*色素沈着スコア（1：色素沈着なし、2：わずかな色素沈着、3：中等度の色素沈着、4：やや強い色素沈着、5：強い色素沈着）

総合評価	改善度（スコア*）	2.1±0.8	2.9±0.9[b]
	副作用	なし	なし

*改善度スコア（1：悪化、2：変化なし、3：わずかに改善、4：改善、5：著しく改善）

Wilcoxon検定による有意差　a）$p=0.0039$、b）$p=0.0134$

し、スコア化を行った。その結果、テトラヘキシルデカン酸アスコルビル配合製剤使用により、面皰及び赤色丘疹の改善傾向、及び総合評価におけるアクネの改善作用が確認された。さらに、アクネ部位の色素沈着を有意に抑制する効果も確認された（**表8-Ⅲ-1**、**図8-Ⅲ-7**）。

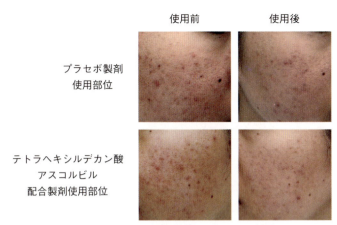

図8-Ⅲ-7　1ヶ月適用後の被験部位の写真

処方例-3　テトラヘキシルデカン酸アスコルビル配合スキンジェル

・プルプルジェルタイプのみずみずしい処方。テトラヘキシルデカン酸アスコルビルで肌の酸化を防ぎ、ニキビケアを意図したジェル処方。

		配合成分（化粧品表示名称）	w/w%
A	1	カルボマー（2％水溶液）	25.00
	2	ヒドロキシエチルセルロース（1％水溶液）	10.00
	3	グリセリン	5.00
	4	BG	3.00
	5	EDTA-2Na	0.05
	6	防腐剤	適量
	7	水	残量
B	8	水酸化K（1％水溶液）	12.00
C	9（注）	テトラヘキシルデカン酸アスコルビル、水、グリセリン、ラウリン酸ポリグリセリル-10	1.00
	10	水	5.00
D	11	ヒアルロン酸Na（1％水溶液）	1.00
	12（注）	α-グルカンオリゴサッカリド	1.00
	13	水	5.00

【調製方法】
1）A、C及びDを撹拌、均一混合する。
2）Aを撹拌しているところにB、C及びDを順次添加、均一混合する。

9（注）：NIKKOL NET-VCIP（日光ケミカルズ株式会社）
12（注）：BIOECOLIA（ソラビア、日光ケミカルズ株式会社）

4. ダメージ毛髪改善作用

　最近では、スキンケアに対してだけでなく、テトラヘキシルデカン酸アスコルビルのダメージ毛髪に対する効果も確認されている。

　毛髪は日常的な外部ダメージ（熱、摩擦、紫外線など）により、撥水性の低下、キューティクルの剥離といった現象が起こり、これらはダメージ感として認識される。ダメージを受けた毛髪表面にはアミノ基が存在しており、テトラヘキシルデカン酸アスコルビルは、そのアミノ基と選択的に反応し、毛髪の撥水性を回復させる（図 8-Ⅲ-8）。接触角を測定することにより毛髪表面の撥水性を評価したところ、通常の油性成分処理と比較して、0.5％のテトラヘキシルデカン酸アスコルビル添加により、撥水性の向上が確認された。加えて電子顕微鏡による毛髪の状態観察において、キューティクルの剥離の改善も確認できた（図 8-Ⅲ-9）。この効果は化学的な結合によるものであり、持続的に効果を発揮する。

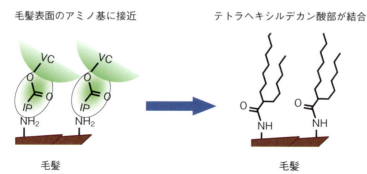

図8-Ⅲ-8　テトラヘキシルデカン酸アスコルビルのダメージ毛髪への反応

	健常毛	ダメージ毛	スクワラン処理	スクワラン＋ 0.5%テトラヘキ シルデカン酸ア スコルビル処理
接触角画像				
接触角（°）	108.5	87.6	90.0	100.0
SEM画像				

図8-Ⅲ-9　テトラヘキシルデカン酸アスコルビルのダメージ毛髪改善作用

処方例-4　テトラヘキシルデカン酸アスコルビル配合ヘアオイル

・テトラヘキシルデカン酸アスコルビルが毛髪のダメージを補修し、キューティクルの状態を整えて、サラサラでまとまりのあるツヤ髪へと導くヘアオイル処方。

		配合成分（化粧品表示名称）	w/w%
A	1	ジメチコン（5 mm²/s）	40.00
	2	ラウリン酸メチルヘプチル	残量
	3 (注)	（C13-15）アルカン	8.00
	4 (注)	テトラヘキシルデカン酸アスコルビル	1.00
	5	トコフェロール	0.10
	6 (注)	エチルヘキシルグリセリン、カプリル酸グリセリル	0.20
	7	香料	適量

【調製方法】

1）撹拌、均一混合する。

　　　3（注）：NEOSSANCE HEMISQUALANE（Aprinnova、日光ケミカルズ株式会社）
　　　4（注）：NIKKOL VC-IP（日光ケミカルズ株式会社）
　　　6（注）：NIKKOL ニコガード88（日光ケミカルズ株式会社）

第8章　原料メーカーが提案する新規原料と製剤化　267

処方例-5　テトラヘキシルデカン酸アスコルビル配合ヘアジェル

・テトラヘキシルデカン酸アスコルビルが毛髪のキューティクルダメージを補修し、毛髪にハリ・コシを与え、健やかな髪へと導くヘアジェル処方。

		配合成分（化粧品表示名称）	w/w%
A	1 (注)	テトラヘキシルデカン酸アスコルビル	0.50
	2	ラウリン酸メチルヘプチル	5.00
	3	ホホバ種子油	1.00
	4	フェニルトリメチコン	3.00
	5	ステアリン酸グリセリル	0.50
	6	(PPG-12/SMDI) コポリマー	0.20
	7	トコフェロール	0.20
B	8 (注)	グリセリン、水添レシチン、ステアロキシヒドロキシプロピルメチルセルロース、スクワラン、ステアロイルメチルタウリンNa	5.00
	9	BG	7.00
	10	EDTA-2Na	0.05
	11	クエン酸（1%水溶液）	4.00
	12	クエン酸Na（1%水溶液）	6.00
	13	防腐剤	適量
	14	水	残量
C	15	香料	適量

【調製方法】

1) A、Bをそれぞれ80℃に加温、均一混合する。※1は乳化直前にAに添加する。
2) 80℃を維持しながらホモミキサーでBを撹拌しているところにAを徐々に添加、乳化を行う。
3) 撹拌しながら40℃まで冷却、Cを添加、さらに撹拌しながら30℃まで冷却する。

> 1（注）：NIKKOL VC-IP（日光ケミカルズ株式会社）
> 8（注）：NIKKOL ニコムルス LH（日光ケミカルズ株式会社）

※処方上の注意

・テトラヘキシルデカン酸アスコルビルは油溶性のため、油相に配合する。

・加温する場合は、過度な加温を避ける。他の油相を加温、均一混合し、乳化の直前でテトラヘキシルデカン酸アスコルビルを混合するなどして、長時間の加温を避ける。

・酸化を抑制するために、抗酸化剤（トコフェロールなど）を併用する。

・加水分解防止のために、製剤のpHは、バッファーを用いて5.5以下にすることが望ましい。

・着色防止のために、キレート剤を併用する（EDTA、コハク酸など）。
・微粒子粉体、粘土鉱物などは、触媒活性により分解を促進するので、併用を避ける。
・水との接触により分解が促進されるので、界面膜を強固にするなどして、できるだけ接触を避けるようにする。

8-Ⅲ-2. 高純度モノアルキルリン酸：リン酸セチルが形成するαゲル構造を用いた製剤化への提案

　αゲルとは液晶構造のように規則的な配列を持ち、固体のような感触を示す特徴的な構造体である。また、αゲルは内部に多量の水を保持できるため、化粧品製剤とした際には高い閉塞性、保湿性を付与することが可能である。これまで、界面活性剤と高級アルコールなどを組み合わせ、αゲル構造を形成させ製剤の機能性向上や感触改良が図られてきてはいるものの、界面活性剤単独で安定なαゲルを形成するのは非常に困難であった。

　日光ケミカルズ株式会社が新たに開発した、NIKKOL ピュアフォスαという界面活性剤は、表示名称としてはリン酸セチルであり、今までもあったものであるが、高純度化することによって単独で非常に安定なαゲル構造を形成する、今までにない機能を有する新たな製品である。これにより形成されるαゲルは、特有の"油性成分を配合してもべたつきの少ない、さっぱりとした感触"を製剤に付与することが可能である。従来の液晶構造を有する製剤とは異なり、さっぱりした使用感を示すとともに、優れた保湿性を有する新しい感触のクリームなど、新感覚の製剤開発に最適である。さらには、αゲル構造内に結晶化しやすい脂質を取り込むことが可能であり、結晶化を抑制することができる。油の種類や極性によらず、様々な油性成分を安定に乳化することができるので、色々なタイプの製剤調製が可能である。

1. 高純度リン酸セチルのアルギニン中和によるαゲル安定性

　高純度リン酸セチルは、L-アルギニンで中和するだけで、非常に安定なαゲルを形成する。5%のリン酸セチル/L-アルギニン中和水溶液を常温で3ヶ

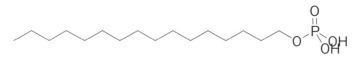

図 8-Ⅲ-10　リン酸セチルの構造式

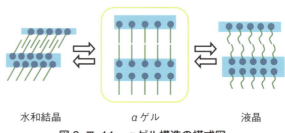

図 8-Ⅲ-11　αゲル構造の模式図

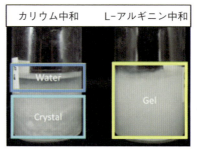

図 8-Ⅲ-12　高純度リン酸セチルのカリウム及びアルギニン中和水溶液の状態

月間保存し、αゲルの安定性を確認した結果、単純な水溶液にもかかわらず、結晶を析出せず安定なαゲル構造を維持することが確認された。一方、比較としたカリウム中和水溶液は、結晶が析出してしまった（図 8-Ⅲ-12）。

2．高純度リン酸セチル/アルギニンによるαゲルの結晶化抑制効果

　高純度リン酸セチルとL-アルギニンによって形成されたαゲルは、高級アルコールやアルキルグリセリルエーテルなど、水中では結晶化しやすい極性脂質と一定の比率で混合することで結晶化を抑制することが可能である。表 8-Ⅲ-2 に示す処方 A、B を、常温で 3 ヶ月間保存し、結晶性の高い極性

表 8-Ⅲ-2　結晶化抑制確認処方

	成分名（製品名）	配合量（wt.%）
A	高純度リン酸セチル/ L-アルギニン中和物	3.00
	セタノール	3.00
	精製水で全量	100.00
B	高純度リン酸セチル/ L-アルギニン中和物	3.00
	セタノール	3.00
	キミルアルコール	1.00
	精製水で全量	100.00

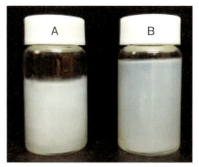

図 8-Ⅲ-13　結晶化抑制状態

脂質であるセタノールとキミルアルコールの結晶化抑制を確認したところ、どちらも結晶は析出せずに、安定に水中に保持されていることが確認された（図 8-Ⅲ-13）。

3. 高純度リン酸セチル/アルギニンによるαゲルのシワ改善作用

αゲルは、その高い保湿性及び閉塞性から、乾燥による小ジワに対しての効果が期待できる。高純度リン酸セチル/アルギニンによるαゲル製剤及びプラセボ製剤を半顔ずつ塗布し、30 分後の顔画像を VISIA Evolution（CANFIELD Imaging Systems）を用いて撮影、その画像を自動解析することにより、シワの本数を算出し、製剤塗布前と比較した。その結果、図 8-Ⅲ-14 に示すように、シワ本数の有意な減少が確認された。代表的な撮影画像を図 8-Ⅲ-15 に示す。

同様の効果により、肌のキメ改善効果も期待できる。溶剤（アセトン/エーテル）にて 40 分間、前腕屈側部の皮膚表面を脱脂し、キメを荒らした部位に高純度リン酸セチル/アルギニンによるαゲル製剤及びプラセボ製剤を適用し、30 分後の測定部位の画像をマイクロスコープ（HIROX）を用いて撮影、塗布前との比較を行った。代表例画像を図 8-Ⅲ-16 に示すが、αゲル適用 30 分後では、皮溝・皮丘が規則的にそろっており、いわゆるキメが整った状態へと改善されている。キメは、メイクアップ化粧品の仕上がりに大きく影響を及ぼす因子であり、キメが乱れた肌ではメイクがうまく乗らず、ムラのある仕上がりとなってしまう。それに対してキメが整った肌では、メイ

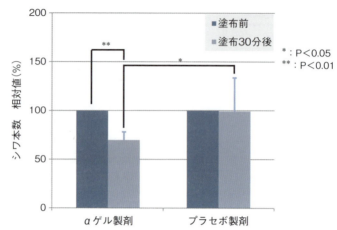

図 8-Ⅲ-14　高純度リン酸セチル/アルギニンによるαゲルのシワ改善作用

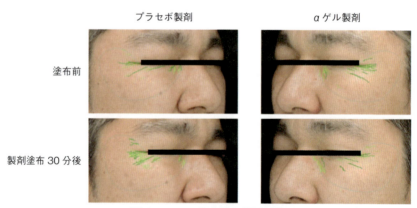

図 8-Ⅲ-15　代表的な撮影画像

クを均一に塗布することが可能であり、仕上がりの状態も良い。
　以上のようなことから、高純度リン酸セチル/アルギニンが形成するαゲル製剤を用いた製剤は、保湿性向上を狙ったスキンケア製剤だけでなく、キメを整え、メイクの仕上がりを向上させる化粧下地やメイクアップ製剤にも応用することが可能である。

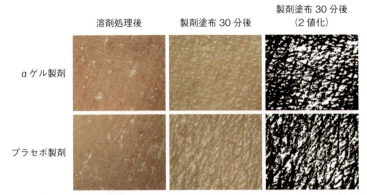

図 8-Ⅲ-16　高純度リン酸セチル/アルギニンによるαゲルのキメ改善作用

4. 高純度リン酸セチル/アルギニンによるαゲルの大気汚染バリア作用

　近年、排気ガスや PM2.5 などのいわゆる大気汚染物質が、肌に対して悪影響を与えることが知られてきている。大気汚染物質が肌に作用してバリア機能の乱れを生じさせたり、炎症を誘発したりして、その結果、皮膚の老化現象が生じてくる。

　高純度リン酸セチル/アルギニンによるαゲルは、その固体膜的な構造及び高い閉塞性により、大気汚染物質に対してのバリア作用、アンチポリューション効果を有している。三次元培養皮膚を用いて、高純度リン酸セチル/アルギニンによるαゲル製剤及びプラセボ製剤を塗布し、そこへ大気汚染モデル物質として、ディーゼル粒子抽出液（Diesel Particulate Extract：DPE）を暴露して、24 時間培養後、MTT 試験により細胞生存率を測定した。その結果、プラセボ製剤塗布群においては、大気汚染モデル物質による細胞傷害のため、細胞生存率が低下した。しかし、αゲル製剤では、細胞生存率が抑えられている（図 8-Ⅲ-17）。つまり、大気汚染物質の肌に対する悪影響を抑制する効果が期待でき、アンチポリューション製剤という、新たなコンセプトの製剤化が可能である。

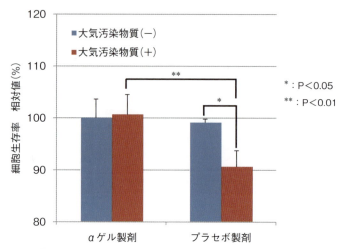

図 8-Ⅲ-17　高純度リン酸セチル/アルギニンによるαゲルの大気汚染バリア作用

処方例-6　高純度モノアルキルリン酸配合保湿クリーム

・高純度モノアルキルリン酸とアルギニンが形成するαゲルにより、べたつきが少なく、さっぱりした感触の、保湿性クリーム処方。

		配合成分（化粧品表示名称）	w/w%
A	1 (注)	リン酸セチル	1.40
	2	ステアリン酸グリセリル	1.00
	3	バチルアルコール	1.00
	4	セタノール	3.50
	5 (注)	スクワラン	6.00
	6	ジメチコン（6 mm^2/s）	17.00
B	7	アルギニン	0.70
	8	グリセリン	5.00
	9	BG	5.00
	10	防腐剤	適量
	11	水	残量

【調製方法】

1) A、Bをそれぞれ80℃に加温、均一混合する。

2) 80℃を維持しながらホモミキサーでAを撹拌しているところにBを徐々に添加、乳化を行う。

3) 撹拌しながら30℃まで冷却する。

1（注）：NIKKOL ピュアフォスα（日光ケミカルズ株式会社）
5（注）：NIKKOL シュガースクワラン（日光ケミカルズ株式会社）

処方例-7　高純度モノアルキルリン酸配合ミルクエッセンス

・αゲル構造による、さっぱりタイプの保湿ミルクエッセンス処方。

		配合成分（化粧品表示名称）	w/w%
A	1（注）	リン酸セチル	0.70
	2	バチルアルコール	0.50
	3	セタノール	1.50
	4（注）	スクワラン	2.00
	5	ジメチコン（6 mm^2/s）	2.00
B	6	アルギニン	0.35
	7	グリセリン	5.00
	8	BG	3.00
	9	キサンタンガム（2%水溶液）	10.00
	10	防腐剤	適量
	11	水	残量

【調製方法】

1) A、Bをそれぞれ80℃に加温、均一混合する。

2) 80℃を維持しながらホモミキサーでAを撹拌しているところにBを徐々に添加、乳化を行う。

3) 撹拌しながら30℃まで冷却する。

1（注）：NIKKOL ピュアフォスα（日光ケミカルズ株式会社）
4（注）：NIKKOL シュガースクワラン（日光ケミカルズ株式会社）

第8章　原料メーカーが提案する新規原料と製剤化　275

処方例-8　高純度モノアルキルリン酸配合リップバーム

・乾燥しがちな唇を、うるおいを閉じ込めたαゲル構造がカバーするトリートメントリップ処方。

		配合成分（化粧品表示名称）	w/w%
A	1 (注)	リン酸セチル	1.50
	2	セタノール	0.25
	3	グリセリン	9.00
	4	ハチミツ	1.00
	5	防腐剤	適量
B	6	TEA	0.69
	7	水	4.00
C	8 (注)	スクワラン	25.00
	9	リンゴ酸ジイソステアリル	25.00
	10	水添ポリイソブテン	残量
	11	ホホバ種子油	5.00
	12	ヘーゼルナッツ油	1.00
	13 (注)	トリスヘキシルデカン酸ピリドキシン	1.00
	14	グリチルレチン酸ステアリル	0.10
	15	香料	適量

【調製方法】
1）A、B、Cをそれぞれ80℃に加温、均一混合する。
2）80℃を維持しながらAを撹拌しているところにBを添加、均一混合する。
3）撹拌しながらCを少量ずつ添加し、ゲルを形成させる。
4）撹拌しながら30℃まで冷却する。

　　　1（注）：NIKKOL ピュアフォスα（日光ケミカルズ株式会社）
　　　8（注）：NIKKOL シュガースクワラン（日光ケミカルズ株式会社）
　　　13（注）：NIKKOL VB6-IP（日光ケミカルズ株式会社）

処方例-9　高純度モノアルキルリン酸配合リップオイルジェル

・αゲルのヴェールで唇の乾燥、縦ジワを抑制し、ケアするハイブリッドリップジェル処方。

		配合成分 （化粧品表示名称）	w/w%
A	1（注）	リン酸セチル	1.50
	2	セタノール	0.25
	3	グリセリン	10.00
	4	防腐剤	適量
B	5	アルギニン	0.75
	6	水	12.00
C	7	グリセリン	5.00
	8	加水分解ヒアルロン酸アルキル（C12-13）グリセリル	0.05
	9	加水分解ヒアルロン酸	0.05
D	10（注）	スクワラン	残量
	11	リンゴ酸ジイソステアリル	23.00
	12	水添ポリイソブテン	23.00
	13	ホホバ種子油	3.00
	14	ヘーゼルナッツ油	1.00
	15（注）	トリスヘキシルデカン酸ピリドキシン	1.00
	16	グリチルレチン酸ステアリル	0.10
	17	酸化鉄、リンゴ酸ジイソステアリル、トリイソステアリン酸イソプロピルチタン（顔料分散物：赤）	0.10
	18	酸化鉄、リンゴ酸ジイソステアリル、トリイソステアリン酸イソプロピルチタン（顔料分散物：黒）	0.05
	19	酸化チタン、リンゴ酸ジイソステアリル、トリイソステアリン酸イソプロピルチタン（顔料分散物：白）	1.60
	20	黄4、リンゴ酸ジイソステアリル、トリイソステアリン酸イソプロピルチタン（顔料分散物：黄）	0.10
	21	合成ワックス、赤226、トリイソステアリン酸イソプロピルチタン（顔料分散物：赤）	1.00
	22	合成ワックス、青1、トリイソステアリン酸イソプロピルチタン（顔料分散物：青）	0.03
	23	合成金雲母、酸化チタン、シリカ（パール剤）	0.80
	24	マイカ、酸化チタン、トリイソステアリン酸イソプロピルチタン（パール剤）	0.20

【調製方法】

1) A、B及びDをそれぞれ80℃に加温、均一混合する。Cを撹拌、均一混合する。
2) 80℃を維持しながらAをディスパーミキサーで撹拌しているところにBを添加、均一混合する。
3) ディスパーミキサーで撹拌しながらCを添加、均一混合する。
4) ディスパーミキサーで撹拌しながらDを少量ずつ添加し、均一混合する。
5) 撹拌しながら30℃まで冷却する。

1（注）：NIKKOL ピュアフォスα（日光ケミカルズ株式会社）
10（注）：NIKKOL シュガースクワラン（日光ケミカルズ株式会社）
15（注）：NIKKOL VB6-IP（日光ケミカルズ株式会社）

第8章　原料メーカーが提案する新規原料と製剤化　277

処方例-10　高純度モノアルキルリン酸配合 CC クリーム

・保湿効果も高く、肌のキメを整え、紫外線、大気汚染物質もカットの、アンチポリューションを意図した CC クリーム処方。

		配合成分（化粧品表示名称）	w/w%
A	1 (注)	リン酸セチル	1.40
	2	セテアリルアルコール	2.00
	3	ジエチルアミノヒドロキシベンゾイル安息香酸ヘキシル、メトキシケイヒ酸エチルヘキシル	15.00
	4 (注)	スクワラン	10.00
B	5	酸化チタン、水酸化 Al	6.00
	6	酸化鉄（赤、黄、黒）	1.00
C	7	グリセリン	5.00
	8	ステアロイルメチルタウリン Na	0.50
	9	ケイ酸（Al/Mg）	1.00
	10	防腐剤	適量
	11	水	残量
D	12	キサンタンガム（2%水溶液）	15.00
	13	アルギニン	0.70
	14	水	5.00

【調製方法】
1) A、C 及び D をそれぞれ 80℃に加温、均一混合する。B を均一に分散しておく。
2) B を C に添加、均一混合する。その後 D を添加、均一混合する。
4) 80℃を維持しながら A をディスパーミキサーで撹拌しているところに B+C+D を少量ずつ添加し、均一混合する。
5) 撹拌しながら 30℃まで冷却する。

　　　　　　　　　1（注）：NIKKOL ピュアフォスα（日光ケミカルズ株式会社）
　　　　　　　　　4（注）：NIKKOL シュガースクワラン（日光ケミカルズ株式会社）

※処方上の注意

・高純度リン酸セチルは油相に配合する。中和剤であるアルギニンや TEA は水相に配合する。

・中和剤は、高純度リン酸セチルの半量程度が望ましい。

・製剤の pH は、4.5—7.5 が望ましい。

・電解質の過剰な添加は、αゲル形成能、乳化状態に影響を及ぼすので避ける。

・製剤の粘度調整は、高級アルコールなどのワックス成分の配合量、又は水溶性高分子の併用により調整する。

8-Ⅲ-3. セラキルアルコールが形成する逆ヘキサゴナル構造を用いた製剤化への提案

α-モノアルキルグリセリルエーテルは、古くから天然に存在することが知られている脂質であり、細胞の膜構造維持に重要な役割を果たしていると考えられている。セラキルアルコール、バチルアルコール、キミルアルコールなどが知られているが、中でもセラキルアルコールは、機能性液晶構造の一つである逆ヘキサゴナル液晶を形成することが知られている。

日光ケミカルズ株式会社が新たに開発した、NIKKOL セラキルアルコール V は、植物由来のオレイルアルコールを原料とした α-モノアルキルグリセリルエーテルであり、常温で水と相互作用し、容易に逆ヘキサゴナル液晶を形成する。この構造を活用し、内水相 90％の非常にみずみずしい感触の W/O 製剤を調製することが可能である。また、高い保湿性、油中での粉体分散性向上機能も有しており、スキンケアだけでなく、ヘアケア、ボディケア、メイクアップ、サンスクリーンなど、幅広い用途に応用することができる。

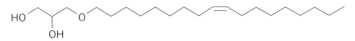

図 8-Ⅲ-18　セラキルアルコールの構造式

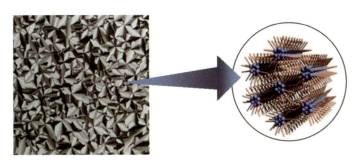

偏光顕微鏡像：100 倍

図 8-Ⅲ-19　セラキルアルコールが形成する逆ヘキサゴナル構造とモデル図

1. セラキルアルコールの保湿効果

　セラキルアルコールを前腕屈部に塗布したのち、表皮角質層水分量の経時変化を測定した。セラキルアルコールの塗布により、表皮角質層水分量は時間とともに増加し、約60分で一定量の水分を保持することが示された（**図8-Ⅲ-20**）。汎用油性成分であるワセリンやミリスチン酸イソプロピルと比較しても、この値は高く、セラキルアルコールは、肌に塗布することで表皮水分量を向上させ、持続的な保湿効果を有することが示唆された。

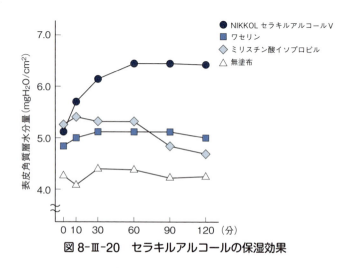

図8-Ⅲ-20　セラキルアルコールの保湿効果

処方例-11　セラキルアルコール配合高保湿クリーム

・W/O タイプのクリーム処方。内水相 90%の高含水処方で、W/O なのにさっぱり、みずみずしい感触の処方例。

		配合成分（化粧品表示名称）	w/w%
A	1（注）	オレイルグリセリル	2.00
	2（注）	スクワラン	4.00
	3	エチルヘキサン酸セチル	4.00
B	4	硫酸 Mg	0.50
	5	グリセリン	5.00
	6	防腐剤	適量
	7	水	残量

【調製方法】

1）A、B をそれぞれ撹拌、均一混合する。

2）A を撹拌しているところに B を徐々に添加、乳化を行う。

1（注）：NIKKOL セラキルアルコール V（日光ケミカルズ株式会社）
2（注）：NIKKOL シュガースクワラン（日光ケミカルズ株式会社）

処方例-12　セラキルアルコール配合ヘアミルク

・アウトバスタイプのヘアミルク処方。パサつきがちな毛先までコーティングし、しっとり感が持続する処方例。

		配合成分（化粧品表示名称）	w/w%
A	1（注）	オレイルグリセリル	0.50
	2	ベヘニルアルコール	0.25
	3	ミリスチルアルコール	2.60
	4	ステアリン酸ソルビタン	0.25
	5（注）	ステアルトリモニウムクロリド、エタノール、水	1.40
	6	ジメチコン、シクロペンタシロキサン	8.00
	7	シクロペンタシロキサン	3.00
B	8	グリセリン	2.00
	9	防腐剤	適量
	10	水	残量

【調製方法】

1）A、B をそれぞれ 80℃に加温、均一混合する。

2）80℃を維持しながら A を撹拌しているところに B を徐々に添加、その後ホモミキサーで乳化を行う。

3）撹拌しながら 30℃まで冷却する。

1（注）：NIKKOL セラキルアルコール V（日光ケミカルズ株式会社）
5（注）：NIKKOL CA-2450（日光ケミカルズ株式会社）

第 8 章　原料メーカーが提案する新規原料と製剤化　281

処方例-13　セラキルアルコール配合コンシーラー

・油性成分のみでなく高含水 W/O タイプで処方化した肌に優しいコンシーラー。

		配合成分（化粧品表示名称）	w/w%
A	1 (注)	オレイルグリセリル	2.00
	2 (注)	スクワラン	6.00
	3	エチルヘキサン酸セチル	6.00
	4 (注)	テトラヘキシルデカン酸アスコルビル	1.00
	5	トコフェロール	0.10
B	6	グリセリン	10.00
	7	硫酸 Mg	0.50
	8	EDTA-2Na	0.05
	9	クエン酸（1％水溶液）	1.00
	10	クエン酸 Na（1％水溶液）	5.00
	11	防腐剤	適量
	12	水	残量
C	13	メタクリル酸メチルクロスポリマー、（HDI／トリメチロールヘキシルラクトン）クロスポリマー	4.00
	14	酸化チタン、水酸化 Al、タルク、ハイドロゲンジメチコン、酸化鉄（赤、黄、黒）	17.6

【調製方法】

1）A、B をそれぞれ撹拌、均一混合する。

2）A をディスパーミキサーで撹拌しているところに B を徐々に添加、乳化を行う。

3）C を添加し、ディスパーミキサーで均一混合する。

　　　　　　　　1（注）：NIKKOL セラキルアルコール V（日光ケミカルズ株式会社）
　　　　　　　　2（注）：NIKKOL シュガースクワラン（日光ケミカルズ株式会社）
　　　　　　　　4（注）：NIKKOL VC-IP（日光ケミカルズ株式会社）

※処方上の注意

・セラキルアルコールは油溶性のため、油相に配合する。

・セラキルアルコールに限った話ではなく、一般的な話であるが、W／O 製剤は、水相／油相比や、乳化時の機械力により、最終の粘度が大きく変わるので注意する。

8-Ⅲ-4. 皮膚のバリア機能を増強する機能性リン脂質を用いた製剤化への提案

　加齢等で皮膚の保湿機能が低下して皮膚が乾燥すると、様々な皮膚トラブルが引き起こされる。例えば、皮膚の乾燥が進むと、細胞の角化が不完全なものとなり、さらには乾燥性の小ジワが生じる。このような皮膚トラブルを防止し、皮膚の状態を改善するためには、外部から水分や油分などを補うばかりでなく、皮膚のバリア機能を増強し、皮膚の水分保持機能を高める必要がある。

　近年、皮膚のバリア機能には大きく2種類あることがわかってきた。一つは、セラミドに代表される細胞間脂質で構成される角層のバリア構造であり、もう一つは、表皮顆粒層にあるタイトジャンクションと呼ばれるタンパク質で構成されるジッパー構造である。この二つの機能によって、外部因子の攻撃から皮膚を守ると同時に皮膚内の水分が保持されている。

　日光ケミカルズ株式会社が販売を行っているLPAは、大豆レシチンを酵素処理することによりリゾホスファチジン酸の含有量を高めた製品である。細胞間脂質の重要な構成成分であるセラミドの産生を促進するとともに、タイトジャンクションの形成を促進して総合的に皮膚のバリア機能を増強することによって、皮膚の乾燥状態を改善する（**図8-Ⅲ-21**）。皮膚そのものの機能を高めることにより、スキンケアの基本である保湿を実現する。外から成分を補うだけではカバーしきれない皮膚の保湿機能の低下を効率良く改善することが可能な原料である。

1. 肌状態の改善作用

　機能性リン脂質は皮膚の二つのバリア機能（セラミド及びタイトジャンクション）を増強させる作用があるので、皮膚状態の改善作用が期待できる。プラセボ製剤及び機能性リン脂質0.2％配合製剤をそれぞれ1日2回、6週間にわたり連用して、皮膚水分量と経皮水分蒸散量（TEWL）を測定した。その結果、機能性リン脂質0.2％配合製剤の連用により、使用開始前と比較して有意な皮膚水分量の増加とTEWLの抑制が確認された（**図8-Ⅲ-22**）。

　また、この機能性リン脂質は、角化異常によりバリア機能や水分保持機能

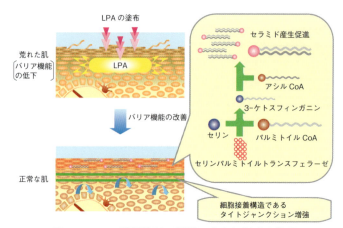

図 8-Ⅲ-21　機能性リン脂質の表皮に対する作用

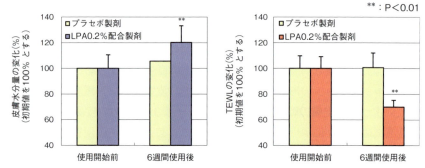

図 8-Ⅲ-22　機能性リン脂質の皮膚水分量及び TEWL に対する作用

の低下を示す角層に対しても顕著な改善作用を示す。プラセボ製剤及び機能性リン脂質 0.2％配合製剤を連用した頬より、テープストリップ法により角層を採取、それをブリリアントグリーン染色法にて染色し、光学顕微鏡観察を行ったところ、プラセボ製剤では使用開始前と同様に、角層の角化異常による細胞の多重剥離（色の濃い部分）が認められたが、機能性リン脂質配合製剤使用後には細胞の多重剥離が消失した（図 8-Ⅲ-23）。このことから、機能性リン脂質には、角層の角化状態を改善する効果が認められた。

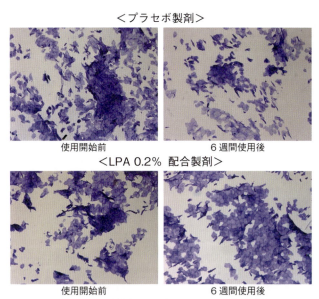

図 8-Ⅲ-23　機能性リン脂質の角化状態改善作用

2. 毛穴の目立ち改善作用

　機能性リン脂質の主要成分であるリゾホスファチジン酸は、表皮細胞のストレスファイバー（アクチンが束化したアクチンフィラメントで細胞の形態維持に深く関与する）の産生を促すことが知られており、毛穴が目立つ原因の一つである表皮のたるみを引き締める効果が期待される。プラセボ製剤及び機能性リン脂質0.1％配合製剤をそれぞれ1日2回、4週間にわたり連用し、毛穴の個数の変化及び毛穴の総面積の変化を測定した。毛穴の総面積の測定は、1）被験部位の画像をマイクロスコープで取り込む、2）これを画像処理することによって、毛穴画像を抽出し、二値化して白黒画像にする、3）この画像から、一定面積あたりの毛穴の面積を算出する、という方法で行った。その結果、機能性リン脂質0.1％配合製剤の連用により、使用開始前と比較して毛穴個数及び毛穴面積の減少が認められた（**図 8-Ⅲ-24**）。また、外見的にも毛穴の状態が顕著に改善され、目立ちにくくなった（**図 8-Ⅲ-25**）。

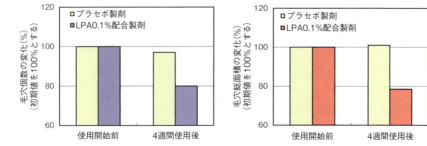

図 8-Ⅲ-24　機能性リン脂質の毛穴個数及び毛穴総面積に対する作用

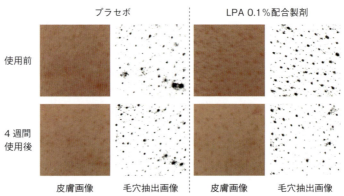

図 8-Ⅲ-25　機能性リン脂質による毛穴の目立ち改善作用

処方例-14　機能性リン脂質配合保湿乳液

・しっとりした感触の乳液処方。機能性リン脂質がタイトジャンクションの形成を促進するように意図した保湿乳液の処方。

		配合成分（化粧品表示名称）	w/w%
A	1	ステアリン酸ソルビタン	0.50
	2	パルミチン酸セチル	0.50
	3	バチルアルコール	0.20
	4（注）	スクワラン	2.00
	5	エチルヘキサン酸セチル	9.00
	6	ホホバ種子油	1.00
	7	ジメチコン（6 mm²/s）	2.00
	8	シクロペンタシロキサン	4.00
	9	トコフェロール	0.20
B	10（注）	グリセリン、水添レシチン、ステアロキシヒドロキシプロピルメチルセルロース、スクワラン、ステアロイルメチルタウリンNa	3.00
	11	キサンタンガム（2%水溶液）	10.00
	12	BG	4.00
	13	EDTA-2Na	0.10
	14	防腐剤	適量
	15	水	残量
C	16（注）	リゾフォスファチジン酸、レシチン、リゾレシチン	0.20
	17	グリセリン	5.00
D	18	ヒアルロン酸Na（1%水溶液）	1.00
	19	クエン酸Na（1%水溶液）	2.50
	20	クエン酸（1%水溶液）	0.50
	21	水	15.00

【調製方法】

1）A、Bをそれぞれ80℃に加温、均一混合する。Cを均一に分散、その後Dに添加、均一混合する。

2）80℃を維持しながらホモミキサーでBを撹拌しているところにAを徐々に添加、乳化を行う。

3）撹拌しながら40℃まで冷却、C＋Dを添加、さらに撹拌しながら30℃まで冷却する。

4（注）：NIKKOL シュガースクワラン（日光ケミカルズ株式会社）
10（注）：NIKKOL ニコムルス LH（日光ケミカルズ株式会社）
16（注）：LPA（日光ケミカルズ株式会社）

処方例-15　機能性リン脂質配合液晶保湿クリーム

・ラメラ液晶構造を形成する複合活性剤と機能性リン脂質の組み合わせにより、皮膚のバリア機能向上、高い保湿効果を実現する、液晶保湿クリーム。

		配合成分（化粧品表示名称）	w/w%
A	1 (注)	ベヘニルアルコール、ステアリルアルコール、PEG-20 フィトステロール、セタノール、フィトステロールズ、ステアリン酸グリセリル、水添レシチン、トリ（カプリル酸/カプリン酸）グリセリル	7.00
	2 (注)	（ヒドロキシステアリン酸/ステアリン酸/エイコサン二酸）ポリグリセリル-10、パルミチン酸デキストリン	3.00
	3	セテアリルアルコール	2.00
	4	ベヘニルアルコール	1.00
	5	トリ（カプリル酸/カプリン酸）グリセリル	3.00
	6 (注)	スクワラン	7.00
	7	マカデミア種子油	3.00
	8	トリエチルヘキサノイン	3.00
	9	メドウフォーム油	4.00
	10	ジメチコン（6 mm²/s）	3.00
	11	シクロペンタシロキサン	5.00
	12	トコフェロール	0.20
B	13	BG	5.00
	14	キサンタンガム（2%水溶液）	5.00
	15	カルボマー（2%水溶液）	13.00
	16	EDTA-2Na	0.05
	17	防腐剤	適量
	18	水	残量
C	19	アルギニン	0.20
	20	水	3.00
D	21 (注)	リゾフォスファチジン酸、レシチン、リゾレシチン	0.20
	22	グリセリン	4.00
E	23	ヒアルロン酸 Na（1%水溶液）	1.00
	24	クエン酸 Na（1%水溶液）	2.50
	25	クエン酸（1%水溶液）	0.50
	26	水	15.00

【調製方法】

1）A、B をそれぞれ 80℃に加温、均一混合する。C は均一溶解する。D を均一に分散、その後E に添加、均一混合する。

2）80℃を維持しながらホモミキサーでB を撹拌しているところにA を徐々に添加、乳化を行う。

3）C を添加、撹拌しながら 40℃まで冷却、D＋E を添加、さらに撹拌しながら 30℃まで冷却する。

1（注）：NIKKOL ニコムルス LC（日光ケミカルズ株式会社）
2（注）：NIKKOL ニコワックス LM（日光ケミカルズ株式会社）
6（注）：NIKKOL シュガースクワラン（日光ケミカルズ株式会社）
21（注）：LPA（日光ケミカルズ株式会社）

処方例-16　機能性リン脂質配合美容液

・とろっとした使用感の高保湿性美容液処方。保湿剤：ビオサッカリドガム-1 配合。

		配合成分（化粧品表示名称）	w/w%
A	1	PPG-4 セテス-20	0.30
	2	BG	4.00
	3	DPG	3.00
	4	PEG-32	0.60
	5	PEG-150	0.30
	6	トコフェロール	0.05
	7	防腐剤	適量
B	8 (注)	リゾフォスファチジン酸、レシチン、リゾレシチン	0.20
	9	グリセリン	4.00
C	10	クエン酸 Na（1%水溶液）	2.50
	11	クエン酸（1%水溶液）	0.50
	12	（アクリレーツ/アクリル酸アルキル（C10-30））クロスポリマー（2%水溶液）	10.00
	13	キサンタンガム（2%水溶液）	5.00
	14	アルギニン	0.15
	15 (注)	エルゴチオネイン、水	0.10
	16 (注)	ビオサッカリドガム-1、水	2.00
	17	水	残量

【調製方法】

1）A を加温、均一溶解する。B を均一に分散、その後 C に添加、均一混合する。

2）B+C を撹拌しているところに A を徐々に添加、均一混合する。

8（注）：LPA（日光ケミカルズ株式会社）
15（注）：THIOTAINE（バーネット、日光ケミカルズ株式会社）
16（注）：FUCOGEL 1.5P（ソラビア、日光ケミカルズ株式会社）

処方例-17　機能性リン脂質配合化粧水

・機能性リン脂質だけでなく、ビオサッカリドガム-1 とヒアルロン酸 Na を併用することにより、持続的な保湿効果が得られる化粧水処方。

		配合成分 （化粧品表示名称）	w/w%
A	1	PPG-6 デシルテトラデセス-30	0.40
	2	BG	6.00
	3	DPG	3.00
	4	PEG-32	0.30
	5	トコフェロール	0.10
	6	防腐剤	適量
B	7 (注)	リゾフォスファチジン酸、レシチン、リゾレシチン	0.20
	8	グリセリン	2.00
C	9	クエン酸 Na （1%水溶液）	2.50
	10	クエン酸 （1%水溶液）	0.50
	11 (注)	ビオサッカリドガム-1、水	1.00
	12	ヒアルロン酸 Na （1%水溶液）	1.00
	13	EDTA-2Na	0.05
	14	水	残量

【調製方法】

1）A を加温、均一溶解する。B を均一に分散、その後 C に添加、均一混合する。

2）B＋C を撹拌しているところに A を徐々に添加、均一混合する。

　　　　　　　　7（注）：LPA（日光ケミカルズ株式会社）

　　　　　　　　11（注）：FUCOGEL 1.5P（ソラビア、日光ケミカルズ株式会社）

処方例-18　機能性リン脂質配合ファンデーション

・メイクをしながらも、肌をしっかりとケアしてくれる、スキンケア発想の高保湿ファンデーション処方。

		配合成分（化粧品表示名称）	w/w%
A	1 (注)	シクロペンタシロキサン、PEG-10 ジメチコン、ジステアルジモニウムヘクトライト	5.00
	2	シクロペンタシロキサン	22.00
	3 (注)	（ヒドロキシステアリン酸/ステアリン酸/エイコサン二酸）ポリグリセリル-10、パルミチン酸デキストリン	3.00
	4	ジフェニルシロキシフェニルトリメチコン	1.00
	5	ジメチコン	1.00
	6	（アクリル酸アルキル/ジメチコン）コポリマー、シクロペンタシロキサン	1.00
	7 (注)	酸化チタン、シクロペンタシロキサン、PEG/PPG-18/18 ジメチコン、酸化鉄、メチコン、酢酸トコフェロール	12.00
	8 (注)	シリカ、（1,4-ブタンジオール/コハク酸/アジピン酸/HDI）コポリマー	3.00
B	9	プロパンジオール	4.00
	10	塩化 Na	0.50
	11	EDTA-2Na	0.05
	12 (注)	レシチン、ミクロコッカス溶解液、水	1.00
	13 (注)	エルゴチオネイン、水	1.00
	14 (注)	リゾフォスファチジン酸、レシチン、リゾレシチン	0.10
	15	カルボキシメチルヒアルロン酸 Na（1%水溶液）	5.00
	16	防腐剤	適量
	17	水	残量

【調製方法】

1）A をディスパーミキサーで均一混合する。B を撹拌、均一混合する。
2）ディスパーミキサーで A を撹拌しているところに B を徐々に添加、すべて投入後に回転数を上げ、乳化を行う。

1（注）：NIKKOL ニコムルス WO（日光ケミカルズ株式会社）
3（注）：NIKKOL ニコワックス LM（日光ケミカルズ株式会社）
7（注）：NIKKOL フレッシュカラーベース（日光ケミカルズ株式会社）
8（注）：NIKKOL NIKKOSPHERE-BSAH（日光ケミカルズ株式会社）
12（注）：ULTRASOMES V（バーネット、日光ケミカルズ株式会社）
13（注）：THIOTAINE（バーネット、日光ケミカルズ株式会社）
14（注）：LPA（日光ケミカルズ株式会社）

※処方上の注意

・機能性リン脂質は、水、グリセリンに溶解し、エタノール、BG などには溶解しない。油にも溶解しないため、あらかじめグリセリンで混合したのちに水相へ添加するのが望ましい。

・機能性リン脂質の安定化のために、抗酸化剤、キレート剤の併用が望ましい。

・製剤の pH は、6.0—8.0 が望ましい。

8-Ⅲ-5. 亜鉛錯体：グリシン亜鉛を用いた製剤化への提案

　紫外線は、皮膚に存在する細胞の遺伝子に直接、損傷を与えるだけでなく、活性酸素の産生を促進する。産生された活性酸素は、皮膚内で過酸化反応を進行し、細胞の構造劣化や機能低下を招く。また、活性酸素は炎症反応を引き起こすことも知られており、これらのことにより真皮マトリックスの変性や老人性色素斑などの色素沈着が誘導され、皮膚の老化現象、いわゆる光老化を助長することが明らかにされている。

　生体内抗酸化物質の一つであるメタロチオネインは、このような紫外線の影響を軽減することが知られており、生体内サンスクリーン剤とも呼ばれている。また、同じく、生体内抗酸化物質であるグルタチオンは、活性酸素種から細胞を保護する役割を有しており、その抗酸化作用は広く認知されている。

　メタロチオネインは、亜鉛により誘導されることがよく知られている。また、グルタチオンも亜鉛により合成促進されることが知られている。亜鉛は、皮膚細胞の生まれ変わりや分裂に必須の成分であり、皮膚の健康維持には欠かせないミネラルである。この亜鉛のメタロチオネイン誘導効果及びグルタチオン合成促進効果を利用して、光老化の原因となる酸化ストレスを軽減することが期待できる。

　しかし、亜鉛はイオンの状態では、電荷の影響を受けるため、皮膚浸透性及び細胞内への取り込み効率が悪く、その機能を十分に発揮することができない。そこで、皮膚浸透性及び細胞内への取り込み効率の改善を目的として、生体構成成分であるアミノ酸（グリシン）で亜鉛錯体を形成させたところ、

細胞内メタロチオネイン及びグルタチオン誘導作用、さらには各種酸化ストレスの軽減にも高い効果を示すことを見出した。このグリシンと亜鉛の錯体を商品化したのが、NIKKOL グリシン亜鉛コンプレックスである。このグリシン亜鉛は、同濃度の単純塩と比較しても効率良く細胞内に取り込まれ、優れたメタロチオネイン及びグルタチオン誘導作用を示し、様々な生理的機能を発揮する。

1. グリシン亜鉛のグルタチオン産生増強作用

正常ヒト表皮細胞に各濃度のグリシン亜鉛を添加し、24 時間培養した後、細胞中の総グルタチオン量を測定した。その結果、グルタチオン量の増加が確認された（**図 8-Ⅲ-26**）。

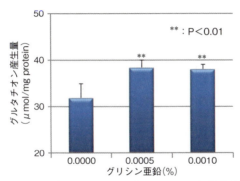

図 8-Ⅲ-26　グリシン亜鉛のグルタチオン産生増強作用

2. 紫外線照射による色素沈着抑制作用

6 名の被験者の上腕内側部に紫外線を照射し、その後 1 日 2 回、2 週間にわたり、グリシン亜鉛 1.0 wt％配合製剤及びプラセボ製剤を塗布した。適用後、皮膚色の変化を示す L*値の測定を行ったところ、グリシン亜鉛 1.0 wt％配合製剤塗布部位は、プラセボ製剤塗布部位と比較して優位に色素沈着を抑制していることが確認された（**図 8-Ⅲ-27**）。その作用は、目視でも十分に観察できるレベルである（**図 8-Ⅲ-28**）。これは、グリシン亜鉛が生

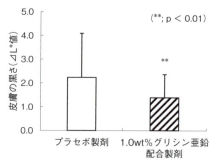

図 8-Ⅲ-27 紫外線照射による色素沈着抑制作用

プラセボ製剤　　1.0 wt%グリシン亜鉛配合製剤

図 8-Ⅲ-28 2週間適用後の被験部位の写真

体内抗酸化物質であるメタロチオネイン及びグルタチオンを細胞内で効果的に誘導することにより、細胞の酸化ストレス耐性を向上させ、紫外線により生成される細胞内酸化ストレスの影響を軽減させ、その結果、色素沈着を抑制したものと考えられる。

処方例-19　グリシン亜鉛配合クリーム

・しっとりなのにべたつかない、使い心地の良い処方で、活性酸素から肌を守ることを意図したクリーム処方。

		配合成分（化粧品表示名称）	w/w%
A	1（注）	スクワラン	10.00
	2	トリエチルヘキサノイン	7.00
	3（注）	ステアリン酸グリセリル、ステアリン酸 PEG-60 グリセリル	3.00
	4	パルミチン酸セチル	3.00
	5	バチルアルコール	1.50
	6	セテアリルアルコール	3.00
	7	ジメチコン（350 mm^2/s）	0.50
	8	トコフェロール	0.10
B	9	BG	5.00
	10	グリセリン	5.00
	11	キサンタンガム（2%水溶液）	5.00
	12	防腐剤	適量
	13	水	残量

	14 (注)	グリシン亜鉛	1.00
C	15	アスパラギン酸	0.20
	16	クエン酸	0.20
	17	EDTA-2Na	0.05
	18	ヒアルロン酸 Na（1%水溶液）	1.00
	19	グリチルリチン酸 2K	0.05
	20	水	15.00

【調製方法】

1）A、B をそれぞれ 80℃に加温、均一混合する。C を撹拌、均一混合する。

2）80℃を維持しながら A を撹拌しているところに B を徐々に添加、その後ホモミキサーで乳化を行う。

3）撹拌しながら 40℃まで冷却、C を添加、さらに撹拌しながら 30℃まで冷却する。

　　　　1（注）：NIKKOL シュガースクワラン（日光ケミカルズ株式会社）
　　　　3（注）：NIKKOL MGS-150V（日光ケミカルズ株式会社）
　　　14（注）：NIKKOL グリシン亜鉛コンプレックス（日光ケミカルズ株式会社）

処方例-20　グリシン亜鉛配合化粧水

・しっかりとうるおいを与え、各種酸化ストレスの軽減を意図した化粧水処方。

		配合成分（化粧品表示名称）	w/w%
A	1	PPG-6 デシルテトラデセス-30	0.60
	2	BG	7.00
	3	トコフェロール	0.05
B	4	BG	3.00
	5	防腐剤	適量
	6	水	残量
C	7 (注)	グリシン亜鉛	0.50
	8	アスパラギン酸	0.10
	9	水	20.00
D	10 (注)	ビオサッカリドガム-1、水	1.00
	11	グリセリン	3.00
	12	水	8.00

【調製方法】

1）A、C をそれぞれ加温、均一溶解する。B、D を撹拌、均一溶解する。

2）A を撹拌しながら B を徐々に添加、可溶化する。

3）さらに撹拌しながら C、D を添加、均一混合する。

　　　　7（注）：NIKKOL グリシン亜鉛コンプレックス（日光ケミカルズ株式会社）
　　　10（注）：FUCOGEL 1.5P（ソラビア、日光ケミカルズ株式会社）

第 8 章　原料メーカーが提案する新規原料と製剤化　295

処方例-21　グリシン亜鉛配合美容液

・グリシン亜鉛、機能性リン脂質及びビオサッカリドガム-4 を配合し、環境ストレスから肌を守ることを意図した下地美容液処方。

		配合成分　（化粧品表示名称）	w/w%
A	1 (注)	ベヘニルアルコール、ペンタステアリン酸ポリグリセリル-10、ステアロイルラクチレート Na	2.00
	2	パルミチン酸エチルヘキシル	2.00
	3	トリ（カプリル酸/カプリン酸）グリセリル	5.00
B	4 (注)	シリカ、（1,4-ブタンジオール/コハク酸/アジピン酸/HDI）コポリマー	2.00
	5	マイカ、酸化チタン、トリイソステアリン酸イソプロピルチタン	3.00
	6	プロパンジオール	7.00
C	7 (注)	リゾフォスファチジン酸、レシチン、リゾレシチン	0.10
	8	EDTA-2Na	0.10
	9	キサンタンガム（2%水溶液）	10.00
	10	（アクリル酸ヒドロキシエチル/アクリロイルジメチルタウリンNa）コポリマー	0.40
	11	防腐剤	適量
	12	水	残量
D	13 (注)	グリシン亜鉛	1.00
	14	アスパラギン酸	0.20
	15	水	10.00
E	16 (注)	ビオサッカリドガム-4、水	1.00
	17	水	5.00
F	18 (注)	ラウリン酸ポリグリセリル-10、グリセリン、ジメチコン、水	2.00
G	19	香料	適量

【調製方法】

1) B を均一に分散、その後、C と均一混合する。D を加温、均一溶解する。
2) A、B＋C をそれぞれ 80℃に加温、均一混合する。
3) 80℃を維持しながらホモミキサーで B＋C を撹拌しているところに A を徐々に添加、乳化を行う。
4) 撹拌しながら 40℃まで冷却、D、E、F、G を順次添加、さらに撹拌しながら 30℃まで冷却する。

  1（注）：NIKKOL ニコムルス 41（日光ケミカルズ株式会社）
  4（注）：NIKKOL NIKKOSPHERE-BSAH（日光ケミカルズ株式会社）
  7（注）：LPA（日光ケミカルズ株式会社）
 13（注）：NIKKOL グリシン亜鉛コンプレックス（日光ケミカルズ株式会社）
 16（注）：Glycofilm 1.5P（ソラビア、日光ケミカルズ株式会社）
 18（注）：NIKKOL NET-813-1（日光ケミカルズ株式会社）

処方例-22　グリシン亜鉛配合ヘルシーサプリクリーム

・ビタミン、ミネラルなどのサプリメント成分を配合したクリーム処方。

		配合成分（化粧品表示名称）	w/w%
A	1	イソドデカン	10.00
	2	ジメチコン（350 mm^2/s）	2.00
	3 (注)	スクワラン	3.00
	4	セテアリルアルコール	1.00
	5 (注)	アマナズナ種子油	3.00
	6	トリエチルヘキサノイン	5.00
	7	ステアリン酸グリセリル	1.00
	8	トコフェロール	0.10
	9 (注)	トリスヘキシルデカン酸ピリドキシン	1.00
B	10 (注)	グリセリン、水添レシチン、ステアロキシヒドロキシプロピルメチルセルロース、スクワラン、ステアロイルメチルタウリンNa	4.00
	11	PFG-65M	0.70
	12	プロパンジオール	9.00
	13	キサンタンガム（2%水溶液）	5.00
	14	EDTA-2Na	0.05
	15	防腐剤	適量
	16	水	残量
C	17 (注)	グリシン亜鉛	1.00
	18	アスパラギン酸	0.20
	19	水	5.00
D	20	水溶性コラーゲン（1%水溶液）	0.10
	21	ヒアルロン酸Na（1%水溶液）	0.10
E	22	香料	適量

【調製方法】

1）A、Bをそれぞれ80℃に加温、均一混合する。Cを加温、均一溶解する。

2）80℃を維持しながらホモミキサーでBを撹拌しているところにAを徐々に添加、乳化を行う。

3）撹拌しながら40℃まで冷却、C、D、Eを順次添加、さらに撹拌しながら30℃まで冷却する。

3（注）：NIKKOL シュガースクワラン（日光ケミカルズ株式会社）
5（注）：NIKKOL ゴールデンカメリーナオイル（日光ケミカルズ株式会社）
9（注）：NIKKOL VB6-IP（日光ケミカルズ株式会社）
10（注）：NIKKOL ニコムルス LH（日光ケミカルズ株式会社）
17（注）：NIKKOL グリシン亜鉛コンプレックス（日光ケミカルズ株式会社）

※処方上の注意

・グリシン亜鉛は、水にも油にも溶解しにくい物質である。水相へ溶解させる際には、グリシン亜鉛1部に対してアスパラギン酸0.2部を使用し、クエン酸でpHを調整させる。

・水溶性高分子は、キサンタンガムやヒドロキシエチルセルロースのような耐塩性の高いものを使用するのが望ましい。

・製剤への添加は、40℃以下が望ましい。

連絡先

NIKKOL GROUP 日光ケミカルズ株式会社

フリーダイヤル：0120-037-139　　メール：adv@nikkol.co.jp

製品情報サイト：www.chemical-navi.com

WEB：www.nikkol.co.jp

化粧品ハンドブック 付録

化粧品・医薬部外品関連団体一覧

団体名	郵便番号	住所	電話	FAX
日本化粧品工業連合会	105-0001	東京都港区虎ノ門5-1-5 メトロシティ神谷町6階	03-5472-2530	03-5472-2536
・東京化粧品工業会	105-0001	東京都港区虎ノ門5-1-5 メトロシティ神谷町6階	03-5472-2530	03-5472-2536
・西日本化粧品工業会	540-0026	大阪府中央区内本町2-1-13 フェニックス内本町ビル3階	06-6941-2093	06-6946-9190
・中部化粧品工業会	460-0002	愛知県名古屋市中区丸の内3-7-25 ACAビル2階	052-971-1476	052-971-1486
化粧品公正取引協議会 ・東京本部	105-0001	東京都港区虎ノ門5-1-5 メトロシティ神谷町6階	03-5472-2533	03-5472-2536
・近畿本部	540-0026	大阪府大阪市中央区内本町2-1-13 フェニックス内本町ビル3階	06-6941-2093	06-6946-9190
日本化粧品技術者会（本部）	224-8558	神奈川県横浜市都筑区早渕2-2-1 ㈱資生堂リサーチセンター内	045-590-6025	045-590-6093
・東京支部	141-0031	東京都品川区西五反田1-11-1 アイオス五反田駅前7F-705	03-6431-9196	03-6431-9126
・大阪支部	541-0045	大阪府大阪市中央区道修町1-7-11 岩瀬コスファ㈱内	06-6231-3459	06-6231-5769
日本輸入化粧品協会	108-0014	東京都港区芝5丁目26-20 建築会館6階	03-5439-5320	03-5439-5321
日本石鹸洗剤工業会	103-0027	東京都中央区日本橋3-13-11	03-3271-4301（代）	03-3281-1870
日本石鹸洗剤工業組合	103-0025	東京都中央区日本橋茅場町2-6-8 大湯ビル5階	03-3667-6969（代）	03-3667-4664

団体名	郵便番号	住所	電話	FAX
化粧品原料協会	103-0023	東京都中央区日本橋本町 4-9-2 木村産業㈱内	03-3663-3555	03-3661-1168
近畿化粧品原料協会	541-0045	大阪府大阪市中央区道修町 1-7-11	06-6231-3453	06-6231-3511
日本香料工業会・東京事務所	103-0023	東京都中央区日本橋本町 4-7-1 三恵日本橋ビル 6 階	03-3516-1600	03-3516-1602
・大阪事務所	541-0046	大阪府大阪市中央区平野町 2-5-5 小川香料㈱内	06-6231-4179	
日本歯磨工業会	103-0001	東京都中央区日本橋小伝馬町 2-4 三報ビル 7 階	03-3249-2511	03-3249-2513
日本ヘアカラー工業会	103-0013	東京都中央区日本橋人形町 2-4-9 人形町双葉ビル 9 階	03-5643-3714	03-5643-3706
日本パーマネントウェーブ液工業組合	169-0075	東京都新宿区高田馬場 1-29-20 安念ビル 7 階	03-6380-2470	03-6380-2471
日本衛生材料工業連合会 日本清浄紙綿類工業会	105-0013	東京都港区浜松町 2-8-14 浜松町 TS ビル 9 階	03-6403-5351	03-6403-5350
日本浴用剤工業会	103-0014	東京都中央区日本橋蠣殻町 1-34-2 絹川ビル	03-3664-1131	03-3664-1300
日本家庭用殺虫剤工業会	550-0002	大阪府大阪市西区江戸堀 1-22-4 肥後橋イシカワビル 701	06-6443-6119	06-6443-4246
日本防疫殺虫剤協会	101-0035	東京都千代田区神田紺屋町 46 松見ビル	03-5296-0300	
日本エアゾール協会	101-0044	東京都千代田区鍛冶町 1-10-4 丸石ビル 2 階	03-5207-9850	03-3256-3315
独立行政法人医薬品医療機器総合機構	100-0013	東京都千代田区霞が関 3-3-2 新霞が関ビル	03-3506-9437	03-3506-9442

索 引

あ

アウトバストリートメント 252,253
赤色 40 号 43
赤色 219 号 158
アクネ改善作用 261,263,264
アクネの症状 261
アスコルビン酸グルコシド 106
アニオン活性剤 120
アポトーシス 89
アマチャヅルエキス 46
洗い流す化粧品 43
アルブチン 106
「アレルギーテスト済み」の表現 73
アンチポリューション効果 227,244, 273

い

イオン性界面活性剤 119
イソステアリン酸 117,149
一成分一名称の原則 48
一般財団法人日本規格協会 153
一般生菌数 139
一般品メーカー 16
イミダゾリジニルウレア 162
医薬品、医療機器等の品質、有効性及び安全性の確保等に関する法律（薬機法） 11,18,21,60,61,82
医薬品等適正広告基準 68,69,78
医薬部外品規制の変遷 23
医薬部外品原料規格 49
医薬部外品とは 18
医薬部外品の成分表示名称リスト 64
医薬部外品の表示成分 66,67
岩瀬コスファ株式会社 232
岩瀬コスファ株式会社が提案する新規原料と製剤化 165
いわゆる薬用化粧品中の有効成分リスト

128,129,130,131

う

うねり改善コンディショナー 248,250
うねり改善シャンプー 248,249

え

エアゾール製品の識別表示ガイドライン 67
「エイジングケア」の表現 77
エイジングケア効果 177
衛生面での指標菌 139
エステル類 115
エタノール 117
エモリエント性 116
エラグ酸 106
エラスチン 101

お

オイルケラチン 254,255
黄色ブドウ球菌 139
オリブ油 50

か

外原規 2006 50
外原規一般試験法 148
界面活性剤 119
角化 87,92
角質細胞 86
各種紫外線吸収剤の特徴 190
角層 86,89
角層の防御反応 86
加水分解コムギ末 160
加水分解ヒアルロン酸の特性 224
ガスクロマトグラム 149,150
カチオン活性剤 121
各国の化粧品中の有害成分の上限値 157
活性酸素の産生 292

株式会社成和化成 233,257
カモミラ ET 106
可溶化作用 119
顆粒細胞 86
顆粒層 86,89
眼瞼皮膚 110
寒天平板混釈法 141
寒天平板塗抹法 141
顔料の分散 120

黄色 204 号 158
規格作成の一例 51
基質 101
基底細胞 86
基底層 86,87
機能タンパク質 93
きめ（肌理）85
キメ改善効果 271
きめの乱れ 111
キャリーオーバー成分 39,40,45
キューティクル 255,266
業者コード登録票 28,29
許可制 19
虚偽又は誇大な広告 68

くすみの定義 109
くすみの発生要因と対応 110
口紅の形成剤 115
くまの発生要因と対応 111
クラスⅠ 161
クラスⅡ 161,162,163,212
クラスⅡ回収における微生物汚染事例 213
グラム陰性細菌 140
グラム陽性桿菌 140
クリーム等の硬度調整剤 117
グリコサミノグリカン 100
グリセリルグルコシドの特性 177
グリセリン 118
グルコース・ペプトン寒天培地 142

グルコン酸クロルヘキシジン 160

毛穴 85
毛穴の目立ち改善作用 285
経皮水分蒸散量 283
経表皮水分喪失 95
化粧品GMP 145
化粧品基準 35,36,40,136
化粧品規制の変遷 22
化粧品原料基準 19,49
化粧品原料の規格作成の手引き 51,52
化粧品原料の分類 114
化粧品原料の変遷 144
化粧品公害被害者の会 158
化粧品産業 16
化粧品種別許可制度 12,20
化粧品製剤化に必要不可欠な原料 119
化粧品成分規制の柱 20
化粧品で使用する水 140
化粧品で使用できない名称 62
化粧品で問題となる微生物 138
化粧品等製造販売業製造販売後安全管理業務指針 28
化粧品等製造販売業品質管理業務指針 28
化粧品等の適正広告ガイドライン 69,72
化粧品とは 11,18
化粧品と薬用化粧品の表示の違い 47
化粧品の監督官庁 13
化粧品の構造設備 32
化粧品の効能効果の逸脱表現 71
化粧品の効能の範囲 26
化粧品の種類 12
化粧品の使用上の注意事項の表示自主基準 55,64
化粧品の製造管理及び品質管理に関する技術指針 35
化粧品の成分表示名称リスト 39,45,114,119,120,126,165
化粧品の全成分表示 36,39,44
化粧品の内容量 61
化粧品の美白表現 76

化粧品の表示に関する公正競争規約 12, 61
化粧品表示名称の注意点 46
化粧品品質基準 19
化粧品輸出・輸入国 16
化粧品容器の表示例 62
ケラチノサイト 85,86,87,88,89,92
ケラチノサイトの分化 93,94
ケラチン 88,93
ケラトヒアリン顆粒 88,89,90
原料規格の必要性 49
原料に付随する試験表 146
原料の切り替え 151

高級アルコール 118
コウジ酸 106
抗シワ改善薬用化粧品 25
抗しわ剤の起源と機能 108
合成エステル 116
合成エステルの配合 117
合成高分子 123
公正取引協議会が認めた名称 15
光線過敏症の原因 158
構造タンパク質 93
抗フケ対策 170
高分子乳化剤と一般的な乳化剤の違い 207
香料 39
香料の配合 119
コエンザイム Q10 108
コーニファイドエンベロープ 89,90,91,92,93
国際標準化機構 137,153
コメド 261
コラーゲン 99,100
コラーゲン産生促進効果 235
コレステロール 95
コンダクタンス 168
コンディショニング剤 246

最大級の表現 70
細胞外マトリックス 98,99,100
細胞間脂質 94
細胞間接着物質 87,92
殺菌灯 140
サブロー・ブドウ糖寒天培地 142
酸化ストレス 292,293,294
酸化チタン 182
サンスクリーン剤 57
サンスクリーン製剤の市場規模 188
サンタン 181
サンバーン 181

シート状製品 217
紫外線吸収剤 42,43,134
紫外線吸収剤の各国の比較 43
紫外線吸収剤の総配合量 43
紫外線散乱剤 43
紫外線障害を無害化する働き 97
紫外線による色素沈着 259
紫外線暴露 105
紫外線防止用化粧品 56
色素沈着 105,110
自己乳化型 122
自主回収 136,161,163
システイン 96
湿潤剤 126
しばり表現 24,70
脂肪酸 117
しみの発生 105
シャンプーの一般的な成分とその働き 247
シャンプーの主成分 246
重篤な症例が発生した場合 31
収れん作用 117
種類別名称 14,15,63
使用可能防腐剤の比較 133
使用期限の対象 152
使用期限表示に関する事項 152

使用期限を表示しない場合 126
使用前・後の図面、写真 72
使用体験談 73
承認の申請区分 23
植物エキス等の確認試験例 127
植物原料由来の多価アルコール 166
植物由来成分 126
植物由来のセラミド 200
植物由来プロパンジオールの基本特性 167
シリコーン化合物 124
シワ改善作用 271
しわの形成 106
しわの種類 107
新規効能取得のための抗シワ製品評価ガイドライン 78,107
真菌専用培地 139
親水性─親油性バランスHLB法 123
浸透する旨の表現 71
真皮 98

成分表示の取得 45
成分名の記載順序 39
責任技術者の設置 33
石けん素地 120
石けん乳化 117
セトステアリルアルコール 118
セラミド 95,199,204,240,241
セラミド産生促進効果 240
セラミドの種類 241
洗浄・起泡作用 120
線状じわ 105,107
「〜専用」に関する表現 72

総括製造販売責任者 28
総括製造販売責任者等の兼任の範囲 34

大腸菌 139
帯電防止作用 120
タイトジャンクション 283
多価アルコール 118
ダメージ毛髪改善作用 266
ダメージ毛髪補修効果 256
たるみの要因と対応方法 109
炭化水素 114

着色剤の記載 39
直接の被包 60,61
直接の容器 60,61
縮緬じわ 105,107
チロシナーゼ 96,105,259

つけまつげ用接着剤 162

低級アルコール 117
低リスク製品例 138
デスモソーム 87,88,93,113
デメリット表示 73

す

スクラブ剤 158
スクラブ剤入り洗顔料の注意表示 159
スクワラン 115
図形じわ 105,107
スケーリング 112
スダンⅠ 158
ステアリン酸 148,149
スフィンゴ糖脂質 199
スプレー 205

せ

生菌数測定 141
製造業の許可区分 32
製造業の取得 32
製造工程管理レベル 143
製造工程のバリデーション 144
製造販売業許可申請書 28,30
製造販売業許可申請の流れ 31
製造販売業の取得 25
制度品メーカー 16

索引 305

天然高分子 123
天然色素 43
天然保湿因子 91
添付文書等に表示する注意事項 55

と

統合的品質管理 153
特定成分の特記表示 72,74,75
届出制 19
トラネキサム酸 106,113
トリグリセリド 102

な

ナノエマルション化スフィンゴ糖脂質
　200
鉛中毒事件 157

に

日光ケミカルズ株式会社 258,298
日本化粧品工業連合会の自主基準 52
日本化粧品表示名称 45
日本で禁止成分にリストされていない成分
　40
日本と欧米のサンスクリーン防御効果の指
　標比較 189
日本の禁止成分 156
乳化作用 119
乳化助剤 118
乳児のアトピー性皮膚炎 95
乳頭層 99

ね

粘度調整剤 118

の

ノンシリコン市場 246

は

配合禁止成分 37
配合制限成分 37
売薬規則外製剤取締規則 19
売薬取締規則 19

白斑 163
肌荒れ改善方法 113
肌荒れの予防 112
肌のバリア機能を改善する効果 243
白降汞 157
パラベン類の配合 212
半合成高分子 123
販売名の略称又は愛称 69

ひ

ヒアルロン酸 222
非イオン界面活性剤 119,122
比較広告を行う場合 79
光老化 100,105,292
光老化の抑制 178
皮溝 111
皮脂腺 103
微生物汚染 169,212
微生物限度値 54,137,139
ビタミンCの機能 233
ビタミンC誘導体 234,235,258
ヒトにおける長期投与試験 164
ヒドロキシアセトフェノン 213
美白化粧品・医薬部外品に使用される有効
　成分 106
美白作用 259
美白表現 73
皮膚と肌の違い 82
皮膚トラブルの発生要因 104
皮膚の構造 84
皮膚バリア機能 84
皮膚バリア機能の劣化 95
皮紋 111
日やけ止め 56,77
標準寒天培地 140
表皮 85
表皮ターンオーバー時間 86
表皮の構造 85
微粒子酸化チタンを用いたサンスクリーン
　剤 181
敏感肌コスメ市場規模 227
敏感肌の原因 227

306　索引

品質保証 145

フェオメラニン 96
副作用等の報告の義務化 164
副作用報告制度 21
フケが発生する要因 170
不全角化 112
不要性成分の確認試験法 159
ブライトニング効果 234
プラスチックマイクロビーズ 159
プラスミノーゲン 112
ブルーライト領域 186
プレミックス 39
プロテオグリカン 100,101
分散作用 119
粉体表面処理剤 125

へ

ヘアケアアウトバス製品 252
ヘアケアインバス製品 245
ヘアサイクル（毛周期）103
べたつき防止 125

ほ

法第2条第2項で規定する医薬部外品 18
法第59条 60
法第61条 61
法第66条 68
法定色素 43,134
訪販メーカー 16
防腐剤 42,134
防腐剤を取り巻く環境 212
保湿剤 126
ポジティブ成分 42,43,134
ポジティブ成分の使用にあたって 134
ポテトデキストロース寒天培地 142
ホホバ油 116
ポリエチレングリコール 123
ホルマリンドナー型の防腐剤 162
ホワイトニング 76,77

マグノリグナン 106

ミネラルオイル 115,149

無機顔料 43

メーキャップ効果 71
メークアップ製品のラメ剤 123
眼周辺部に使用するメーク落としについて 160
メタノールの有無 162
目の周りに使用する製品 137
メラニン合成の出発物質 96
メラノサイト 85,95,104
メラノソーム 96,105
メンブランフィルター 140
メンブランフィルター法 141

網状層 99
毛乳頭細胞 102
毛髪の構造 103
毛髪への櫛通りの良さ 125
毛母細胞 102

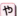

薬用化粧品 18
薬用化粧品と化粧品の表示例 48
薬用化粧品の効能又は効果の範囲 27
薬用化粧品の美白表現 76
薬用シャンプーの有効成分 132
薬用リンスの有効成分 132

有棘細胞 86
有棘層 86,87
ユウメラニン 96

遊離脂肪酸 95
油脂 115

よ

容器又は外箱に表示する注意事項 55

ら

ラズベリーケトン 163
ラメラ顆粒 88,89,92
ラメラ構造 89,95
ランゲルハンス細胞 85,97

り

リーブオン製品 212
リール黒皮症発症事例 158
リノール酸 106
流動パラフィン 149
両性界面活性剤 121
緑膿菌 137,139
臨界波長 188,189
リン酸アスコルビル Mg 106

る

ルシノール 106

れ

レチノール 25,108
煉瓦―モルタル構造 90

ろ

ロウ 115
ロットとは 65
ロドデノールの症例 164

A

Annex II 40,41
Annex III 40

C

CFDA 13
CTFA 146

D

DMDM ヒダントイン 162

E

EU・アセアン許可・日本禁止法定色素 44
EU 禁止・日本許可法定色素 44
EU における化粧品の定義 12

F

FDA 13

G

GMP 35,145
GPLPA 培地 142
GQP 24,28
GVP 24,31

I

ICCR 155
ICID 45
INCI 45,51
ISO（国際標準化機構） 153
ISO10130 153
ISO11930 144
ISO12787 153
ISO15819 153
ISO16128 59
ISO16128-1 153
ISO16128-2 153
ISO17516 54,137,139
ISO18415 144
ISO18416 139
ISO21148 144
ISO21149 144
ISO21150 139
ISO22715 153
ISO22716 35,153
ISO22717 139
ISO22718 139
ISO24442 153

ISO24443 153
ISO24444 153
ISO29621 137

K

KFDA 13

M

MSDS（化学物質等安全データシート）
　53

N

NMF 91,112,240

P

PA 57,189
PA 表示 56
PCPC 45,146

R

R2A 寒天培地の組成と調整法 141

S

SCD 138

SCDA 142
SCDLP 138
SCDLPA 培地 142
SCD 寒天培地 140
SPF 57,189
SPF 表示 56

T

TEWL 95,283
TFDA 13
TQC 153

U

UVA 57,181,188
UVA Ⅱ 波 196
UVA 防御 190
UVA 防御剤の代表的なもの 188
UVB 57,181,188
UVB 防御 190
UVC 181

基礎から応用までよくわかる！化粧品ハンドブック 第2版

2018 年 5 月 30 日　　第 1 刷発行
2023 年 4 月 14 日　　第 3 刷発行

発行　　株式会社　薬事日報社
　　　　　〒 101-8648　東京都千代田区神田和泉町 1-10-2
　　　　　電話　03-3862-2141（代表）　FAX　03-3866-8408
　　　　　URL http://www.yakuji.co.jp
　　　　〈大阪支社〉
　　　　　〒 541-0045　大阪府大阪市中央区道修町 2-1-10
　　　　　電話　06-6203-4191　　　　　FAX　06-6233-3681
印刷・製本　三報社印刷株式会社
デザイン　株式会社アプリオリ
ISBN　978-4-8408-1463-8

・落丁・乱丁本は送料小社負担でお取り替えいたします。
・本書の複製権は株式会社薬事日報社が保有します。